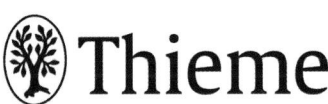

# Tests und Übungen für die Wirbelsäule

Peter Fischer

296 Abbildungen
27 Tabellen

Georg Thieme Verlag
Stuttgart · New York

Peter Fischer
fischer@praxis-f.de

*Bibliografische Information
der Deutschen Nationalbibliothek*

Die Deutsche Nationalbibliothek verzeichnet diese Publikation in der Deutschen Nationalbibliografie; detaillierte bibliografische Daten sind im Internet über http://dnb.d-nb.de abrufbar.

Ihre Meinung ist uns wichtig!
Bitte schreiben Sie uns unter
www.thieme.de/service/feedback.html

**Wichtiger Hinweis:** Wie jede Wissenschaft ist die Medizin ständigen Entwicklungen unterworfen. Forschung und klinische Erfahrung erweitern unsere Erkenntnisse, insbesondere was Behandlung und medikamentöse Therapie anbelangt. Soweit in diesem Werk eine Dosierung oder eine Applikation erwähnt wird, darf der Leser zwar darauf vertrauen, dass Autoren, Herausgeber und Verlag große Sorgfalt darauf verwandt haben, dass diese Angabe dem **Wissensstand bei Fertigstellung des Werkes** entspricht.

Für Angaben über Dosierungsanweisungen und Applikationsformen kann vom Verlag jedoch keine Gewähr übernommen werden. **Jeder Benutzer ist angehalten,** durch sorgfältige Prüfung der Beipackzettel der verwendeten Präparate und gegebenenfalls nach Konsultation eines Spezialisten festzustellen, ob die dort gegebene Empfehlung für Dosierungen oder die Beachtung von Kontraindikationen gegenüber der Angabe in diesem Buch abweicht. Eine solche Prüfung ist besonders wichtig bei selten verwendeten Präparaten oder solchen, die neu auf den Markt gebracht worden sind. **Jede Dosierung oder Applikation erfolgt auf eigene Gefahr des Benutzers.** Autoren und Verlag appellieren an jeden Benutzer, ihm etwa auffallende Ungenauigkeiten dem Verlag mitzuteilen.

© 2012 Georg Thieme Verlag KG
Rüdigerstraße 14
70469 Stuttgart
Deutschland
Telefon: +49/(0)711/8931-0
Unsere Homepage: www.thieme.de

Printed in Italy

Zeichnungen: Malgorzata & Piotr Gusta, Paris
Fotos: Oskar Vogl, Affalterbach
Umschlaggestaltung: Thieme Verlagsgruppe
Umschlagfoto: Oskar Vogl, Affalterbach
Satz: Ziegler und Müller, Kirchentellinsfurt
gesetzt in APP/3B2, Version 9, Unicode
Druck: L.E.G.O. S.p.a. in Lavis (TY)

ISBN 978-3-13-166051-0       1 2 3 4 5 6

Auch erhältlich als E-Book:
eISBN (PDF) 978-3-13-166061-9

Geschützte Warennamen (Marken) werden **nicht** besonders kenntlich gemacht. Aus dem Fehlen eines solchen Hinweises kann also nicht geschlossen werden, dass es sich um einen freien Warennamen handelt.

Das Werk, einschließlich aller seiner Teile, ist urheberrechtlich geschützt. Jede Verwertung außerhalb der engen Grenzen des Urheberrechtsgesetzes ist ohne Zustimmung des Verlages unzulässig und strafbar. Das gilt insbesondere für Vervielfältigungen, Übersetzungen, Mikroverfilmungen und die Einspeicherung und Verarbeitung in elektronischen Systemen.

# Vorwort

Eine klare testbasierte Führung, die ein effektives, präventives, sicheres und selbstständiges Üben ermöglicht, fehlt in herkömmlichen Übungsbüchern. Sie bieten lediglich eine Fülle von Übungen ohne eine Orientierung, wie diese sinnvoll angewendet werden können. Sinnvoll heißt aber nicht hundert beliebige Übungen zu machen, sondern die drei, die wirklich helfen. Sinnvoll ist auch, Übungen nicht nur danach auszusuchen, ob Sie kurzfristig Beschwerden lindern, sondern auch danach, ob sie die Ursachen der Beschwerden (z.B. schlechte Haltung) beheben, denn nur so kann die Wirbelsäule dauerhaft gesund geübt und fit gehalten werden.

Damit dieses Ziel schnell und einfach erreicht werden kann, habe ich aus 25 Jahren praktischer und wissenschaftlicher physiotherapeutischer Arbeitserfahrung in Deutschland und in den USA, den nachfolgenden Wirbelsäulen-Fitness-Check für Sie entwickelt.

Eine gesunde Wirbelsäule, viel Erfolg in Behandlung und Prävention und nicht zuletzt viel Spaß wünscht Ihnen Ihr Peter Fischer.

# Vita

Peter Fischer ging nach Abschluss der Physiotherapieausbildung in Tübingen 1986 nach San Francisco, USA. Dort arbeitete er als Physiotherapeut in der Ambulanz der University of California – San Francisco Medical Center und machte den „Master of Science" sowie den „Doctor of Physiotherapy".

Er erforscht welche Qualitäten die gesunde Wirbelsäule braucht und wie diese Qualitäten gefördert werden können. Um die Wirbelsäulendiagnostik und -therapie zu vereinfachen, entwickelte er in den letzten 25 Jahren verschiedene Instrumente die weltweit vertrieben werden: PALM (Palpation Meter, www.spineproducts.com), Haltungstrainer (www.haltungstrainer.de) und das Diagnose- und Übungskonzept dieses Buches (www.wirbelsaeulen-fitness.de).

1998 ließ er sich in Tübingen in eigener Praxis mit Schwerpunkt Kiefer, Kopf und Wirbelsäule nieder (www.praxis-f.de). Das Praxisteam besteht aus 15 Physiotherapeuten. Die Definition von Behandlungszielen, die Überwachung der Fortschritte dorthin und die Kommunikation der Ergebnisse mit Patient und überweisendem Arzt gehören zum Qualitätsmanagement der Praxis.

In Tübingen hält Peter Fischer einen Lehrauftrag der medizinischen Fakultät der Universität Tübingen, um dort die wissenschaftliche Basis und praktische Umsetzung physiotherapeutischer Themen zu vermitteln. Nicht zuletzt beinhaltet der Lehrauftrag aber auch, die Wirbelsäulenfitness der Studenten, Ärzte und anderer Universitätsangestellten zu verbessern und zu erhalten. Gleiches tut er international für Firmen, Schulen, Vereine und öffentliche Arbeitgeber. Dabei geht er nach dem vorliegenden Buch vor. Wie Physiotherapeuten die Inhalte des Buches mit einzelnen Patienten und Gruppen praktisch umsetzen können, vermittelt er in Kursen des Physiotherapieverbandes mit dem Titel „Wirbelsäulen-Fitness-Check". In diesem Kurs werden die Tests und Übungen des Buches praktisch ausgeführt. Zudem werden relevante funktionelle Zusammenhänge und die Anwendung des Konzepts bei Patienten und anderen Zielgruppen erläutert. Infos zum Kurs finden sich auf www.wirbelsaeulen-fitness.de.

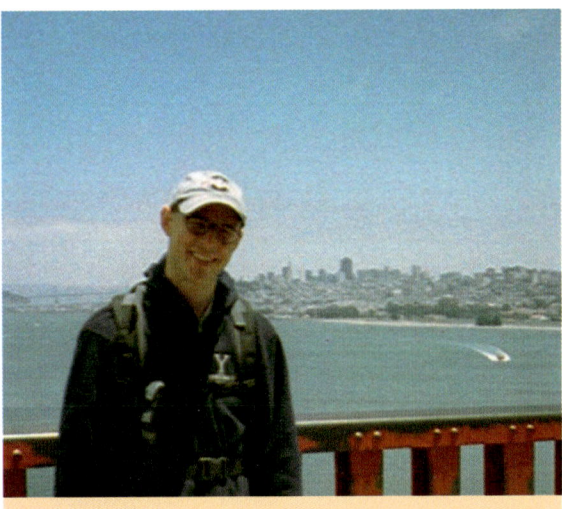

Peter Fischer

# Inhaltsverzeichnis

| 1 | **Kurzbeschreibung: Übungen, Tests und Navi** ............ 17 |
|---|---|
| | *3 in 1* .................. 17 |
| 1.1 | **Wozu Übungen?** .......... 17 |
| | *Nachhaltigkeit* ............ 17 |
| 1.2 | **Wozu Tests?** .............. 17 |
| 1.2.1 | Effektivität ................ 17 |
| 1.2.2 | Prävention ................. 17 |
| 1.2.3 | Zeiteffizienz und Sicherheit ... 17 |
| 1.2.4 | Motivation und Verantwortung ........... 17 |
| | *Erste Frage* ............... 17 |
| 1.2.5 | Anerkennung ............... 18 |
| 1.3 | **Warum sind Übung und Test immer gleich?** 18 |
| 1.4 | **Wozu Differenzialdiagnostik?** ........... 18 |
| 1.5 | **Wozu ein Übungsbuch mit Navi?** ......... 18 |

| 2 | **Die wichtigsten Trainingsfragen** .......... 19 |
|---|---|
| | *Auswahlkriterien* .......... 19 |

| 3 | **Haltung** ................... 24 |
|---|---|
| 3.1 | **Sitzhaltung mit symmetrischer Fußstellung** 24 |
| | Test ...................... 24 |
| | Übung .................... 24 |
| | Was tun, wenn's nicht klappt? . 24 |
| | Vorher-Nachher-Vergleich .... 24 |
| | Differenzialdiagnostik ....... 24 |
| | Biomechanik ............... 25 |
| 3.2 | **Neutrale Wirbelsäulenschwingung** ........ 26 |
| | Test ...................... 26 |
| | Übung .................... 27 |
| | Was tun, wenn's nicht klappt? . 29 |
| | *Spürübung „Wohlgefühl"* .... 29 |
| | *Außenwirkung* ............. 29 |
| | *Spürübung „Furcht"* ........ 29 |
| | Vorher-Nachher-Vergleich .... 31 |
| | Differenzialdiagnostik ....... 31 |
| | *Spürübung „Widerstand"* .... 31 |
| | Biomechanik ............... 31 |
| | *Spürübung „Muskelbalance"* .. 33 |
| | *Spürübung „Halswirbel-Drehbarkeit"* ....... 33 |
| | *Kyphosestress* ............. 34 |
| 3.3 | **Unverdrehte Wirbelsäule** .. 35 |
| | Test ...................... 35 |
| | Übung .................... 35 |
| | Was tun, wenn's nicht klappt? . 36 |
| | *Was tun bei Skoliose?* ....... 36 |
| | Vorher-Nachher-Vergleich .... 36 |
| | Differenzialdiagnostik ....... 36 |
| | Biomechanik ............... 37 |
| | *Welche Rolle spielen die Augen?* .......... 37 |
| 3.4 | **Stabilisierte neutrale Wirbelsäulenschwingung** ........ 37 |
| | Test ...................... 37 |
| | Übung .................... 38 |
| | Was tun, wenn's nicht klappt? . 38 |
| | Vorher-Nachher-Vergleich .... 38 |
| | Differenzialdiagnostik ....... 39 |
| | Biomechanik ............... 39 |
| 3.5 | **Senkrechter Oberkörper** ... 39 |
| | Test ...................... 39 |
| | Übung .................... 40 |
| | Was tun, wenn's nicht klappt? . 40 |
| | Vorher-Nachher-Vergleich .... 40 |
| | Differenzialdiagnostik ....... 40 |
| | Biomechanik ............... 40 |
| 3.6 | **Haltungsgerechte Umwelt** . 41 |
| | Test ...................... 41 |
| | Übung .................... 41 |
| | Was tun, wenn's nicht klappt? . 41 |
| | *Normwerte* ................ 41 |
| | Vorher-Nachher-Vergleich .... 41 |
| | Differenzialdiagnostik ....... 41 |
| | Biomechanik ............... 42 |
| 3.7 | **Höhe der Sitzfläche** ....... 42 |
| | Test ...................... 42 |
| | Übung .................... 42 |
| | *Wie finde ich die richtige Sitzhöhe?* ....... 42 |
| | Was tun, wenn's nicht klappt? . 42 |
| | Vorher-Nachher-Vergleich .... 42 |

## Inhaltsverzeichnis

    Differenzialdiagnostik ..................... 42
    Biomechanik ............................. 42

**3.8 Knie- und Fußabstand** ............. 43
    Test ..................................... 43
    Übung ................................... 43
    Was tun, wenn's nicht klappt? .............. 43
    Vorher-Nachher-Vergleich .................. 43
    Differenzialdiagnostik ..................... 43
    Biomechanik ............................. 44

**3.9 Symmetrische Gewichtsverteilung im Sitzen** ............................. 44
    Test ..................................... 44
    Übung ................................... 45
    Was tun, wenn's nicht klappt? .............. 45
    Vorher-Nachher-Vergleich .................. 45
    Differenzialdiagnostik ..................... 45
    Biomechanik ............................. 45

**3.10 Standbreite** ....................... 46
    Test ..................................... 46
    Übung ................................... 46
    Was tun, wenn's nicht klappt? .............. 46
    Vorher-Nachher-Vergleich .................. 46
    Differenzialdiagnostik ..................... 46
    Biomechanik ............................. 46

**3.11 Symmetrische Gewichtsverteilung im Stehen** ............................ 47
    Test ..................................... 47
    Übung ................................... 47
    *Spürübung „Gewichtsverteilung links – rechts"* ........................... 47
    *Spürübung „Gewichtsverteilung vorne – hinten"* ........................... 48
    Was tun, wenn's nicht klappt? .............. 49
    Vorher-Nachher-Vergleich .................. 49
    Differenzialdiagnostik ..................... 49
    Biomechanik ............................. 50

**3.12 Stehhaltung mit senkrechtem Oberkörper** . 50
    Test ..................................... 50
    Übung ................................... 50
    Was tun, wenn's nicht klappt? .............. 50
    *Schieben statt Kippen* .................... 51
    Vorher-Nachher-Vergleich .................. 51
    Differenzialdiagnostik ..................... 52
    *Parästhesie des N. cutaneus femoralis lateralis* ................................ 52
    Biomechanik ............................. 52

## 4 Entspannung ........................... 53

**4.1 Entspannte Zunge** ................. 53
    Test ..................................... 53
    Übung ................................... 53
    *So finden Sie die richtige Ruhelage für ihre Zunge* ........................... 53
    Was tun, wenn's nicht klappt? .............. 53
    Vorher-Nachher-Vergleich .................. 54
    Differenzialdiagnostik ..................... 54
    *Zungenbefund* ........................... 54
    Biomechanik ............................. 54
    *Parafunktion* ............................ 54

**4.2 Entspannter Unterkiefer** ........... 55
    Test ..................................... 55
    Übung ................................... 55
    Was tun, wenn's nicht klappt? .............. 55
    Vorher-Nachher-Vergleich .................. 55
    Differenzialdiagnostik ..................... 55
    Biomechanik ............................. 56
    *Nachhaltige Entspannung* ................ 56
    *Zusammenhang zwischen Haltung und Tonus der Kaumuskulaturs* .......... 57

**4.3 Entspannte Unterlippe** ............. 57
    Test ..................................... 57
    Übung ................................... 57
    Was tun, wenn's nicht klappt? .............. 57
    Vorher-Nachher-Vergleich .................. 58
    Differenzialdiagnostik ..................... 58
    Biomechanik ............................. 59

**4.4 Entspannte Schultern** .............. 59
    Test ..................................... 59
    Übung ................................... 59
    Was tun, wenn's nicht klappt? .............. 59
    Vorher-Nachher-Vergleich .................. 60
    Differenzialdiagnostik ..................... 60
    Biomechanik ............................. 60
    *Spürübung „Schultermuskel An- und Entspannung"* ................. 60

**4.5 Bauchatmung** ..................... 61
    Test ..................................... 61
    Übung ................................... 61
    *Atmung in Sprechpausen* ................ 61
    Was tun, wenn's nicht klappt? .............. 61
    Vorher-Nachher-Vergleich .................. 62
    *Ertasten der kostosternalen Atembewegung* .......................... 62
    Differenzialdiagnostik ..................... 62
    Biomechanik ............................. 63
    *Umstellung der Atmung kann Symptome beim Karpaltunnelsyndrom bessern* ........ 63

## 5 Bewegung ... 64

### 5.1 Sitzwechsel ... 64
Test ... 64
Übung ... 64
Was tun, wenn's nicht klappt? ... 64
Vorher-Nachher-Vergleich ... 64
Differenzialdiagnostik ... 64
Biomechanik ... 65

### 5.2 Lagewechsel ... 65
Test ... 65
Übung ... 65
Was tun, wenn's nicht klappt? ... 65
Vorher-Nachher-Vergleich ... 65
Differenzialdiagnostik ... 65
Biomechanik ... 66

### 5.3 Dynamisches Sitzen und Stehen ... 67
Test ... 67
Übung ... 67
*Spürübung „Muskelketten"* ... 67
Was tun, wenn's nicht klappt? ... 71
Vorher-Nachher-Vergleich ... 71
Differenzialdiagnostik ... 71
Biomechanik ... 71

## 6 Koordination ... 72

### 6.1 Aus der Rückenlage zum Sitz ... 72
Test ... 72
Übung ... 72
Was tun, wenn's nicht klappt? ... 73
Vorher-Nachher-Vergleich ... 74
Differenzialdiagnostik ... 74
Biomechanik ... 74

### 6.2 Balance ... 74
Test ... 74
Übung ... 75
Was tun, wenn's nicht klappt? ... 75
Vorher-Nachher-Vergleich ... 75
Differenzialdiagnostik ... 76
Biomechanik ... 76

### 6.3 Armschwung ... 76
Test ... 76
Übung ... 77
Was tun, wenn's nicht klappt? ... 77
Vorher-Nachher-Vergleich ... 77
Differenzialdiagnostik ... 77
Biomechanik ... 77

### 6.4 Hüftstreckung ... 77
Test ... 77
Übung ... 77
Was tun, wenn's nicht klappt? ... 77
Vorher-Nachher-Vergleich ... 78
Differenzialdiagnostik ... 78
Biomechanik ... 78

### 6.5 Augenmuskel-Koordination ... 79
Test ... 79
Übung ... 79
Was tun, wenn's nicht klappt? ... 79
*Dissoziation* ... 79
Vorher-Nachher-Vergleich ... 79
Differenzialdiagnostik ... 79
Biomechanik ... 80

## 7 Beweglichkeit ... 81
*Erste Spannung* ... 81
*Schutzspannung* ... 81
*Messmethoden* ... 81

### 7.1 Halswirbelsäulen-Aufrichtung ... 82
Test ... 82
Übung ... 82
*Ohne Hand* ... 82
Was tun, wenn's nicht klappt? ... 83
*Häufigster Fehler* ... 83
Vorher-Nachher-Vergleich ... 84
Differenzialdiagnostik ... 84
Biomechanik ... 85

### 7.2 Brustwirbelsäulen-Aufrichtung ... 85
Test ... 86
Übung ... 86
Was tun, wenn's nicht klappt? ... 87
*Häufigster Fehler* ... 87
Vorher-Nachher-Vergleich ... 87
Differenzialdiagnostik ... 87
Biomechanik ... 88
*BWS-Schulter-Studie* ... 88

# Inhaltsverzeichnis

**7.3 Rückenmuskel-Dehnbarkeit** .............. 88
    Test ........................................ 88
    Übung ..................................... 88
    Was tun, wenn's nicht klappt? ............. 88
    Vorher-Nachher-Vergleich ................. 89
    Differenzialdiagnostik .................... 89
    Biomechanik ............................. 89
    *Abschlussübung* .......................... 90

**7.4 Schulterbeweglichkeit** .................... 90
    Test ........................................ 90
    Übung ..................................... 90
    Was tun, wenn's nicht klappt? ............. 91
    *Erst Retraktion dann Innenrotation* ........ 91
    *Straffe Haut* ............................. 92
    Vorher-Nachher-Vergleich ................. 92
    Differenzialdiagnostik .................... 92
    Biomechanik ............................. 92

**7.5 Fingerbeuger-Dehnbarkeit** ................ 93
    Test ........................................ 93
    Übung ..................................... 93
    Was tun, wenn's nicht klappt? ............. 94
    Vorher-Nachher-Vergleich ................. 94
    Differenzialdiagnostik .................... 94
    Biomechanik ............................. 94

**7.6 Armnerven-Beweglichkeit** ................ 95
    Test ........................................ 95
    Übung ..................................... 95
    *Cave „Nervenüberreizung"* ............... 95
    *Statische Nervenmobilisation* ............. 97
    *Dynamische Nervenmobilisation* .......... 97
    Was tun, wenn's nicht klappt? ............. 99
    Vorher-Nachher-Vergleich ................. 99
    *Abstand 1 + Abstand 2* ................... 99
    Differenzialdiagnostik .................... 99
    *Neural versus lokal* ..................... 100
    Biomechanik ............................ 101
    *Neurodynamik* .......................... 101

**7.7 Dreh-Beweglichkeit** ..................... 102
    Test ....................................... 102
    Übung .................................... 102
    Was tun, wenn's nicht klappt? ............ 103
    Vorher-Nachher-Vergleich ................ 104
    Differenzialdiagnostik ................... 104
    Biomechanik ............................ 104
    *Parästhesien* ........................... 105

**7.8 Hebetechnik** ............................ 105
    Test ....................................... 105
    Übung .................................... 105
    Was tun, wenn's nicht klappt? ............ 105
    Vorher-Nachher-Vergleich ................ 106
    Differenzialdiagnostik ................... 106
    *OSG-Blockade* .......................... 106
    Biomechanik ............................ 106

**7.9 Hüftbeuge-Beweglichkeit** ............... 107
    Test ....................................... 107
    Übung .................................... 107
    Was tun, wenn's nicht klappt? ............ 108
    *Zu enger Hosenbund* .................... 108
    Vorher-Nachher-Vergleich ................ 108
    Differenzialdiagnostik ................... 108
    Biomechanik ............................ 108

**7.10 Gesäßmuskel-Dehnbarkeit** ............. 108
    Test ....................................... 108
    Übung .................................... 109
    Was tun, wenn's nicht klappt? ............ 109
    Vorher-Nachher-Vergleich ................ 110
    Differenzialdiagnostik ................... 110
    Biomechanik ............................ 110
    *M. piriformis* ........................... 110

**7.11 Bein-, Rücken- und Kopfnerven-Beweglichkeit** ............... 110
    Test ....................................... 110
    Übung .................................... 111
    Was tun, wenn's nicht klappt? ............ 111
    Vorher-Nachher-Vergleich ................ 111
    Differenzialdiagnostik ................... 112
    Biomechanik ............................ 112
    *Dura mater* ............................ 112
    *Cave „Bandscheiben-Vorfall"* ............ 113

**7.12 Oberschenkel-Rückseiten-Dehnbarkeit** ... 113
    Test ....................................... 113
    Übung .................................... 113
    *Aktives Widerlager* ..................... 113
    Was tun, wenn's nicht klappt? ............ 114
    Vorher-Nachher-Vergleich ................ 114
    Differenzialdiagnostik ................... 114
    Biomechanik ............................ 114

**7.13 Waden-Dehnbarkeit** ................... 115
    Test ....................................... 115
    *Fußgewölbe stabilisieren* ................ 115
    Übung .................................... 115
    Vorher-Nachher-Vergleich ................ 116
    Differenzialdiagnostik ................... 117
    *M. soleus* .............................. 117
    *M. gastrocnemius* ...................... 117
    Biomechanik ............................ 118

**7.14 Oberschenkel-Innenseiten-Dehnbarkeit** .. 118
    Test ....................................... 119
    *Schmerzfrei* ........................... 119
    Übung .................................... 119
    Was tun, wenn's nicht klappt? ............ 119
    Vorher-Nachher-Vergleich ................ 119
    Differenzialdiagnostik ................... 120
    *Symphyse* ............................. 120
    Biomechanik ............................ 120

| | | | |
|---|---|---|---|
| 7.15 | Hüftstreck-Beweglichkeit ................. 121 | 7.16 | Oberschenkel-Vorderseiten-Dehnbarkeit .. 125 |

**7.15 Hüftstreck-Beweglichkeit** .................. 121
  Test ................................................. 121
  Übung .............................................. 121
  Was tun, wenn's nicht klappt? .............. 121
  Vorher-Nachher-Vergleich .................. 121
  Differenzialdiagnostik ....................... 122
  *M. iliopsoas* ................................... 122
  Biomechanik .................................... 122
  *Schwache Antagonisten* ..................... 122
  *Spürübung „LWS-Entlastung"* ............... 124

**7.16 Oberschenkel-Vorderseiten-Dehnbarkeit** .. 125
  Test ................................................. 125
  Übung .............................................. 126
  Was tun, wenn's nicht klappt? .............. 126
  Vorher-Nachher-Vergleich .................. 127
  Differenzialdiagnostik ....................... 127
  *Meniskushinterhorn* .......................... 127
  *Patellofemorales Gelenk* .................... 127
  Biomechanik .................................... 127
  *Cave „Kreuzbandplastik"* .................... 128
  *Vastus medialis* ................................ 128

# 8 Kraft .................................................. 129

  *Cave „Blutdruck"* ............................. 129

**8.1 Bauch- und vordere Halsmuskel-Kraft** ..... 129
  Test ................................................. 129
  Übung .............................................. 129
  *Spürübung* ....................................... 129
  Was tun, wenn's nicht klappt? .............. 130
  Vorher-Nachher-Vergleich .................. 130
  Differenzialdiagnostik ....................... 130
  Biomechanik .................................... 130
  *Verspannte Bauchmuskeln* .................. 130

**8.2 Rückenmuskel-Kraft** ........................... 130
  Test ................................................. 130
  Übung .............................................. 130
  Was tun, wenn's nicht klappt? .............. 131
  Vorher-Nachher-Vergleich .................. 131
  Differenzialdiagnostik ....................... 131
  Biomechanik .................................... 131
  *Wirbelstellung* ................................. 131

**8.3 Schulterblatt- und Oberarmmuskel-Kraft** .................... 132
  Test ................................................. 132
  Übung .............................................. 132
  Was tun, wenn's nicht klappt? .............. 133
  Vorher-Nachher-Vergleich .................. 133
  Differenzialdiagnostik ....................... 133
  *Tendovaginitis und Epichondylitis* ......... 133
  Biomechanik .................................... 133
  *Alltagstauglich* ................................ 134

# 9 Ausdauer .......................................... 135

  Test ................................................. 135
  Übung .............................................. 135
  *Pulsuhr* .......................................... 135
  Was tun, wenn's nicht klappt? .............. 135
  *Cave „Atemnot"* ............................... 136
  Vorher-Nachher-Vergleich .................. 136
  Differenzialdiagnostik ....................... 136
  *Belastungsabhängige Beschwerden* ........ 136
  Biomechanik .................................... 136
  *Vorher dehnen* ................................. 137

# 10 Test- und Übungsalternativen für Gruppen etc. .................................. 138

  *Originalübungen* .............................. 138

**10.1 Alternativen für das Testen und Üben einer Gruppe** .................. 139
  10.1.1 Oberschenkel-Rückseiten-Dehnbarkeit ..... 139
    Test ............................................... 139
    Übung ............................................ 139
  10.1.2 Hüftstreck-Beweglichkeit ................. 140
    Test ............................................... 140
    Übung ............................................ 140

**10.2 Liegefreie Test- und Übungsalternativen** .. 141
  10.2.1 Rückenmuskel-Dehnbarkeit ............... 141
    Test ............................................... 141
    Übung ............................................ 141
  10.2.2 Schulter-Beweglichkeit .................... 141
  10.2.3 Dreh-Beweglichkeit ........................ 141
    Test ............................................... 142
    Übung ............................................ 142
  10.2.4 Oberschenkel-Rückseiten-Dehnbarkeit ..... 142
    Test ............................................... 142
    Übung ............................................ 142

| | | | |
|---|---|---|---|
| 10.2.5 | Oberschenkel-Vorderseiten-Dehnbarkeit .... 143 | 10.3.5 | Gesäßmuskel-Dehnbarkeit ................ 147 |
| | Test ....................................... 143 | | Test ....................................... 147 |
| | Übung ..................................... 143 | | Übung ..................................... 147 |
| 10.2.6 | Bauch- und vordere Halsmuskel-Kraft ...... 143 | 10.3.6 | Bein-, Rücken- und Kopfnerven-Beweglichkeit ............. 148 |
| | Übung ..................................... 143 | | Test ....................................... 148 |
| 10.3 | Alternativen für das Testen und Üben am Sitzplatz ............. 145 | | Übung ..................................... 148 |
| 10.3.1 | Schulter-Beweglichkeit .................... 145 | 10.3.7 | Waden-Dehnbarkeit ...................... 148 |
| | Test ....................................... 145 | | Test ....................................... 148 |
| | Übung ..................................... 145 | | Übung ..................................... 148 |
| 10.3.2 | Fingerbeuger-Dehnbarkeit ................. 146 | 10.3.8 | Hüftstreck-Beweglichkeit ................. 149 |
| | Test ....................................... 146 | | Test ....................................... 149 |
| | Übung ..................................... 146 | | Übung ..................................... 149 |
| 10.3.3 | Dreh-Beweglichkeit ....................... 146 | | Achtung „Wegrollgefahr" ................. 149 |
| | Test ....................................... 146 | 10.3.9 | Schulterblatt- und Oberarmmuskel-Kraft ... 149 |
| | Übung ..................................... 146 | | Test ....................................... 149 |
| 10.3.4 | Hüftbeuge-Beweglichkeit .................. 147 | | Übung ..................................... 149 |
| | Test ....................................... 147 | | |
| | Übung ..................................... 147 | | |

## 11 Manuelle Techniken als Starthilfe ..................................................... 152

*Autogene Mobilisation* ..................... 152

**11.1** Erste Rippe ............................... 152

**11.2** Linkes glenohumerales Gelenk ........... 153

**11.3** Linker M. pectoralis minor ............... 153

**11.4** M. psoas und M. iliacus ................... 154
11.4.1 Kontraindikationen ....................... 154
*Kontraindikationen* ....................... 154
11.4.2 Linker M. psoas .......................... 154
11.4.3 Linker M. Iliacus ......................... 154

**11.5** Oberes Sprunggelenk .................... 154

## 12 Der Navi ..................................................... 156

## 13 Messen + planen + kommunizieren ..................................................... 189

**13.1** Wie messe ich Fortschritte in Richtung Testziel? ..................... 189
13.1.1 Messung in Fingerbreiten ................. 190
13.1.2 Messung in Zentimetern .................. 191

**13.2** Befund der Wirbelstellung ............... 194

**13.3** Schmerzskala ............................ 196

**13.4** Übungsplan für Patienten ............... 197
*Beispiel* ................................... 197

**13.5** Therapieplan ............................ 199
Die Vorteile eines Therapieplans .......... 199
*Effektivität und Kommunikation* .......... 199

**13.6** Fitness-Kurven .......................... 204
*Beispiele* ................................. 204

**13.7** Fitness-Diagramm ...................... 205

**13.8** Diagnostische Effektivität ............... 206

**13.9** Therapeutische Effektivität ............. 206

**Literaturverzeichnis** ..................................................... 207

# Kurzbeschreibung, wichtigste Trainingsfragen

# 1 Kurzbeschreibung: Übungen, Tests und Navi

In diesem Buch finden Sie *Tests und Übungen* zu der Haltung, Entspannung, Bewegung, Koordination, Beweglichkeit, Kraft und Ausdauer, die eine uneingeschränkt gesunde und leistungsfähige Wirbelsäule braucht.

> **3 in 1**
> Diagnostik, Therapie und die Anleitung des Patienten zum selbst Üben werden in einem Schritt erledigt. Zusätzlich beschreibt ein Navigationssystem wann welche Tests und Übungen sinnvoll sind.

## 1.1 Wozu Übungen?

Die meisten Funktionsstörungen der Wirbelsäule lassen sich mit Übungen sehr viel leichter und nachhaltiger verbessern als mit einer rein manuellen Behandlung. Was der Patient durch Übungen beheben kann, entlastet den Therapeut zudem körperlich und zeitlich. Bestes Beispiel ist die unter Physiotherapeuten sehr häufige Daumensattelgelenksarthrose. Sie entsteht dadurch, dass wir versuchen etwas mit unseren Fingern gerade zu rücken oder zu lockern, was ohne Übungen beim nächsten Termin wieder genau so schief und fest ist. Aus diesem Grund benutzt der Autor manuelle Therapie heute nur noch zur Diagnostik und in den seltenen Fällen, in denen Übungen allein nicht ausreichen.

> **Nachhaltigkeit**
> Therapeuten, die vorrangig mit Übungen arbeiten und manuelle Techniken nur unterstützend einsetzten, sind erfolgreicher und haben selbst weniger Beschwerden.

## 1.2 Wozu Tests?

### 1.2.1 Effektivität

Jeder Übung geht ein Test voraus, der Ihnen sagt, ob die Übung für Ihren Patienten wichtig ist oder nicht. Die Unterscheidung zwischen wichtigen und unwichtigen Übungen ermöglicht ein Training, welches sich zeitsparend und effektiv auf *die richtigen Übungen* konzentriert.

### 1.2.2 Prävention

Die Tests ermöglichen es, Schwachstellen zu finden und auszugleichen, *bevor* sie sich durch Schmerzen und offensichtliche Schäden bemerkbar machen. Das ist erheblich einfacher und effizienter, als wenn eine Schwachstelle bereits so gravierend geworden ist, dass sie symptomatisch wird.

### 1.2.3 Zeiteffizienz und Sicherheit

Die Tests sagen Ihnen auch, wann Ihr Patient so fit geworden ist, dass er mit einer Übung wieder nachlassen oder aufhören kann. Dies spart nochmals Zeit und schützt *vor Schäden durch übertriebenes Training* (z.B.: Instabilität durch übertriebenes Beweglichkeitstraining oder Überlastungen durch zu viel Krafttraining).

### 1.2.4 Motivation und Verantwortung

Die Tests machen Übungsfortschritte sichtbar. Dieser sichtbare Erfolg motiviert zum weiteren Üben. Hat Ihr Patient keine Fortschritte gemacht weil er nicht geübt hat, wird dies im Test ebenfalls sichtbar und macht klar, dass es nicht die Übungen des Therapeuten sind die verbessert werden müssen, sondern die Übungsdisziplin des Patienten. Der Test erlaubt es somit, die Verantwortung für seine Gesundheit beim Patienten zu lassen: Nur in dem Maße, wie er Ihre Therapie umsetzt, kann sie auch erfolgreich sein.

> **Erste Frage**
> Die erste Frage an den Patienten sollte stets sein, wie gewissenhaft (oder nachlässig) er geübt hat. Erst nach der Antwort auf diese Frage macht es Sinn danach zu fragen, ob sich seine Beschwerden verändert haben.

Und erst wenn der Patient dem Testziel einer Übung deutlich näher kommt, ohne dass sich dadurch das zu behandelnde Problem bessert, ist der Therapeut gefordert seinen Therapieplan neu zu überdenken.

### 1.2.5 Anerkennung

Die Tests erhöhen die Übungstreue auch deshalb, weil Ihr Patient gut vor Ihnen dastehen will und weiß, dass die Wiederholung des Tests beim nächsten Termin zeigt, ob er viel oder wenig geübt hat.

## 1.3 Warum sind Übung und Test immer gleich?

Die Übereinstimmung von Übung und Test, erlaubt die drei Aufgaben „*Diagnostik, Therapie und Übungsprogramm*" in einem Schritt zu erledigen. Dies spart Zeit und stellt sicher, dass immer exakt die Struktur trainiert wird, die positiv getestet wurde. Wenn zum Beispiel der Test der Oberschenkelrückseiten-Dehnbarkeit (S. 113) eine mangelnde Flexibilität zeigt, bestehen die Therapie und das Übungsprogramm für Zuhause darin, dass der Patient in der Testposition bleibt, bis sie sich die Spannung löst. Egal ob der Widerstand durch eine Muskelverspannung, bindegewebige Kontraktur, eingeschränkte Neurodynamik oder einer Mischung daraus bedingt ist: diese Dehnübung wird immer genau die Strukturen mobilisieren, welche eine freie Dehnbarkeit der Oberschenkelrückseite blockieren.

Unterscheiden sich aber der diagnostische Test und die Therapie, kann unter Umständen die falsche Struktur behandelt werden. Wenn zum Beispiel der Test der Oberschenkelrückseiten-Dehnbarkeit (S. 113) eine mangelnde Flexibilität zeigt, der Therapeut als Ursache eine einschränkte Neurodynamik im Foramen zwischen L5 und S1 vermutet und dieses Segment daraufhin mobilisiert, kann er sich irren. Wenn der Widerstand in Wirklichkeit eine kontrakte ischiokrurale Muskulatur ist, bleibt seine Mobilisation wirkungslos.

## 1.4 Wozu Differenzialdiagnostik?

Differenzialdiagnostik erlaubt es die Ursachen eines Problems zu finden. Dies ist die Vorraussetzung für jede effiziente erfolgreiche Behandlung. Ein wichtiger Teil der Differenzialdiagnostik ist auch zu erkennen, ob die Symptome eines Patienten durch Krankheiten verursacht werden, die physiotherapeutisch nicht behandelbar sind. In diesem Fall zeigt uns die Differenzialdiagnostik wann wir den Patienten zu einem Arzt schicken sollten, der ihm weiterhelfen kann.

## 1.5 Wozu ein Übungsbuch mit Navi?

Der Behandlungs-Navi ist die Abbildung eines Menschen, auf der die einzelnen Körperbereiche durchnummeriert sind. Kommt ein Patient mit Beschwerden in einem bestimmten Bereich, kann der Therapeut unter der entsprechenden Nummer nachsehen, welche Reihenfolge von Tests und Übungen bei dem entsprechenden Beschwerdebild sinnvoll sind. Die Empfehlungen basieren auf der 25-jährigen Erfahrung des Autors mit dem Test- und Übungssystem dieses Buches. Wie beim Autofahren mit Navi, werden sich manche über diese Orientierungshilfe freuen, während andere sich ihren Weg lieber selbst suchen.

# 2 Die wichtigsten Trainingsfragen

- **Was ist der Unterschied zwischen Test und Übung?**
  Fast keiner. Die Übung ist der Versuch, dem Testziel möglichst nahe zu kommen.

- **Welche Übungen sollte Ihr Patient machen?**
  Nur die Übungen, deren Test er nicht besteht.

- **Wie oft und wie lange sollten die Ausgleichsübungen „Beweglichkeit, Kraft und Ausdauer" geübt werden?**
  - Beweglichkeit: Einmal pro Tag, bis sich die Spannung löst und die Beweglichkeit zunimmt.
  - Kraft: Dreimal pro Woche, bis eine Ermüdung der jeweiligen Muskelgruppen spürbar wird.
  - Ausdauer: Zwei- bis dreimal 30 bis 60 Minuten pro Woche.

- **Wie viel Extrazeit wird für die Alltagsübungen „Haltung, Entspannung, Bewegung und Koordination" benötigt?**
  Keine. Sie sollten ständiger Begleiter im Alltag sein und allmählich zur Gewohnheit werden.

- **Wie lang darf das tägliche Programm an Ausgleichsübungen „Beweglichkeit, Kraft und Ausdauer" maximal sein?**
  Nur ein Übungsprogramm mit realistischem Umfang hat Chancen regelmäßig gemacht zu werden. Um zu erfahren welcher Umfang realistisch ist, sollte der Therapeut seinen Patienten immer fragen, wie viele Minuten pro Tag er sich vorstellen kann längerfristig und regelmäßig zu üben. Länger sollte das Programm nicht sein.

- **Und wenn der Test mehr Ausgleichs-Übungen empfiehlt als der Patient machen will?**
  Hat der Patient nicht genügend Zeit oder Motivation alle Ausgleichsübungen (Beweglichkeit, Kraft und Ausdauer) zu machen deren Test er nicht bestanden hat, sollte der Therapeut entscheiden welche dieser Übungen besonders wichtig sind.

> **Auswahlkriterien**
> Zwei Kriterien für die Wichtigkeit einer Übung sind der Abstand zum Testziel und das Ausmaß der Beschwerdelinderung unmittelbar im Anschluss an die Übung.

Eine weitere Möglichkeit die tägliche Übungsdauer zu reduzieren ist, die ausgewählten Beweglichkeitsübungen nicht täglich zu machen, sondern in 2 Gruppen zu teilen die dann abwechselnd jeden zweiten Tag gemacht werden. Schließlich lassen sich auch viele Augleichsübungen zeitneutral in den Alltag integrieren. Zum Beispiel können viele Übungen während des Telefonierens, beim Fernsehen oder im Aufzug gemacht werden.

- **Zu welcher Tageszeit sollte Ihr Patient üben?**
  Es ist gut, einen festen Zeitpunkt wie gleich nach dem Aufstehen, vor dem Ins-Bett-Gehen oder während der Fernsehnachrichten zu finden. Eine andere Möglichkeit ist es, Übungen an bestimmte Alltagssituationen zu knüpfen. Beispiel: „Immer, wenn ich telefoniere, lege ich mich auf den Rücken und dehne meine Oberschenkelrückseite am Türrahmen."

- **Wann macht Ihr Patient eine Übung richtig?**
  Wenn er dem Testziel näher kommt, wenn er also zum Beispiel durch Beweglichkeitsübungen beweglicher wird. Diese Fortschritte werden für Ihren Patienten zum Teil spürbar sein. Für eine professionelle Kommunikation mit Arzt und Patient sollten Sie die Fortschritte aber auch durch Ihren Befund und Widerbefund im Trainingsplan objektivieren und dokumentieren.

- **Welche Übungen sind unnötig?**
  Wenn Ihr Patient einen Test besteht, ohne geübt zu haben, ist die entsprechende Übung unnötig.

- **Welche Übungen sollte Ihr Patient nicht machen?**
  Er sollten keine Übungen machen, von denen sein Arzt abgeraten hat oder die Beschwerden verursachen oder verstärken. Ist Letzteres der Fall, sollten Sie für Ihren Patienten Übungsalternativen suchen, die keine Beschwerden verursachen.
  Bei rheumatoider Arthritis, Down-Syndrom, nach längerer Kortisonbehandlung oder nach einem Trauma der Halswirbelsäule wie zum Beispiel einem Schleudertrauma, sollten Sie vorher mit dem Orthopäden des Patienten abklären, ob die Halswirbelsäule ausreichen stabil ist, um sie zurückzuschieben, wie es bei den folgenden Übungen gefordert wird: Halswirbelsäulen-Aufrichtung (S. 82), Brustwirbelsäulen-Aufrichtung (S. 85), Hüftbeweglichkeit (S. 107), Gesäßmuskel-Dehnbarkeit (S. 108) und Bauch- und vordere Halsmuskel-Kraft (S. 129).

- **Wie fit muss Ihr Patient sein, um alle Tests zu bestehen?**
  Die Tests basieren auf der Haltung, Entspannung, Bewegung, Koordination, Beweglichkeit, Kraft und Ausdauer, die eine uneingeschränkt gesunde und leistungsfähige Wirbelsäule erfahrungsgemäß braucht.

# Die wichtigsten Trainingsfragen

- **Können auch im Alter noch alle Tests bestanden werden?**
Im Vergleich zu den Teenagern (Altersgruppe von 10–19), zeigen die Fitnesskurven (S. 204) der Twens (Altersgruppe von 20–29) einen deutlichen Verlust von Haltung, Entspannung, Beweglichkeit, Kraft und Ausdauer. Mit Ausnahme eines stärkeren Verlustes der Entspannung bei den Twen-Frauen, betrifft diese Entwicklung beide Geschlechter in gleichem Maße. Danach verlieren nur noch die Männer an Fitness. Ab 40 lässt ihre Kraft nach und ab 50 auch noch ihre Bewegung und Beweglichkeit. Im Twen-Alter sind die Fitnessverluste durch diszipliniertes Üben noch voll ausgleichbar. Haben sich Knochen und Gelenke aber im weiteren Verlauf des Lebens degenerativ verändert, ist es hingegen nicht mehr möglich alle Beweglichkeits-Tests zu bestehen. Wichtiger als alle Tests zu bestehen ist es dann, den Abstand zum Testziel nicht zu groß werden zu lassen. Ein untrainierter 60-jähriger Patient wird zum Beispiel durch die Übungen kaum die Beweglichkeit zurückgewinnen können, die er mit 20 hatte. Er könnte es aber schaffen, in Bezug auf die Beweglichkeit wieder zehn Jahre jünger zu werden. Die Frustration, die manche ältere Patienten angesichts des festgestellten Funktionsverlustes empfinden mögen, sollte mit Hilfe des Therapeuten in Motivation umgewandelt werden, den Körper wieder „zehn Jahre jünger zu üben", bzw. den Abstand zum Testziel (S. 189 ff) etwas zu verringern. Sinnvoller als die unerreichbaren 100 % im Auge zu haben, ist es dann dem Patient die Alterverlaufkurven zu zeigen und ihm das Ziel zu geben auf dieser Kurve wieder ein Jahrzehnt nach links zu kommen. Das erreichbare Zehn-Jahres-Ziel und die Orientierung an der Norm in dessen Bereich sich die meisten Patienten wieder finden, motiviert und beruhigt ältere Patienten.

- **Wie wichtig ist es, die Tests zu bestehen?**
Ob Ihr Patient einen Test jemals ganz besteht, ist zweitrangig. Wichtiger ist, dass die Tests die richtige Auswahl an Übungen liefern, indem sie wichtige von unwichtigen Übungen unterscheiden. Je nach Körperbau und Vorschädigung kann das Bestehen eines bestimmten Tests sogar unmöglich sein. Ihr Patient sollte beim Üben daher nie Gewalt anwenden, sondern immer nur sanft so weit in Richtung Testziel gehen, wie es ihm gut tut. Meistens wird er schon eine Verbesserung spüren, wenn er dem Ziel nur etwas näher kommt.

- **Wann kann Ihr Patient mit einer Übung nachlassen oder aufhören?**
  - Haltung, Entspannung, Bewegung und Koordination: Diese Übungen sollten ausgeführt werden, bis sie zur Gewohnheit geworden sind.
  - Beweglichkeit und Kraft: Wenn sich Ihr Patient so fit geübt hat, dass er zuvor nicht bestandene Kraft- und Beweglichkeitstests wieder besteht, sollte er versuchen, ob selteneres Üben ausreicht, um die erreichte Kraft oder Beweglichkeit zu erhalten. Es empfiehlt sich dazu, jede Woche ein Mal weniger zu üben. Solange er den Test immer noch besteht, reicht die reduzierte Übungs-Häufigkeit aus. Stellt Ihr Patient fest, dass er den Test irgendwann auch ganz ohne Üben besteht, ist die entsprechende Übung unnötig geworden und kann aus seinem Programm gestrichen werden.
  Bei altersbedingten Ursachen läuft es in Regel auf ein dauerhaftes Training zur Erhaltung der erreichten Kraft und Beweglichkeit hinaus. Lag die Ursache allein in mangelnder Haltung, Entspannung, Bewegung oder Koordination, wird die Korrektur dieser Bereiche die entsprechende Kraft- oder Beweglichkeitsübung ganz überflüssig machen. Nach operativ- oder verletzungsbedingten Einschränkungen zeigt es sich meist erst mit Ihrem Training, ob Ihr Patient mit der entsprechenden Übung nachlassen oder ganz aufhören kann.
  - Ausdauer: Das Ausdauertraining sollte dauerhaft beibehalten werden.

- **In welcher Reihenfolge sollte Ihr Patient Beweglichkeit, Kraft und Ausdauer üben?**
Am besten in genau dieser Reihenfolge: Beweglichkeit, gefolgt von Kraft, und schließlich Ausdauer. Beweglichkeitsübungen können gut allein gemacht werden, während ein Kraft- und Ausdauertraining zur Prävention degenerativer Verschleißerscheinungen in jedem Fall durch Beweglichkeitsübungen vorbereitet werden sollte. Verspannt sich ein Patient beim Kraft- und Ausdauertraining, ist es außerdem sinnvoll, die Verspannung durch anschließende Beweglichkeitsübungen wieder zu lösen.

- **Welche Übungen sind am wichtigsten?**
Am wichtigsten für eine gesunde Wirbelsäule sind Haltung, Entspannung, Bewegung und Koordination im Alltag. Wenn diese Bereiche stimmen, lösen sich viele Beschwerden von ganz allein. Wo dies nicht der Fall ist, können Sie mit den Ausgleichsübungen „Beweglichkeit, Kraft und Ausdauer" nachhelfen. Hiervon ist Beweglichkeit die Wichtigste, gefolgt von Kraft und schließlich Ausdauer.

- **Wie weiß ich, welche Übungen die Richtigen sind?**
  - Wenn ein Test negativ ist, sollte die entsprechende Übung nicht gemacht werden.
  - Das Gleiche gilt für den Fall, dass das Testziel durch Üben erreicht wurde, ohne dass die Beschwerden dabei nachgelassen haben.
  - Wenn der Test positiv ist und die Beschwerden mit der entsprechende Übung nachlassen, sollte die Übung ins Übungsprogramm aufgenommen und solange beibehalten werden, bis der Test negativ ist. Sind die Beschwerden dann vollständig verschwunden, sind keine weiteren Tests und Übungen nötig. Ist das Testziel erreicht worden ohne dass die Beschwerden vollständig verschwunden sind, machen Sie mit dem nächsten Test des entsprechenden Navis (S. 156 ff) weiter.

## Die wichtigsten Trainingsfragen

- Wird eine Übung nicht oder nicht richtig umgesetzt, bietet der Abschnitt „Was tun, wenn's nicht klappt?" Lösungsmöglichkeiten. Erst wenn die Übung korrekt umgesetzt wird, lässt sich beurteilen ob sie effektiv ist.

- **Wie schnell sollten die Beschwerden mit der richtigen Übung nachlassen?**
Ist eine Beweglichkeitsübung effektiv, sollten die Beschwerden *sofort* nach der Verbesserung der Beweglichkeit nachlassen – das heißt sobald die Spannung bei unveränderter Körperstellung spürbar nachlässt. Dies wahrzunehmen setzt allerdings ein gewisses Maß an Körperbewusstsein voraus. Bei allen anderen Kategorien (Haltung, Entspannung, Bewegung, Koordination, Kraft und Ausdauer), sollte ein Effekt spätestens nach 6 Wochen regelmäßigem Übens spürbar werden. Haben sich noch keine weiteren Kompensationsmechanismen im Körper festgesetzt, können die Beschwerden bei effektiver Umsetzung der Übungen allerdings auch hier (wie bei „Beweglichkeit") sofort spürbar nachlassen.

- **Warum sind alle unilateralen Tests und Übungen nur für die linke Seite beschrieben?**
Tests und Übungen die einzeln auf jeder Körperseite durchgeführt werden, sind aus Gründen der Kürze und Klarheit nur für eine (die linke) Seite beschrieben. Sie sind aber natürlich seitenverkehrt auch auf die andere Seite anzuwenden. Sollte Ihr Patient einen dieser Tests beispielsweise links bestehen und rechts nicht, braucht er die entsprechende Übung auch nur rechts zu machen.

- **Was brauchen Sie für eine Trainingsausrüstung?**
Nur Dinge, die schon vorhanden sind: einen Stuhl, einen Türrahmen, ein freies Stück Wand oder Tür, bequeme Kleidung und eine Gymnastikmatte oder Decke. Für manche Übungen empfehlen sich zusätzlich ein aufgerolltes Handtuch und ein Kissen. Schließlich ist für das Erlernen der Bauchatmung ein Spiegel hilfreich.

- **Wie können Sie feststellen, ob Ihre Übungsauswahl effektiv ist?**
Um festzustellen wie effektiv die Übungen sind, kann der Therapeut im Trainingsplan (S. 199 ff) eintragen, welche Fortschritte bei den Übungen gemacht werden und welche Verbesserungen dies in Richtung der Therapieziele bringt.

- **Wie können Sie Ihrem Patienten ein professionelles Übungsprogramm erstellen?**
Einen „Übungsplan für Patienten" können Sie unter www.wirbelsaeulen-fitness.de herunterladen. Diesen „Download" finden Sie dort unter dem Menüpunkt „Informationen für Ärzte, Trainer und Therapeuten". Wenn Sie den Übungsplan ausdrucken, können Sie Ihrem Patienten darauf die Übungen ankreuzen, die er machen soll (S. 197 f).

**Tests und Übungen
für den Alltag**

# 3 Haltung

## 3.1 Sitzhaltung mit symmetrischer Fußstellung

### Test

Stehen Ihre Füße im Sitzen symmetrisch auf dem Boden (▶ Abb. 3.1) ohne dass ein Fuß weiter innen, außen, vorne, hinten oder anders gedreht steht (▶ Abb. 3.2)?

### Übung

Achten Sie im Alltag darauf, dass Ihre Füße im Sitzen symmetrisch stehen (▶ Abb. 3.1).

### Was tun, wenn's nicht klappt?

Wenn eine symmetrische Fußstellung im Alltag nicht konsequent durchgehalten wird kann dies an einem Mangel an Selbstbewusstsein, Konzentration oder Beweglichkeit liegen. Lösungsmöglichkeiten sind dann je nach Ursache wie folgt:

▶ **Selbstbewusstsein** In machen Situationen und Kreisen gelten überschlagene Beine als elegant, lässig, oder keusch. Machen Sie Ihrem Patient bewusst, wie instabil und verdreht er durch überschlagene Beine wird und wie er mit symmetrischen Beinen und aufrechter Haltung Stabilität und Ausgeglichenheit ausstrahlen kann. Sollte dies in einer Situation je nicht angebracht sein, sollte eine asymmetrische Beinstellung nur solange wie nötig beibehalten werden.

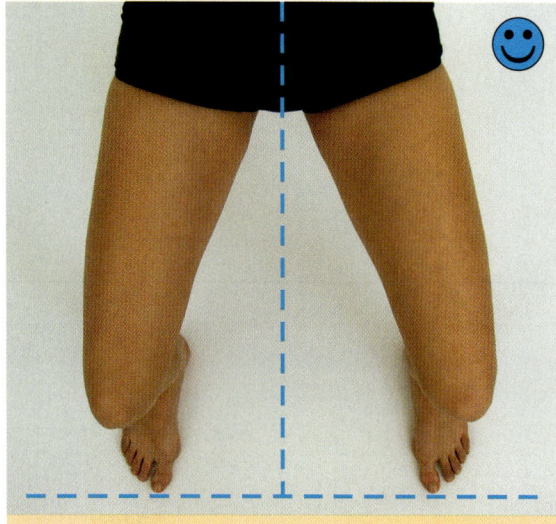

**Abb. 3.1** Symmetrische Fußstellung.

▶ **Konzentration** Wenn eine symmetrische Beinstellung im Alltag nicht umgesetzt wird, weil sie aufgrund von Ablenkungen vergessen wird, helfen „Erinnerungspunkte oder -zettel" an Orten an denen sich ihr Patient oft mit einer asymmetrischen Beinstellung ertappt.

▶ **Beweglichkeit** Eine symmetrische Beinstellung kann auch ein unbewusster Versuch sein, eine einseitige Anspannung oder Hypomobilität auszugleichen. Ist dies der Fall, sollten die entsprechenden elastischen Widerstände mit Hilfe folgender Tests und Übungen aufgespürt und gelöst werden:

- Oberschenkelrückseitendehnbarkeit (S. 113).
- Oberschenkel-Vorderseiten-Dehnbarkeit (S. 125).
- Oberschenkel-Innenseiten-Dehnbarkeit (S. 118).
- Gesäßmuskel-Dehnbarkeit (S. 108).
- Hüftbeuge-Beweglichkeit (S. 107).
- Waden-Dehnbarkeit (S. 115).
- Haltungsgerechte Umwelt (S. 41).

> **Gleichmäßige Asymmetrie**
>
> Wer sich auch danach nicht ohne asymmetrische Beinstellung wohlfühlt, sollte wenigstens alle 5 Minuten die Seite wechseln. Wenn zum Beispiel der rechte Fuß weiter vorne steht, nach 5 Minuten wechseln und den linken Fuß nach vorne stellen.

### Vorher-Nachher-Vergleich

Wie viel Prozent der Zeit ist die Fußstellung beim Sitzen im Alltag neutral?

### Differenzialdiagnostik

Mögliche abzuklärende Ursachen einer asymmetrischen Fußstellung finden sich unter „Was tun, wenn's nicht klappt?" (s.o.). Ein Hinweis auf die Ursachen asymmetrischer Fußstellung liefert oft der Patient auf die Frage: „Wie fühlen Sie sich in der korrigierten Haltung?"
Gibt der Patient in der symmetrischen Haltung eine Spannung im Hüftbereich an, muss die Beweglichkeit in diesem Bereich untersucht werden. Sagt er, dass eine symmetrische Fußstellung nicht möglich ist, weil auf der einen Seite das Tischbein im Weg steht, muss dieses ergonomische Hindernis beseitigt werden. Beklagt eine Patientin, dass sie ohne überschlagene Beine wie ein Junge oder Mann wirkt, muss dieser mentale Block abgebaut werden. So liefert die einfache Frage „Wie fühlen Sie sich in der korrigierten Haltung?" oft entscheidende Hinweise und lohnt sich auch bei allen folgenden Haltungsübungen.

# Sitzhaltung mit symmetrischer Fußstellung

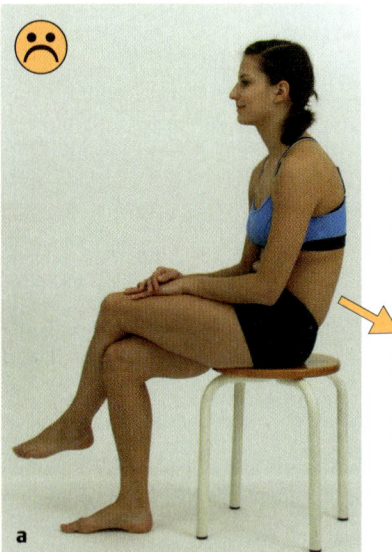
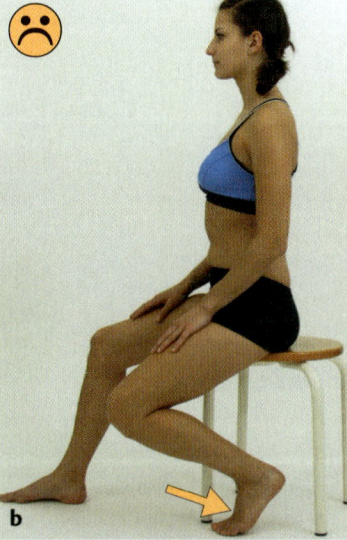
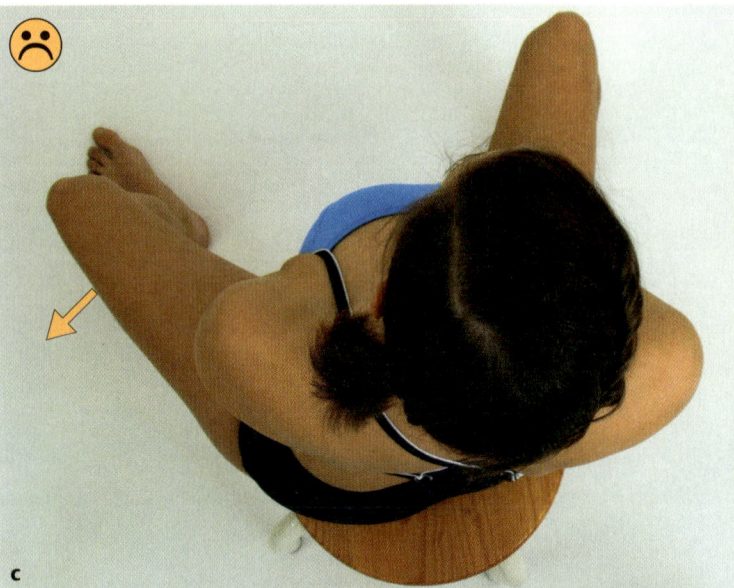

**Abb. 3.2**

a Die populärste und schädlichste asymmetrische Beinstellung: Das Sitzen mit überschlagenen Beinen führt zu einer zusammengesunken Haltung und ist eine häufige Ursache von Beschwerden im Iliosakralgelenk. Außerdem behindert Sie den venösen Rückfluss aus dem überschlagenen Bein und trägt so zur Entstehung von Krampfadern bei.
b Asymmetrische Beinstellung mit einem Fuß unter dem Stuhl.
c Asymmetrische Hüftabduktion mit weiterlaufender Beckenrotation.

## Biomechanik

Eine asymmetrische Fußstellung verursacht Verdrehungen und Verspannungen der Beine, die sich über Hüftgelenk und Becken bis in die Wirbelsäule fortsetzen. Umgekehrt erleichtert eine symmetrische Fußstellung eine neutrale Wirbelsäulenschwingung (S. 26) mit unverdrehter Wirbelsäule (S. 35). Wird diese Haltung im Alltag konsequent umgesetzt, verschwinden viele haltungsbedingte Probleme von allein.

Haltung

## 3.2 Neutrale Wirbelsäulenschwingung

### Test

Haben Sie Ihr Brustbein so weit nach vorne oben angehoben, dass Ihre Wirbelsäule zu 75% aufgerichtet ist, während Ihr Kopf entspannt so weit nach vorne genickt ist, dass der vordere Teil Ihres Kopfes tiefer ist als der hintere (▶ Abb. 3.4)?

Eine 75%-ige Aufrichtung Ihrer Wirbelsäule erreichen Sie wie folgt (▶ Abb. 3.5): Beginnen Sie in einer ganz zusammengesunkenen Haltung (0% Aufrichtung) und richten sich dann in vier gleich großen Schritten bis zum Anschlag im Hohlkreuz auf (100% Aufrichtung). Wenn Sie nun wieder einen Schritt zurückgehen, befinden Sie sich bei 75% Aufrichtung und haben Ihre neutrale Wirbelsäulenschwingung gefunden (▶ Abb. 3.5 d). Sie liegt also einen Schritt vor dem Anschlag im Hohlkreuz.

> **Dynamische Haltung**
> Die 75%-ige Aufrichtung sollte nicht starr gehalten werden, sondern Mittelpunkt einer dynamischen Haltung (S. 67) sein.

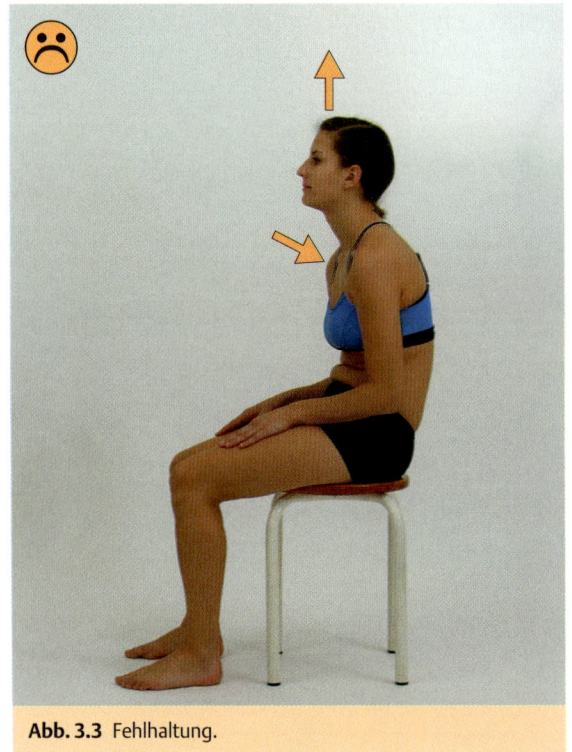

Abb. 3.3 Fehlhaltung.

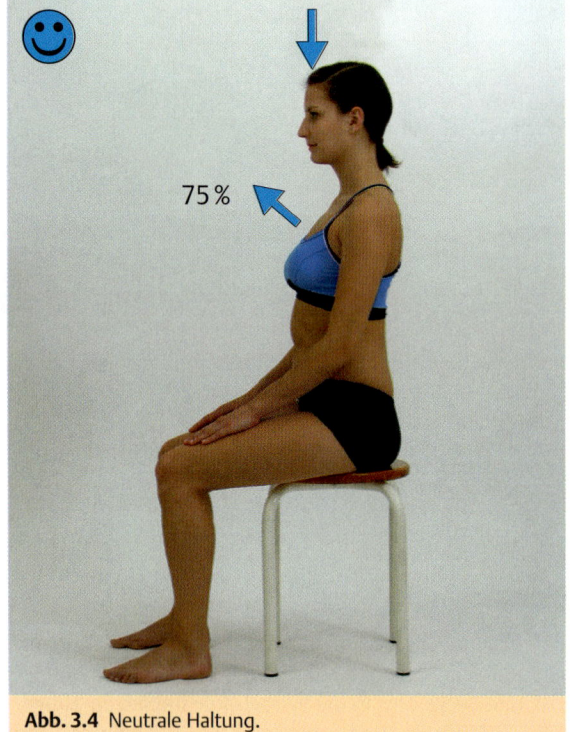

Abb. 3.4 Neutrale Haltung.

## Übung

Bewahren Sie im Alltag eine neutrale Wirbelsäulenschwingung mit durchschnittlich 75% Aufrichtung, so oft und dauerhaft wie Ihnen dies möglich und angenehm ist.

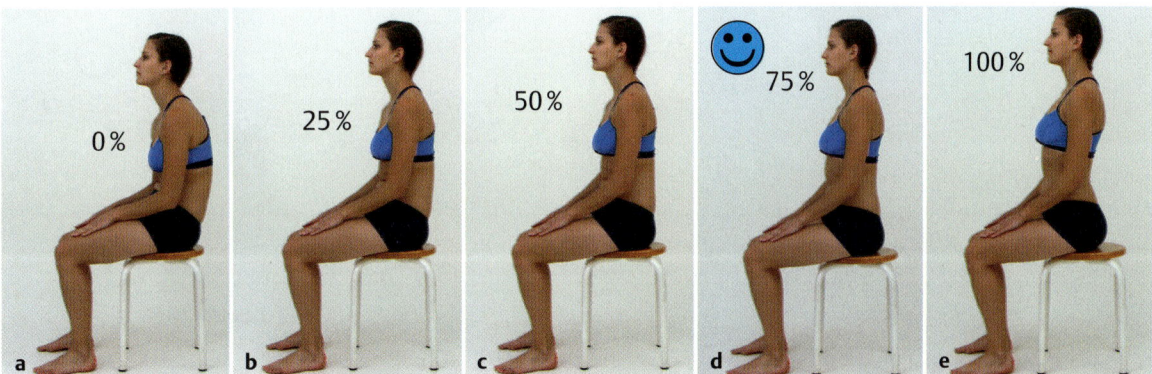

**Abb. 3.5** a–e Wirbelsäulen-Aufrichtung in 4 Schritten von ganz zusammengesunken (0% Aufrichtung) bis zum Anschlag im Hohlkreuz (100% Aufrichtung).

## Haltung

▶ **Übungsalternativen** Die ▶ Abb. 3.6 und ▶ Abb. 3.7 zeigen Bilder, die bei der Aufrichtung helfen können.

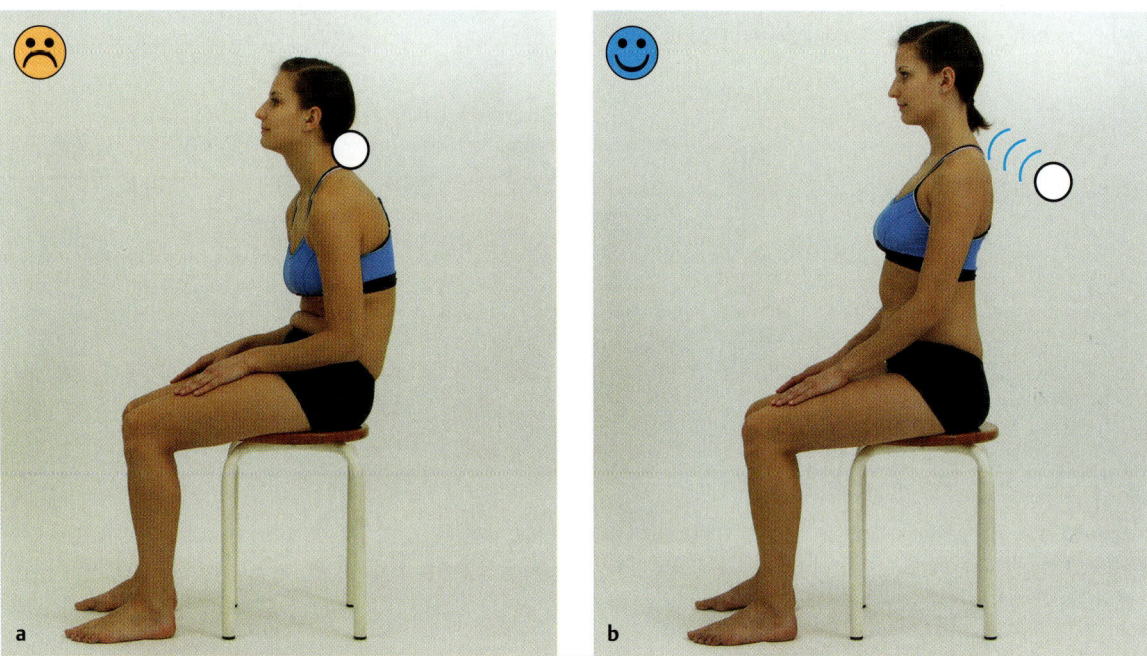

**Abb. 3.6** Aufgrund Ihrer geknickten Haltung konnte sich eine Kugel in Ihrem Nacken einnisten, die Ihnen dort Druck und Beschwerden macht (linkes Bild). Richten Sie sich auf und werden Sie die Kugel los (rechtes Bild).

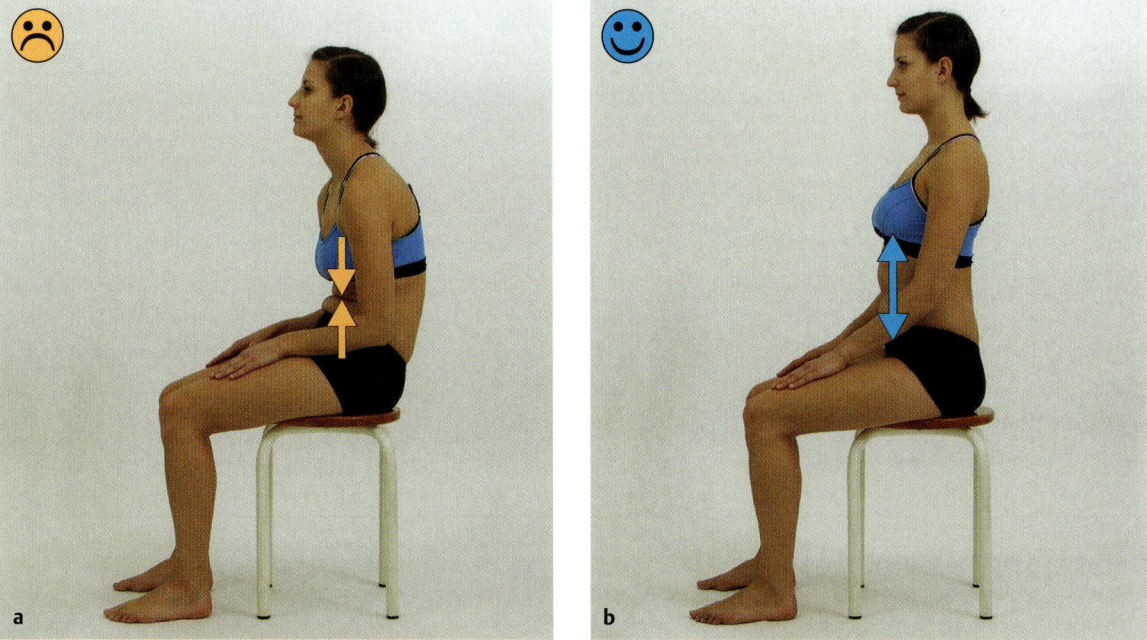

**Abb. 3.7** Machen Sie Ihren Rippen-Becken-Abstand groß, als ob es ein Mund wäre, den Sie weit öffnen. Spüren Sie wie sich dabei der Raum für Herz, Lunge und Ihre Bauchorgane weitet und sich diese Bereiche leichter und angenehmer anfühlen (rechtes Bild) als in der zusammengesunkenen Haltung (linkes Bild).

## Was tun, wenn's nicht klappt?

Wenn eine aufrechte Haltung im Alltag nicht konsequent durchgehalten wird, kann dies an einem Mangel an Motivation, Selbstbewusstsein, Konzentration, Ergonomie, Kraft-Ausdauer oder Beweglichkeit liegen.

Lassen Sie Ihren Patienten „Was tun, wenn's nicht klappt?" selbst lesen. Vielleicht findet er sich in manchen Punkten wieder und kann die entsprechenden Lösungen umsetzten.

▶ **Motivation** Eine Motivationsquelle ist es, die Vorteile einer aufrechten Haltung zu kennen. Lassen Sie sich dazu von Ihrem Therapeuten die unter „Biomechanik" beschriebenen Vorteile erklären. Zusätzlich hilft es, das „Muss-Prinzip" mit Hilfe der folgenden Spürübung durch das „Lust-Prinzip" zu ersetzen:

> ### Spürübung „Wohlgefühl"
> Beginnen Sie mit der Frage „Wie fühlt sich die korrigierte Haltung im Vergleich zu Ihrer gewohnten Haltung an?". Nun werden 90% aller Menschen zunächst bemerken, wie viel anstrengender und unangenehmer die neue Haltung ist. Nehmen Sie dies zur Kenntnis und konzentrieren Sie sich jetzt darauf, *wo* Sie sich in der korrigierten Haltung *besser* fühlen. Lassen Sie sich so lange Zeit, bis Sie mindestens eine Stelle gefunden haben. Nach anfänglichem Pessimismus gelingt dies jedem Mensch früher oder später. Typisch für ein besseres Gefühl in der korrigierten Haltung sind ein freieres Gefühl im Bauch, ein besseres Gefühl in der Lendenwirbelsäule oder ein leichteres Gefühl im Nacken-Schulter-Bereich. Nehmen wir an, Sie haben letzteres entdeckt. Nun kann das „Lust-Prinzip" das „Muss-Prinzip" ersetzten. Das heißt statt „Ich muss diese unangenehme Haltung durchhalten weil es gesund ist." sagen Sie sich von jetzt an: „Ich gönne mir jetzt häufiger das leichte Gefühl im Nacken und befreie mich von der selbst-auferlegten Kugel (▶ Abb. 3.6)."

▶ **Selbstbewusstsein**

> ### Außenwirkung
> Ihre Haltung hat einen Einfluss darauf, wie Sie von Anderen wahrgenommen werden.

Positive Eigenschaften die Sie mit einer aufrechter Haltung ausstrahlen, sind: Selbstbewusstsein, Stärke, Bereitschaft, Gesundheit und Ausgeglichenheit. Wird hingehen eine negative Wirkung durch aufrechten Haltung befürchtet, wird sie vermieden. Typische und zum Teil berechtigte Befürchtungen dieser Art finden Sie in der folgenden Spürübung „Furcht":

> ### Spürübung „Furcht"
> Lassen Sie sich durch folgende Befürchtungen von einer aufrechten Haltung abhalten?
> 1. Ich werde unter meinen lümmelnden Kumpels mit aufrechter Haltung uncool wirken.
> 2. Als überdurchschnittlich großer Mensch werde ich mit aufrechter Haltung auffallen und nicht so sein wie die anderen.
> 3. In der aufrechten Haltung biete ich mehr Angriffsfläche.
> 4. Die Jungs werden auf meine Brüste starren, die mit aufrechter Haltung mehr zu Geltung kommen.
> 5. Ich kann meinen zu dicken Bauch in der aufrechten Haltung nicht verstecken.
> 6. Ich werde steif wirken.

Die Wirbelsäule sollte aufrecht sein, aber nicht steif oder starr. Mit aufrechter Haltung steif zu wirken, lässt sich leicht mit Hilfe einer dynamischen Haltung (S. 67) und einer lebhaften Gestik und Mimik vermeiden.

Ein dicker Bauch nimmt in der aufrechten Haltung meistens ab. Dies liegt daran, dass der Darm dann besser arbeiten kann und weniger gebläht ist. Außerdem werden bei einer aufrechten Haltung durch die dafür nötige Muskelarbeit mehr Kalorien verbrannt. Schließlich spannt ein voller Bauch in der aufrechten Haltung eher, was als Feedback-Signal für eine ausreichende Füllung genutzt werden kann.

Bleiben aber noch die anderen Punkte die nicht von der Hand zu weisen sind. Hier ist soziale Intelligenz gefordert. In den meisten Situationen macht es Sinn, negative Einschätzungen durch positive zu ersetzten. Also etwa statt „In der aufrechten Haltung biete ich mehr Angriffsfläche." sich zu sagen: „Ich werde durch meine aufrechte Haltung so viel Selbstbewusstsein und Stärke ausstrahlen, dass mich keiner angreifen möchte." Oder statt „Ich werde unter meinen lümmelnden Kumpels mit aufrechter Haltung uncool wirken." lieber: „Was für mich cool ist, bestimme ich!"

Und selbst wenn es Situationen geben sollte, in denen einen zusammengesunkene Haltung ratsamer erscheint, sollte sie nicht zur Gewohnheit werden, sondern bewusst wieder durch eine aufrechte Haltung ersetzt werden, sobald die Situation vorüber ist.

Was aber, wenn eine aufrechte Haltung nicht zur psychischen Stimmung passt?

Die Verbindung zwischen Körper und Psyche ist keine Einbahnstraße. Das heißt: einerseits beeinflusst unsere Stimmung unsere Köperfunktionen wie zum Beispiel die Haltung. Umgekehrt lässt sich unsere Stimmung aber auch ein Stück weit durch eine gute Haltung verbessern.

## Haltung

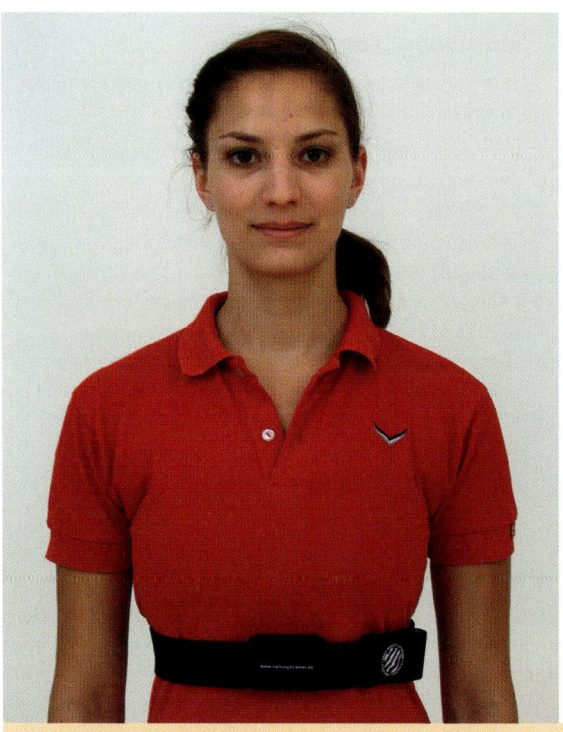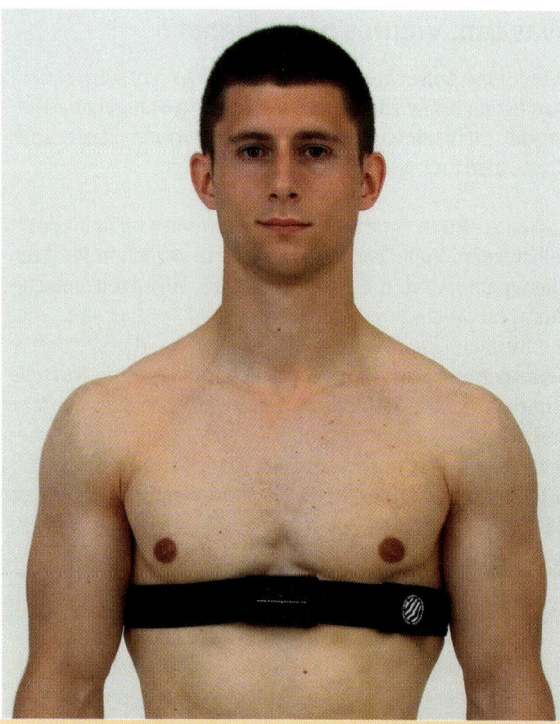

**Abb. 3.8** Der Haltungstrainer.

▶ **Konzentration** Wenn eine aufrechte Haltung deshalb im Alltag nicht umgesetzt wird, weil sie aufgrund von Ablenkungen vergessen wird, ist es sinnvoll mit einem automatischen Haltungstrainer (www.haltungstrainer.de) zu arbeiten. Der Haltungstrainer (▶ Abb. 3.8) speichert die Haltung, die sein Benutzer beim Einschalten hat, als Schwellen-Haltung. Er vibriert dann immer solange, bis sein Benutzer sich wieder weiter aufrichtet. Eine Studie mit dem Haltungstrainer zeigte, dass die habituelle Aufrichtung im Sitzen am Büroarbeitsplatz nur bei 40% der maximalen Wirbelsäulenaufrichtung liegt. Mit dem automatischen Feedback, ließ sich die Aufrichtung auf 70% steigern (www.haltungstrainer.de – „Studien").

▶ **Ergonomie** Oft macht die Umwelt, wie zum Beispiel die Gestaltung des Arbeitsplatzes oder der Wohnung, eine aufrechte Haltung unmöglich. Sinnvoller als jede manuelle Therapie ist es dann, diese Mängel zu beheben. Oft reichen für eine hilfreiche Umstellung Ihres Arbeitsplatzes durch den Physiotherapeuten 20 Minuten.

Neben der Einstellung von Stuhl, Tisch und PC sollte dabei auch immer untersucht werden, ob eine Gleitsichtbrille bei der Bildschirmarbeit verwendet wird. Da sich der Leseteil der Gleitsichtbrille für gewöhnlich im unteren Teil der Brille befindet, ist eine scharfe Nahsicht in der Horizontalen mit der Gleitsichtbrille nur durch eine unphysiologische Überstreckung der Halswirbelsäule möglich. Die einzige Lösung für dieses Problem ist dann eine spezielle PC-Brille mit einer Brennweite, die dem Abstand zwischen Augen und Bildschirm entspricht. Selbstverständlich trifft dies auch auf alles andere Lesematerial im Nahbereich zu, das sich nicht auf dem Schreibtisch, sondern horizontal vor den Augen befindet, wie zum Beispiel Musiknoten, die in Augenhöhe auf einem Notenständer stehen.

> **Haltungsbild**
> Kann Ihr Physiotherapeut Sie nicht an Ihrem Arbeitsplatz besuchen, bringen Sie ihm Fotos oder ein Video mit, die sie beim Arbeiten zeigen.

▶ **Kraft-Ausdauer** Wird die aufrechte Haltung von Anfang an als anstrengend empfunden, kann dies verschiedene Ursachen haben. Ist Ihre Rückenmuskulatur durch zusammengesunkene Haltung verkümmert, baut sie sich durch die Umstellung auf eine aufrechte Haltung schnell wieder auf. Nach einem anfänglichen Muskelkater wird die aufrechte Haltung in der Regel schon nach 3–4 Wochen nicht mehr als anstrengend empfunden. Eine aufrechte Haltung ist das beste Rückenmuskeltraining. Sie kostet nichts, nicht einmal Zeit und trainiert die Muskeln in genau dem richtigen Maß. Eine Studie zeigte, dass sich rein durch Haltungstraining, die Kraft der Rückenstrecker schon in 6 Wochen signifikant verbessern lässt (Waibel 2008).

# Neutrale Wirbelsäulenschwingung

### Mühelos aufrecht

Die Umstellung von einer zusammengesunkenen Haltung auf eine aufrechte Haltung ist schon von der ersten Minute an ohne das Gefühl von Anstrengung möglich, wenn Sie mit dynamischer Haltung (S. 67) arbeiten.

▶ **Beweglichkeit** Noch leichter wird die Haltung durch das Lösen elastischer Widerstände. Sollte einer der folgenden Tests positiv sein, fällt die aufrechte Haltung schon unmittelbar nach der entsprechenden Übung spürbar leichter:
- Halswirbelsäulen-Aufrichtung (S. 82).
- Brustwirbelsäulen-Aufrichtung (S. 85).
- Dreh-Beweglichkeit (S. 102).
- Oberschenkel-Rückseiten-Dehnbarkeit (S. 113).

## Vorher-Nachher-Vergleich

Wie viel Prozent der Zeit ist die Wirbelsäulenschwingung im Alltag neutral?

## Differenzialdiagnostik

So können Sie testen, ob ein elastischer Widerstand der Oberschenkelrückseite die aufrechte Haltung erschwert:

### Spürübung „Widerstand"

Setzen Sie sich so auf einen Tisch oder eine Mauer, dass Ihre Beine frei baumeln können. Wenn sich Ihr Knie beugt während Sie aus der zusammengesunken Haltung in die aufrechte Haltung kommen, wissen Sie, dass ein elastischer Widerstand Ihrer Oberschenkelrückseite die aufrechte Haltung erschwert.

Der ideale Sitz für diesen Test ist eine Mauer oder Küchenzeile, weil dann die Knieflexion durch ein Anstoßen der Ferse an der Mauer oder am Unterschrank der Küchenzeile spürbar wird (▶ Abb. 3.9b). Damit die Fersen in der aufrechte Haltung anstoßen können, sollten die Fersen in der zusammengesunkenen Haltung circa 2 Fingerbreit von der Mauer oder dem Unterschrank entfernt sein (▶ Abb. 3.9a).

## Biomechanik

Eine aufrechte Grundhaltung ist die Vorraussetzung für eine gesunde Wirbelsäule (Fischer 2004). Erst wenn sie auch im Alltag konsequent umgesetzt wird, verbessern sich folgende haltungsbedingte Probleme (▶ Abb. 3.10) nachhaltig:

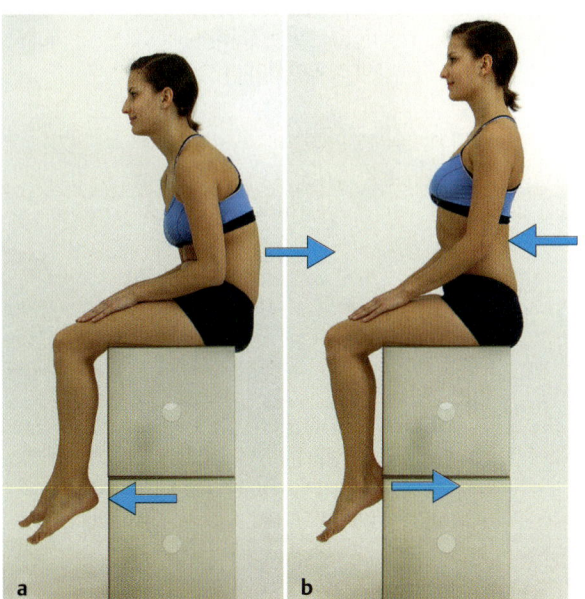

**Abb. 3.9** Sitz auf erhöhter Unterlage.
a Linkes Bild: In der Ausgangsstellung mit zusammengesunkener Haltung, sollte der Abstand zwischen den Fersen und einer senkrechten Fläche zwei Finger breit sein.
b Rechtes Bild: Sind die ischiokruralen Muskeln zu kurz, beugen sich bei einer Lordosierung der Lendenwirbelsäule automatisch die Knie.

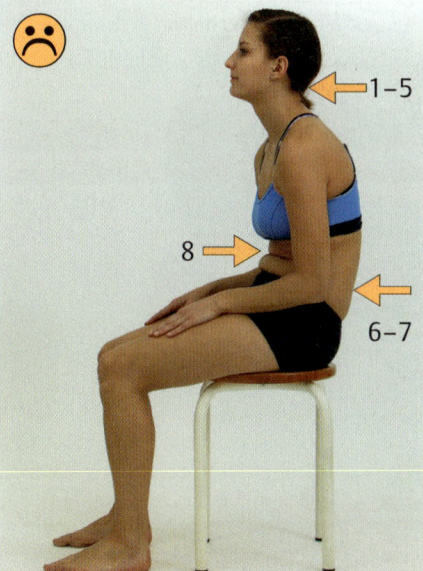

**Abb. 3.10** Haltungsbedingte Fehlbelastungen: 1. verspannte Nackenmuskeln, 2. blockierte Gelenke, 3. eingeklemmte Nerven, 4. gestauchte Bandscheibe, 5. Einengung des Rückenmarks und der A. vertebralis, 6. Bandscheibenbelastung, 7. atrophierte Rückenmuskeln, 8. komprimierte Bauchorgane.

# Haltung

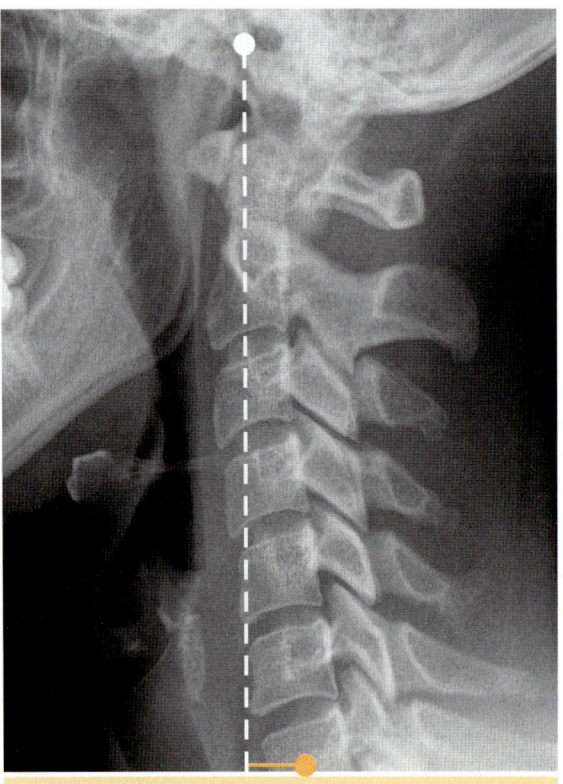

**Abb. 3.11** Lotlinie durch den Schwerpunkt des Kopfes (weiß) und Hebelarm für die Nackenmuskulatur (orange).

▶ **Verspannte Nackenmuskeln** Der Hebelarm (▶ Abb. 3.11 rot) für die Nackenmuskulatur ist die horizontale Verbindungslinie vom Drehpunkt innerhalb des Wirbelkörper von C7 und der Lotlinie (weiß) durch den Schwerpunkt des Kopfes.

Das Drehmoment, das die Nackenmuskulatur ausgleichen muss errechnet sich aus Kopfgewicht × Hebelarm. ▶ Abb. 3.12 zeigt, wie eine zusammengesunkene Haltung den Hebelarm verlängert und eine stärkere Anspannung der Nackenmukeln notwendig macht, um den Kopf halten zu können.

Wenn sich bei einem Erwachsenem mit einem durchschnittlichen Kopfgewicht von 5 kg der Kopf in der zusammengesunkenen Haltung relativ zum Drehpunkt von C7 6 cm nach vorne verschiebt, erhöht sich das Drehmoment um 3 Nm. Dies erklärt, warum die myoelektrische Aktivität der Hals- und Schultermuskeln bei flektierter Haltung zunimmt (Marshall 1995, Schüldt 1986, Yoo 2006).

Weiter erhöht wird die Spannung der Nackenmuskulatur auch dadurch, dass eine zusammengesunkene Haltung eine abdominale Atmung erschwert und somit den kostosternalen Anteil der Atmung unter Einsatz der zervikalen Atemhilfsmuskulatur verstärkt.

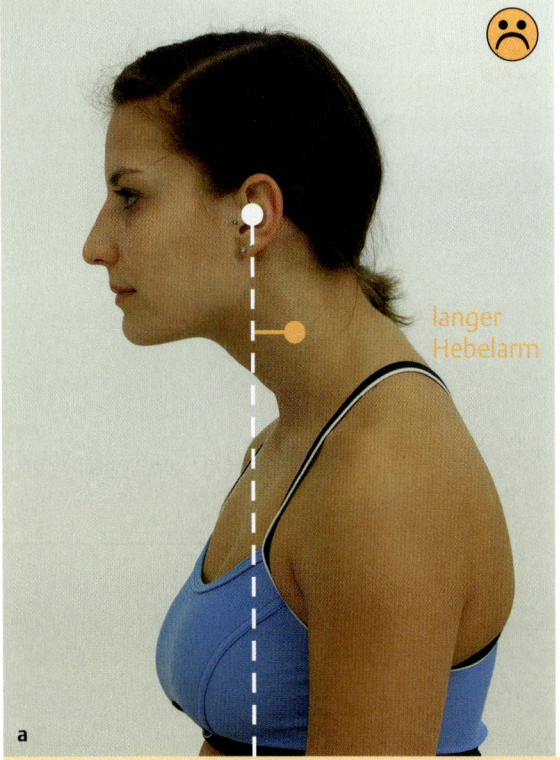
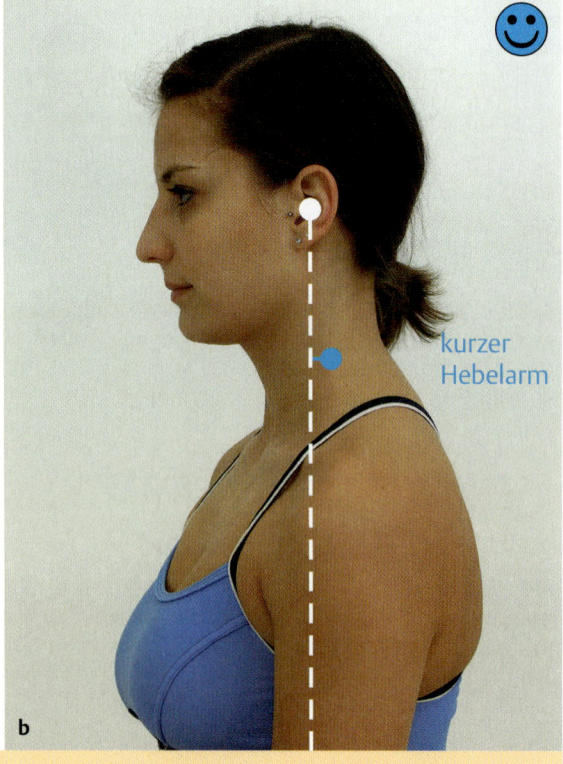

**Abb. 3.12**
a Langer Hebelarm bei zusammengesunkener Haltung mit nach vorne verschobenem Kopf (links).
b Kurzer Hebelarm bei aufrechter Haltung (rechts).

## Neutrale Wirbelsäulenschwingung

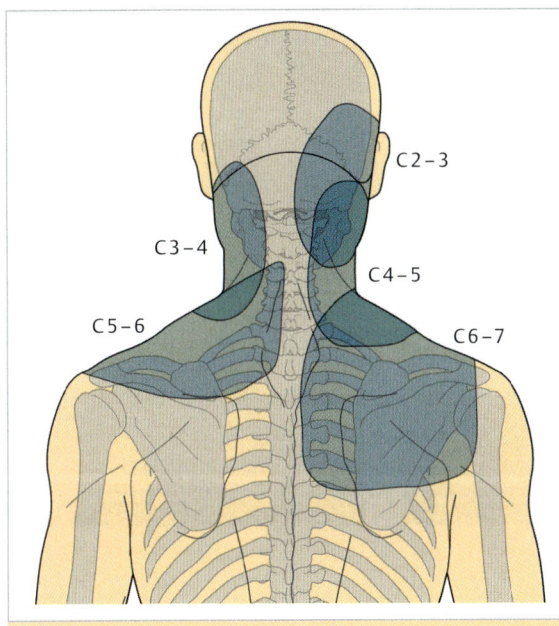

**Abb. 3.13** Projizierte Schmerzen.

▶ **Blockierte Gelenke und eingeklemmte Nerven** Die ventrale Tranlation der Kopfes führt zu einer vermehrten Extension der mittleren und oberen Halswirbelsäule. Diese hyperextendierte Haltung steigert die Kompressionsbelastung der Wirbelbogengelenke und der austretenden Nervenwurzeln (Farmer 1994). Der Druck auf den Wirbelgelenken schränkt die Beweglichkeit ein und führt zu degenerativen Veränderungen der Wirbelgelenke, welche die austretenden Nervenwurzeln noch mehr einengen können.

> ### Spürübung „Halswirbel-Drehbarkeit"
> Drehen Sie Ihren Kopf in zusammengesunkener Haltung mit nach vorne verschobenem Kopf (▶ Abb. 3.12 a) so weit wie ohne Beschwerden möglich zu einer Seite und merken Sie sich, was Sie in dieser Haltung am äußersten Rande Ihres Blickfeldes sehen können. Drehen Sie Ihren Kopf nun wieder zur Mitte zurück und wiederholen die gleiche Bewegung, nur diesmal mit korrigierter Haltung (▶ Abb. 3.12 b). Spüren Sie, wie viel leichter und weiter es in der korrigierten Haltung geht.

Noch weiter erhöht sich die Spannung der Nackenmuskulatur in der zusammengesunkenen Haltung, weil sie zu einer Translation des Kopfes nach ventral führt, in der die anterioren Halsgewebe überdehnt werden. Deren elastische Spannung zieht den Unterkiefer nach hinten und unten. Dieser Zug nach unten muss durch einen erhöhten Tonus der Zubeiß- und Protrusionsmuskeln ausgeglichen werden. Ein erhöhter Tonus der Kiefermuskeln führt wiederum zu einer Tonuserhöhung der Nackenstrecker. Diese Tonuserhöhung lässt sich leicht bei Patienten in Rückenlage erspüren, wenn der Therapeut seine Fingerkuppen direkt unterhalb des Occiputs in die Nackenstrecker schiebt und den Patient auffordert seinen Unterkiefer zu protrahieren (▶ Abb. 4.5). Die Spannung wird nun deutlich größer sein, als wenn der Patient seinen Unterkiefer entspannt mit der Schwerkraft nach dorsal rutschen lässt (▶ Abb. 4.6). Wie eine Translation des Kopfes nach ventral die Funktion der HWS-Muskulatur stört, kann man dem Patienten auch mit der folgenden Spürübung verdeutlichen.

Die Fehlbelastung der Wirbelgelenke durch eine ventrale Tranlation der Kopfes kann lokale Beschwerden machen. Sie kann aber auch als Schmerz in anderen Bereichen wahrgenommen werden (Dwyer 1990, Kim 2005) (▶ Abb. 3.13).

▶ **Gestauchte Bandscheibe** Die anteriore Kopfhaltung führt zu einer vermehrten Extension der mittleren und oberen Halswirbelsäule. Dabei wird der hintere Anteil der Bandscheiben komprimiert (▶ Abb. 3.14 a). Es ist denkbar, dass diese Kompression Risse, Schmerzen und Vorfälle im posterioren Teil der Bandscheibe begünstigt.

▶ **Weniger Raum für Rückenmark und A. vertebralis** Eine extendierte Stellung der Halswirbelsäule verengt den Spinalkanal und kann zu einer Kompression und eingeschränkten Neurodynamik des Rückenmarks führen. Sie reduziert außerdem das Lumen der A. vertebralis, während eine Halswirbelsäulen-Flexion einen symmetrischen Blutstrom in den Aa. carotis communes fördert (Caro 1991).

Da die anteriore Kopfhaltung zu einer vermehrten Extension der HWS führt, kann sie bei einer entsprechenden Enge des Spinalkanals zu einer Kompression des Rückenmarks führen. Bei der Enge eines Foramen transversariums ist eine verringerte Blutzufuhr zum Gehirn möglich, allerdings erst, wenn auch die Durchblutung durch die anderen Arterien, die das Gehirn versorgen (beide Aa. carotis interna und die kontralaterale A. vertebralis) beeinträchtigt ist. Denn solange der Durchfluss nur einer Arterie mangelhaft ist, wird das Gehirn durch die übrigen freien Arterien immer noch so gut durchblutet, dass der Patient in der Regel symptomfrei bleibt (Rivett 1991).

> ### Spürübung „Muskelbalance"
> Wie eine zusammengesunkene Haltung mit nach vorne verschobenem Kopf (▶ Abb. 3.12 a) die Muskelbalance stört, lässt sich leicht erspüren, wenn Sie versuchen in dieser Haltung zu schlucken. Vergleichen Sie dann, wie viel leichter das Schlucken in der korrigierten Haltung fällt.

# Haltung

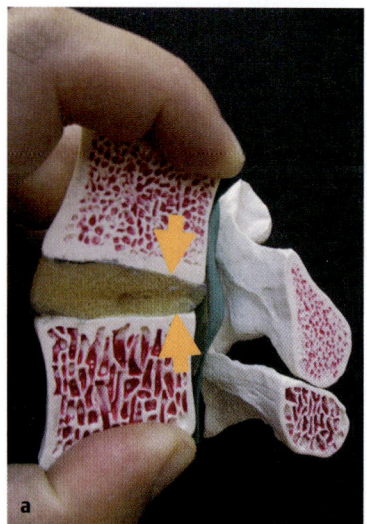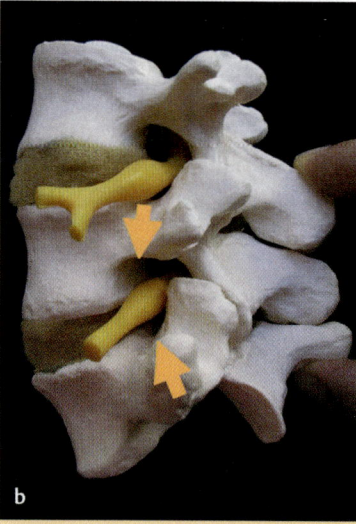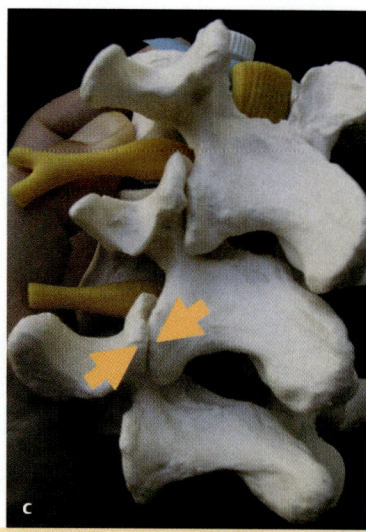

**Abb. 3.14** Effekte einer endgradigen Extension auf das Wirbelsegment.

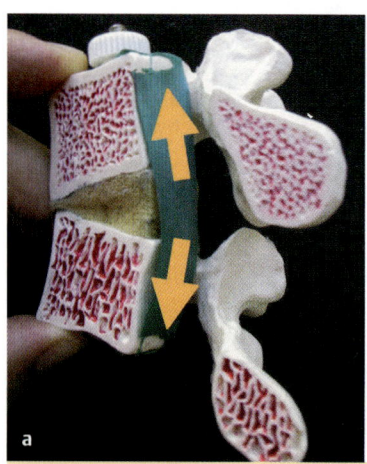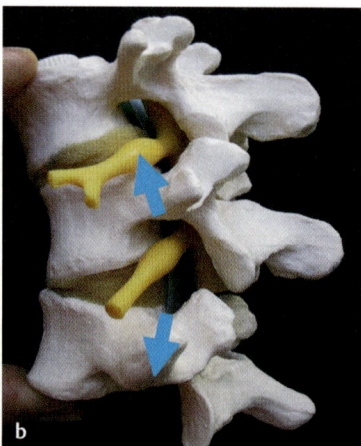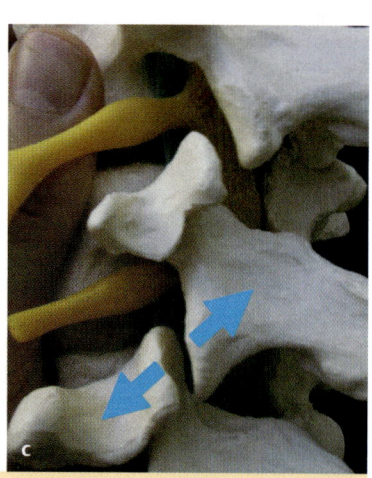

**Abb. 3.15** Effekte einer endgradigen Flexion auf das Wirbelsegment.

▶ **Bandscheiben-Belastung** Wird aus Bequemlichkeit die Rückenstreckmuskulatur nicht zur Aufrichtung der Wirbelsäule eingesetzt, sinkt die Lenden- und Brustwirbelsäule so weit zusammen, bis sie nur noch durch ihr Bindegewebe gehalten wird. Dabei werden die Wirbelsäulen-Gewebe vor der Flexionsachse komprimiert und dorsal der Flexionsachse überdehnt.

Die Kompression betrifft somit den vorderen Teil der Bandscheiben und den vorderen Teil der Wirbelköper. Wirbelkörper sind aus weniger massivem Knochen (spongiosa = schwammartig) als der Wirbelbogen (compacta = dicht). Daher führt die zusammengesunkene Haltung mit den Jahren zu einer irreversiblen keilförmigen Verformung der Wirbelkörper, die klinisch als verstärke Kyphose sichtbar wird.

Die Überdehnung der hinteren Gewebe (hintere Bandscheibenanteile, Ligamentum longitudinale posterior, Gelenkskapsel, interspinales Ligament) führt bereits nach 10 Minuten zu einer verminderten Stabilität der Wirbelsäule (Jesse 2005). Zudem werden die Bandscheiben in der zusammengesunkenen Haltung auch stärker druckbelastet, da die Wirbelgelenke in dieser Haltung keine Last übernehmen (Adams 1980, Nachemson 1981).

### Kyphosestress

Zwar wird die zusammengesunkene Haltung aufgrund der geringeren Muskelanstrengung der lumbalen Extensoren, der weiten Foramina intervertebralia und der entlasteten Wirbelgelenke von vielen zunächst als angenehm empfunden. Langfristig kann dies aber zu Schäden an Knochen, Bandscheiben und Bändern führen.

▶ **Atrophierte Rückenmuskeln** Die Rückenstrecker atrophieren in einer habituell zusammengesunkenen Haltung, wodurch die muskuläre Stabilität der Wirbel und der Iliosakralgelenke verloren geht. Die Folge ist eine Mehrbelastung von Gelenken, Gelenkskapseln, Bändern und Bandscheiben. Umgekehrt kräftigt ein konsequentes Haltungstraining die Rückenmuskulatur, die dann zuvor verdrehte Wirbel und Iliosakralgelenke oftmals wieder reponiert und stabilisiert.

▶ **Komprimierte Bauchorgane** Eine zusammengesunkene Haltung komprimiert die Bauchorgane. Zudem verhindert die zusammengesunkene Haltung eine freie Bauchatmung, welche – gleich einer Massage – die Durchblutung, Motilität und Funktion der Bauchorgane verbessert. Neben der Leber, den Nieren, der Galle und der Bauchspeicheldrüse sind es insbesondere der Magen und der Darm, die von einer aufrechen Haltung und von einer freien Bauchatmung profitieren. Dies trifft selbst auf Verdauungsstörungen zu, die sich dadurch nicht ursächlich beheben lassen. Zum Beispiel wird sich eine Hiatushernie nicht durch eine aufrechte Haltung schließen. Die Aufrichtung reduziert aber den Magendruck und bewirkt damit, dass der Mageninhalt nicht so leicht durch die Hernie zurück in den Ösophagus gepresst wird und auf diese Weise eine Refluxösophagitis am Laufen halten kann.

## 3.3 Unverdrehte Wirbelsäule

### Test

Schauen Ihr Becken, Brustkorb und Kopf ohne Seitneigung und ohne Verdrehung alle in dieselbe Richtung (▶ Abb. 3.16 b und ▶ Abb. 3.17 b)? – Überprüfen Sie es vor einem Spiegel.

### Übung

Achten Sie im Alltag im Sitzen auf eine Haltung mit unverdrehter Wirbelsäule.

▶ **Übungsalternative** Wenn in der korrigierten Haltung Beschwerden entstehen und anhalten, sollten Sie Ihren Physiotherapeuten damit beauftragen, die Ursache und eine passende Übungsalternative zu finden.

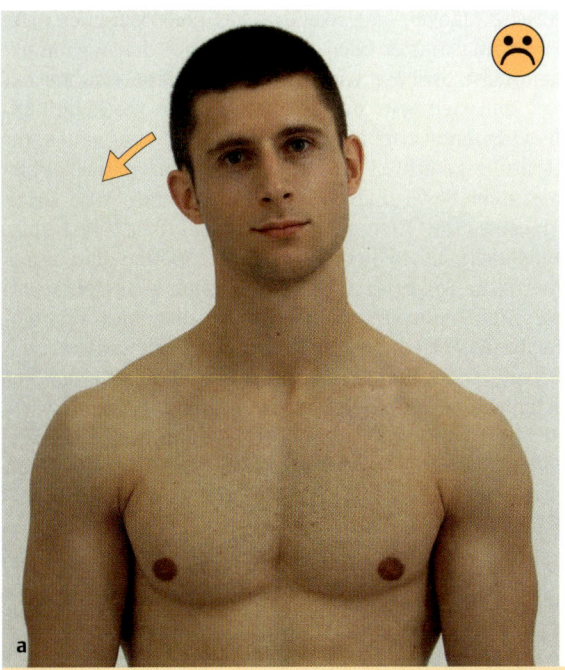 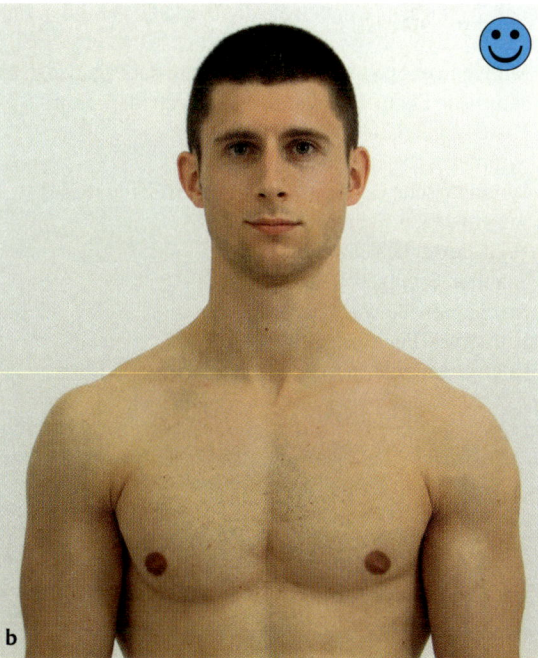

**Abb. 3.16** Seitneigung des Kopfes (linkes Bild) im Vergleich zu einer geraden Kopfhaltung (rechtes Bild).

# Haltung

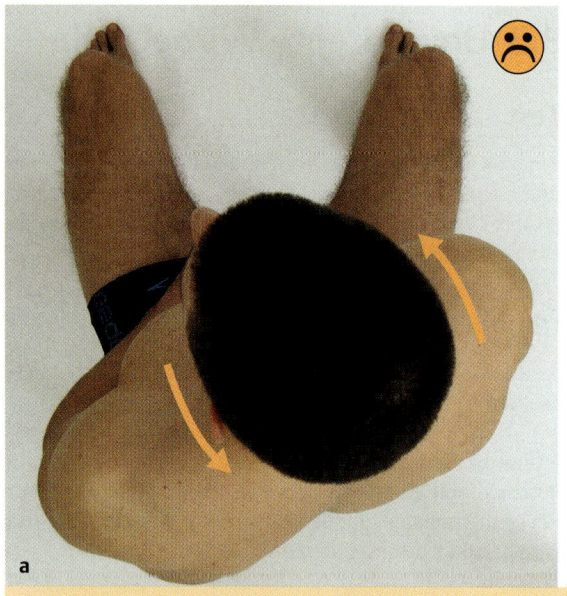 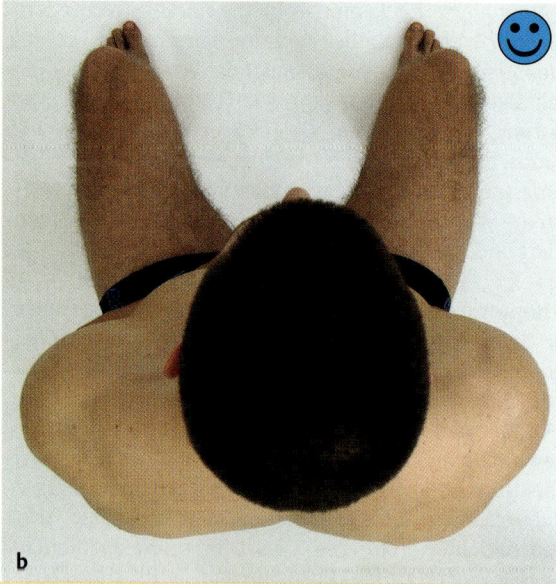

**Abb. 3.17** Verdrehung des Oberkörpers (linkes Bild) im Vergleich zu einer unverdrehten Haltung, bei der Oberkörper und Becken in die gleiche Richtung zeigen (rechtes Bild).

## Was tun, wenn's nicht klappt?

Wenn durch das Einnehmen der unverdrehten Wirbelsäulen-Haltung eine Spannung entsteht, die nicht nachlässt, sollten mögliche mechanische Hindernisse mit Hilfe folgender Tests und Übungen aufgespürt und gelöst werden. Wenn einer der folgenden Tests positiv ist, lassen Sie Ihren Patienten die entsprechende Übung machen und prüfen, ob die unverdrehte Haltung anschließend ohne Spannung möglich ist. Falls ja, haben Sie die Blockade gefunden und gelöst.

- Mit weniger Spannung versuchen und dabei gleichzeitig sämtliche Entspannungsübungen machen (S. 53 bis 63).
- Haltungsgerechte Umwelt (S. 41).
- Symmetrische Fußstellung (S. 24).
- Symmetrische Gewichtsverteilung im Sitzen (S. 44).
- Augenmuskel-Koordination (S. 79).
- Dreh-Beweglichkeit (S. 102).
- Schulter-Beweglichkeit (S. 90).
- Armnerven-Beweglichkeit (S. 95).
- Hüftstreck-Beweglichkeit (S. 121).
- Oberschenkel-Vorderseiten-Dehnbarkeit (S. 125).

> **Was tun bei Skoliose?**
>
> Im Falle einer idiopathischen Skoliose ist mit keiner vollständigen Korrektur zu rechnen. Eine Korrektur sollte dann nur so weit erfolgen, wie sie möglich ist und solange sie Funktion und Beschwerden verbessert.

## Vorher-Nachher-Vergleich

Wie viel Prozent der Zeit ist die Wirbelsäule im Alltag unverdreht?

## Differenzialdiagnostik

Die häufigsten Ursachen für eine Verdrehung der Wirbelsäule in der Transversal- oder Frontalebene, sind ergonomische Mängel, eine Skoliose, habituell asymmetrische Bewegungsmuster oder eine Dysbalance der Augenmuskeln. Eine Skoliose wird durch einen Rippenbuckel auf der konvexen Seite der Skoliose sichtbar. Die Identifikation ergonomischer Mängel und ihre Behebung sind unter „Haltungsgerechte Umwelt" beschrieben. Habituell asymmetrische Bewegungsmuster lassen sich mit etwas Glück im Laufe eines Therapietermins in der Praxis beobachten. Falls nicht, lassen sich ergonomische Mängel und asymmetrische Bewegungsmuster am besten erkennen, wenn Sie Ihren Patienten an seinem Arbeitsplatz besuchen und beobachten. Ist das asymmetrische Bewegungsmuster ein Schon- oder Kompensationsmuster, lässt sich der geschonte oder kompensierte Bereich bei symmetrischer Bewegung an entsprechenden Symptomen erkennen. Eine Dysbalance der Augenmuskeln lässt sich oft durch den Test und die Übung der „Augenmuskel-Koordination" (S. 79) feststellen und verbessern.

## Biomechanik

Eine unverdrehte Wirbelsäule entlastet die Bandscheiben, Gelenke, Nerven und Muskeln von den Torsionskräften, die bei verdrehten Haltungen und Drehbewegungen entstehen.

Verdrehungen der Wirbelsäule sind oft skoliotisch bedingt. Ist die Ursache einer Skoliose unbekannt, wird sie als idiopathische Skoliose bezeichnet. Bei dieser häufigsten Art der Skoliose, findet sich eine Verformung der Wirbelkörper im Scheitel-Bereich der skoliotischen Krümmung. Besonders nach Abschluss des Wachstums, ist die Verformung der Wirbelkörper physiotherapeutisch nicht mehr korrigierbar. Es ist aber auch in diesen Fällen noch möglich, die skoliotische Kurve durch die Korrektur entsprechender Haltungs-Mobilitäts und Kraftdefizite partiell zu verbessern.

### Welche Rolle spielen die Augen?

Ein Ungleichgewicht der Augenmuskeln wird durch eine kompensatorische Gegenrotation der HWS ausgeglichen. Ist zum Beispiel der M. rectus lateralis des rechten Auges kontrakt oder hyperton, nimmt das Auge in der Augenhöhle eine etwas abduzierte Stellung ein. D. h. es „schaut" etwas nach rechts. Um trotzdem nach vorne blicken zu können, wird der Kopf zum Ausgleich ein Stück nach links gedreht.

## 3.4 Stabilisierte neutrale Wirbelsäulenschwingung

### Test

Können Sie das natürliches Hohlkreuz und den Kinn-Brust-Abstand der neutralen Wirbelsäulenschwingung (▶ Abb. 3.18 b) beim Vor- (▶ Abb. 3.18 a) und Zurückneigen (▶ Abb. 3.18 c) unverändert beibehalten, indem Sie nur Ihre Hüftgelenke und sonst keine anderen Gelenke im Körper bewegen?

Um dies zu überprüfen, nehmen Sie zunächst eine Haltung mit neutraler Wirbelsäulenschwingung (S. 26) ein.

Dann spreizen Sie Daumen und Zeigefinger einer Hand *maximal* ab, legen den Zeigefinger hinten mittig auf Ihren Hosenbund oder Gürtel und den Daumen auf den höchsten Lendenwirbel den Sie erreichen können. Versuchen Sie beim Vor- und Zurückneigen, Ihren Zeigefinger-Daumen-Abstand und damit auch Ihr natürliches Hohlkreuz unverändert beizubehalten (▶ Abb. 3.18).

Achten Sie beim Zurückneigen darauf, dass der Zeigefinger-Daumen-Abstand nicht kleiner wird. Beim Vorneigen sollten Sie hingegen besonders darauf achten, dass der Abstand nicht größer wird und dass der Daumen nicht auf der Wirbelsäule nach unten rutscht.

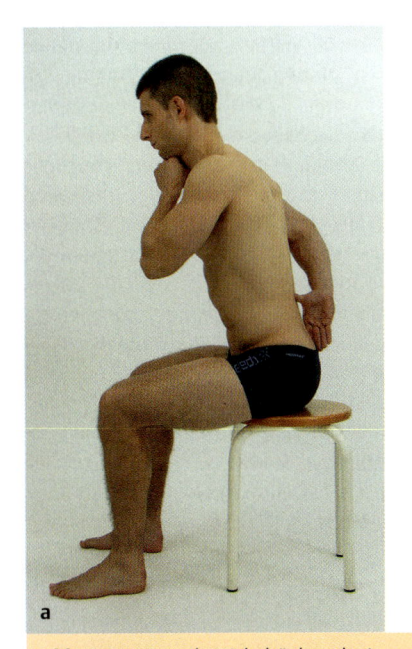

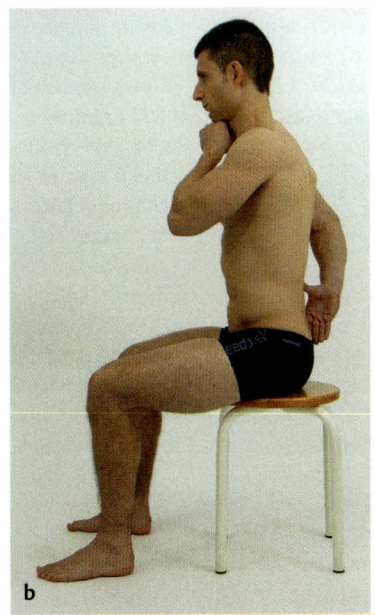

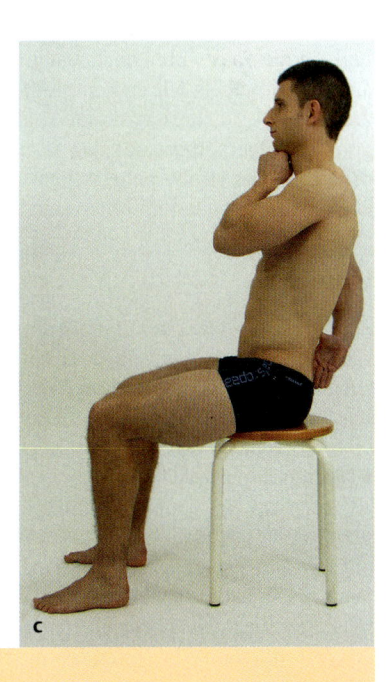

**Abb. 3.18** Neutrale Wirbelsäulenschwingung
a beim Vorneigen,
b in Mittelstellung
c und beim Zurückneigen.

# Haltung

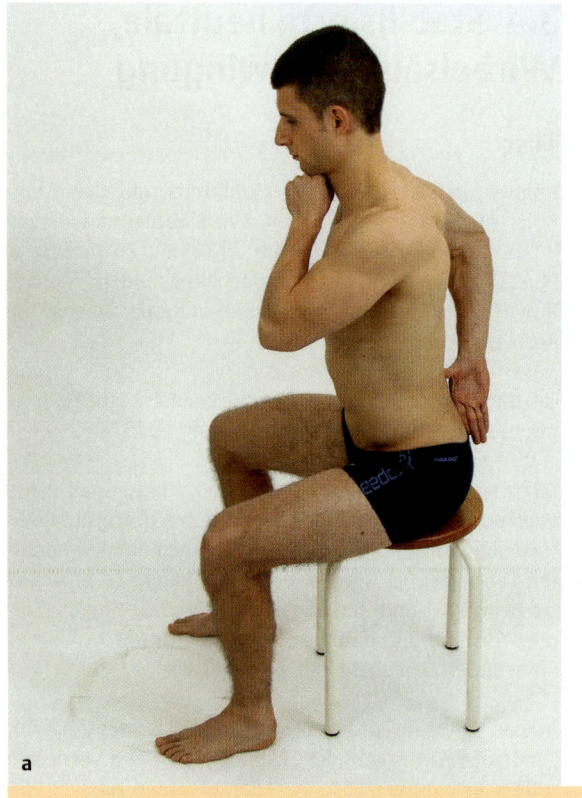

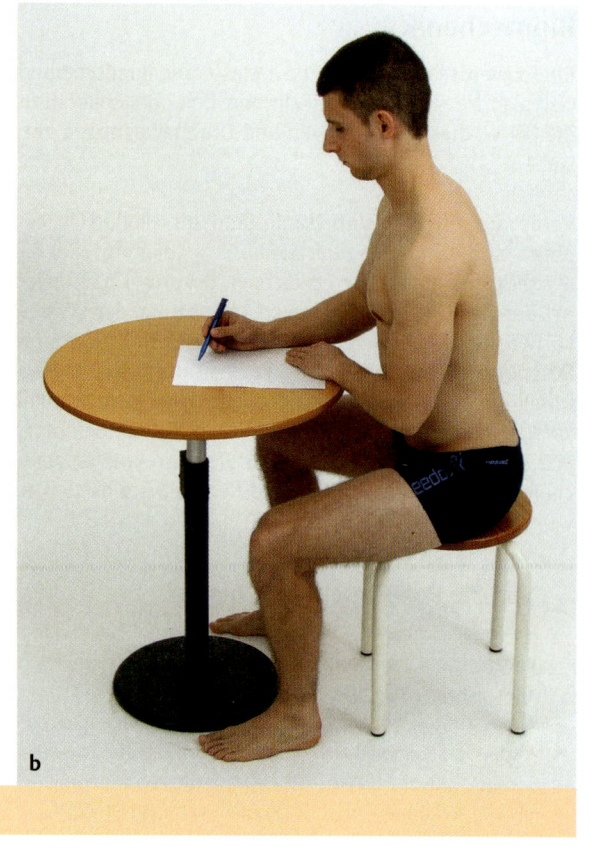

**Abb. 3.19** En bloc nach vorne geneigte Haltung beim Schreiben.

Auch Ihr Kinn-Brust-Abstand sollte beim Neigen in beide Richtungen gleich bleiben. Um dies sicherzustellen können Sie die Faust Ihrer noch freien Hand mit dem Kinn auf dem Brustbein fest halten (▶ Abb. 3.18). Nach einiger Zeit werden Sie die so zustande kommende En-bloc-Neigung des Oberkörpers aus den Hüftgelenken auch ohne die Hilfe Ihrer Hände beherrschen und können sie dann bei jeder Gelegenheit im Alltag einsetzen.

## Übung

Achten Sie im Alltag bei besonderer mechanischen Belastung Ihrer Wirbelsäule (z.B. beim Heben, Ziehen oder Drücken) sowie beim Vor- und Zurückneigen auf eine stabilisierte neutrale Wirbelsäulenschwingung.

▶ **Übungsalternative** Wenn Ihre Schulterbeweglichkeit eingeschränkt ist, können Sie Ihren Daumen und Zeigefinger anstelle der Tastposition auf dem Rücken auch vorne auf dem Bauch platzieren. In diesem Fall mit dem Zeigefinger auf dem Bauchnabel und dem Daumen auf dem Brustbein. Der Nachteil dieser Tastposition ist, dass erspürt werden muss, ob eine Veränderung des Fingerabstandes durch die Atembewegung oder eine Veränderung der Wirbelsäulenkrümmung verursacht wird.

## Was tun, wenn's nicht klappt?

Wenn schon die neutrale Wirbelsäulenschwingung an sich problematisch ist, finden sich entsprechende Lösungsmöglichkeiten unter „Neutrale Wirbelsäulenschwingung" (S. 26). Ist dagegen das Vor- und Zurückneigen im Hüftgelenk problematisch, sollten mögliche mechanische Hindernisse mit Hilfe folgender Tests und Übungen aufgespürt und gelöst werden. Wenn einer der folgenden Tests positiv ist, lassen Sie Ihren Patienten die entsprechende Übung machen und prüfen, ob die unverdrehte Haltung anschließend ohne Spannung möglich ist. Falls ja, haben Sie die Blockade gefunden und gelöst.
- Höhe der Sitzfläche (S. 42).
- Knie- und Fußabstand (S. 43).
- Symmetrische Fußstellung (S. 24).
- Gesäßmuskel-Dehnbarkeit (S. 108).
- Oberschenkel-Rückseiten-Dehnbarkeit (S. 113).
- Hüftbeuge-Beweglichkeit (S. 107).

## Vorher-Nachher-Vergleich

Wie viel Prozent der Zeit gelingt es dem Patienten eine stabilisierte neutrale Wirbelsäulenschwingung bei Belastungen (z.B. beim Heben, Ziehen, Drücken) sowie beim Vor- und Zurückneigen beizubehalten?

## Differenzialdiagnostik

Wenn die richtige Höhe der Sitzfläche (S. 42), ein weiter Knie- und Fußabstand (S. 43) oder eine symmetrische Fußstellung (S. 24) die Vorneigung mit stabilisierter neutraler Wirbelsäulenschwingung erleichtern, war die Flexion im Hüftgelenk durch eine ungünstige Beinhaltung erschwert. Verbessert sie sich nach den Übungen Gesäßmuskel-Dehnbarkeit (S. 108) oder Oberschenkel-Rückseiten-Dehnbarkeit (S. 113), war sie durch eine mangelnde Dehnbarkeit im entsprechenden Bereich blockiert. Eine Verbesserung durch die Übung „Hüftbeuge-Beweglichkeit" (S. 107) deutet auf eine mangelnde Flexion im Hüftgelenk hin. Bei koordinativen Stabilisationsschwächen schließlich, wird die Lendenwirbelsäule beim Zurückneigen meistens unbewusst extendiert, während sie beim Vorneigen flektiert wird.

## Biomechanik

Die Übung „Stabilisierte neutrale Wirbelsäulenschwingung" ermöglicht es dem Patienten, die schützende neutrale Schwingung der Wirbelsäule (S. 26) auch unter Belastung (z.B. beim Heben, Ziehen, Drücken oder in geneigter Haltung) beizubehalten. Diese zeitlich begrenzte Stabilisation während besonderer Belastungen wirkt kräftigend und hält die Wirbel in der richtigen Position. Bei längeren Tätigkeiten ohne besondere Belastung, wie zum Beispiel beim Sitzen am PC, sollte hingegen auf eine dynamische Haltung (S. 67) geachtet werden, um einer Überlastung durch statische Haltungen vorzubeugen.

## 3.5 Senkrechter Oberkörper

### Test

Befindet sich Ihr Oberkörper in einer senkrechten Haltung?

Um dies festzustellen, ertasten Sie zunächst die Spannung Ihrer Bauchmuskeln, indem Sie sich mit den Fingern der linken Hand knapp oberhalb des Schambeines ein wenig in Ihren Bauch drücken (▶ Abb. 3.20 a). Falls Sie Ihr Schambein nicht finden, drücken Sie Ihre Finger am Oberrand der Schamhaare in Ihren Bauch. Die rechte Hand legen Sie mit dem Daumen nach vorne zeigend auf Ihren rechten Beckenkamm, während die Fingerkuppen der restlichen Finger auf dem rechten Rückenstreckermuskel liegen (▶ Abb. 3.20 b), der Ihrer Wirbelsäule als senkrechter Muskelstrang eng anliegt. Falls dies für Ihre Schulter unangenehm ist, können Sie die Seiten ebensogut tauschen (▶ Abb. 3.20 c).

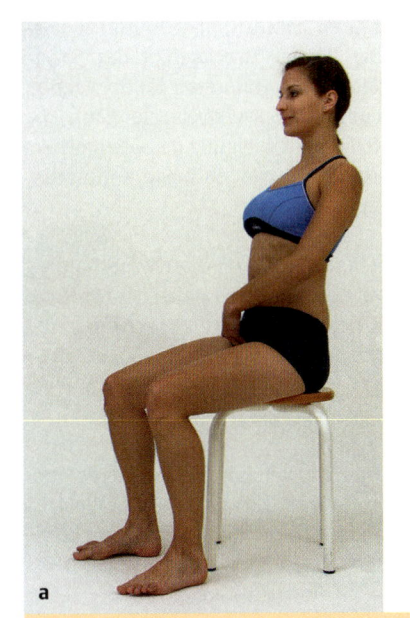

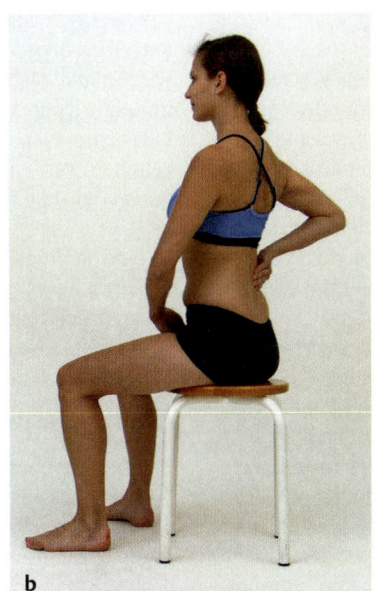

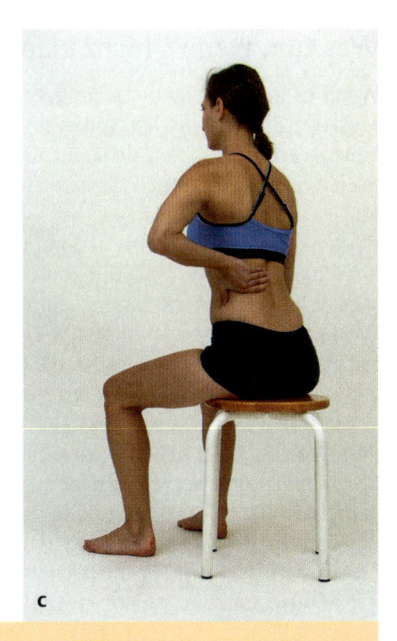

**Abb. 3.20**
a Nach hinten geneigter,
b senkrechter
c und nach vorne geneigter Oberkörper.

# Haltung

Wenn Sie sich nun mit stabilisierter neutraler Wirbelsäule (S. 37) aus der Senkrechten hinaus etwas nach hinten neigen (▶ Abb. 3.20 a), können Sie mit Ihren Fingern spüren, wie sich vorne Ihre Bauchmuskeln anspannen und Ihre Finger aus dem Bauch herausdrücken, während sich Ihre Rückenmuskeln gleichzeitig hinten entspannen.

Entsprechend können Sie spüren, wie sich Ihre Rückenmuskeln an- und Ihre Bauchmuskeln entspannen, sobald Sie sich mit geradem Rücken etwas über die Senkrechte hinaus nach vorne beugen (▶ Abb. 3.20 c), wie Sie es tun würden, um mehr von Ihren Füßen zu sehen.

In der senkrechten Mittelstellung zwischen Vorgebeugt und Zurückgelehnt (▶ Abb. 3.20 b) können Sie spüren, wie Rücken- und Bauchmuskeln gleichermaßen entspannt sind.

## Übung

Achten Sie bei längerem Sitzen darauf, dass Ihr Oberkörper nahe der Senkrechten bleibt.

▶ **Übungsalternative** Versuchen Sie, ob Sie den Wechsel der Bauch- und Rückenmuskelspannung beim Zurück- und Vorneigen auch ohne die Finger spüren können. Dies schult Ihr Körperbewusstsein und erlaubt Ihnen die senkrechte Oberkörperhaltung in jeder Alltagssituation schnell und unauffällig zu finden. Bald wird Ihnen durch diese Spürübung bewusst werden, dass sich die Spannung beim Vor- und Zurückneigen auch in vielen anderen Muskeln ändert.

### Was tun, wenn's nicht klappt?

Wenn es Ihrem Patienten nicht gelingt den Wechsel der Muskelspannung zwischen vorderer und hinterer Muskelkette zu ertasten, sollten Sie überprüfen ob er seine Finger auch wirklich auf dem M. errector spinae und dem M. rectus abdominis platziert hat. Bei sehr adipösen Patienten kann der M. rectus abdominis unter Umständen am seinem kranialen Ende direkt unterhalb des Processus xyphoideus besser zu tasten sein. Weiterhin wird ein Wechsel der Muskelspannung nur dann deutlich zu spüren zu sein, wenn die Lordose der Lendenwirbelsäulen während des Vor- und Zurückneigens über die Senkrechte – wie unter „Stabilisierte neutrale Wirbelsäulenschwingung" (S. 37) beschrieben – unverändert gehalten wird. Bleibt die Lordose nicht konstant, kann der tastende Finger Änderungen der Muskelspannung nicht von Änderungen der Wirbelsäulenkrümmung unterscheiden. Wird die Lendenwirbelsäule nicht ausreichend lordosiert, spannt der M. errector spinae nicht kräftig genug an, um einen klaren Kontrast zwischen An- und Entspannung zu bekommen.

Sollte Ihr Patient starr in der senkrechten Haltung verharren, sollten Sie ihm bewusst machen, dass die senkrechte Haltung ein Bewegungsmittelpunkt sein soll. Gleich einer Straßenkreuzung sollte dieser Punkt immer wieder durchquert werden, ohne auf ihm stehen zu bleiben. Gleichzeitig sollte sich die Wirbelsäule nie lange weit davon entfernen, um zu große Muskelanspannungen zu vermeiden. Am liebsten mag der Körper ganz kleine kontinuierliche Bewegungen um den Mittelpunkt der senkrechten Oberkörperhaltung mit neutraler Wirbelsäulenschwingung. Beispiele solcher Bewegungen finden sich in der Übung „Dynamisches Sitzen und Stehen" (S. 67).

## Vorher-Nachher-Vergleich

Wie viel Prozent der Zeit ist der Oberkörper bei längerem Sitzen nahe der Senkrechten?

## Differenzialdiagnostik

Oft erfordern Arbeitsplätze eine *nach vorne* geneigte Oberkörper-Sitzhaltung mit entsprechender Tonuserhöhung der dorsalen Muskelkette. Auf Nachfrage wird ein Patient mit Verspannungen in diesem Bereich angeben, dass sie im Laufe eines Arbeitstages zunehmen.

Im Gegensatz dazu ist eine habituell *nach hinten* geneigte Oberkörper-Sitzhaltung in der Regel nicht arbeitsbedingt und überlastet die vordere Muskelkette vom M. tibials anterior über den M. iliopsoas bis hinauf zum M. temporalis. Symptome können dadurch überall im Verlauf dieser Kette entstehen, zum Beispiel können Kopfschmerzen im Schläfenbereich durch eine anhaltende Tonuserhöhung des M. temporalis bedingt sein.

Die häufigste Ursache einer habituell nach hinten geneigten Oberkörperhaltung ist ein Streckdefizit der Brustwirbelsäule. Neben der weit verbreiteten Kompensation mittels Hyperextension der Halswirbelsäule kann die Blickachse auch durch eine Rückneigung des Oberkörpers gehoben werden. In der Regel werden beide Kompensationsmöglichkeiten genutzt.

Ist eine habituell nach hinten geneigte Oberkörperhaltung die Ursache von Beschwerden, ist es daher sinnvoll die Brustwirbelsäulen-Aufrichtung (S. 85) zu überprüfen und gegebenenfalls zu verbessern.

## Biomechanik

Mit der gleichmäßigen Entspannung der vorderen und hinteren Muskelkette entlastet die senkrechte Oberkörper-Stellung die Bandscheiben und verhindert eine schnelle Ermüdung und Verspannung der Muskulatur. Da das Drehmoment dass die Rumpfmuskulatur in der senkrechten Oberkörperstellung ausgleichen muss gegen Null geht, wird die aufrechte Haltung hier im Gegenteil zur mühelosen Angelegenheit. Das macht den senkrechten Oberkörper zum idealen Mittelpunkt aktiver Haltung.

## 3.6 Haltungsgerechte Umwelt

### Test

Ist alles was Sie häufig benutzen (z. B. Stuhl, Tisch, Computertastatur) oder anschauen (z. B. Buch, Gesprächspartner, Computer- oder TV-Bildschirm) so platziert bzw. eingestellt, dass Sie dabei in der neutralen senkrechten Wirbelsäulenhaltung sitzen oder stehen können?

### Übung

Platzieren Sie im Alltag alles was Sie häufig benutzen oder anschauen so, dass Sie dabei in der neutralen senkrechten Wirbelsäulenhaltung sitzen oder stehen können.

### Was tun, wenn's nicht klappt?

Wenn ergonomische Lösungsvorschläge nicht umgesetzt oder beibehalten werden, liegt dies oft daran, dass sie zu umständlich oder zu teuer sind, von der Zustimmung anderer abhängen oder Eigeninitiative erfordern.

Wenn Sie als Physiotherapeut im Laufe der Ergonomieberatung einer Firma zu der Überzeugung gelangen, die Geschäftsleitung der Firma sollte neue ergonomische Möbel, Geräte oder Hilfsmittel kaufen, ist es ratsam dies zunächst mit der Geschäftsleitung und nicht mit den Arbeitnehmern zu besprechen. So vermeiden Sie im Falle einer Ablehnung Ihrer Vorschläge durch die Geschäftsleitung, Enttäuschung unter den Arbeitnehmern und eine Trübung des Betriebsklimas.

Am Besten funktionieren die Lösungen, die Sie als Therapeut selbst, sofort und unter Nutzung der vorhandenen Mittel umsetzen. Daher ist es ratsam, als Therapeut mindestens einen Schraubenzieher mit verschiednen Bits dabei zu haben, um Schreibtische etc. selbst verstellen zu können. Sollten Schreibtisch und Bildschirm nicht hoch genug eingestellt sein, können sie auf die fast überall vorhandenen Packungen von Kopierpapier gestellt werden. Weiterhin ist es hilfreich, ein kleines Sortiment kostengünstiger Hilfen wie Übungsanleitungen, Lordosenstützen, Buchstützen, Handgelenksauflagen und ein Headset für das Telefon mitzuführen, die Sie Ihrem Patienten zur Probe überlassen und bei Bedarf auch verkaufen können.

> **Normwerte**
>
> Vertrauen Sie nie auf ergonomische Normwerte, wie zum Beispiel einen bestimmten Winkel, in dem sich Arme oder Beine befinden sollten. Die Norm ist ein statistischer Mittelwert, der aus einer Vielzahl individueller Unterschiede gebildet wird. Es ist ihre Qualifikation und Pflicht als Physiotherapeut, den Patienten eben nicht in eine Norm zu zwängen, sondern sein individuelles biomechanisches Gleichgewicht zu erkennen und herzustellen.

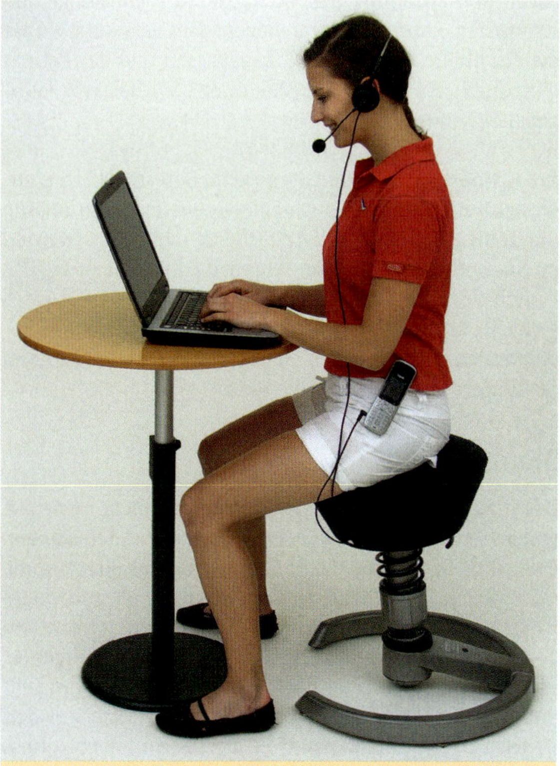

### Vorher-Nachher-Vergleich

Wie viel Prozent seiner Zeit bringt Ihr Patient in einer ergonomisch gestalteten Umwelt zu?

### Differenzialdiagnostik

Am effektivsten ist es, wenn Sie Ihre Patienten dort beobachten und korrigieren, wo die Probleme entstehen. Nehmen die Beschwerden zum Beispiel bei der Arbeit am PC zu, sollten Sie den Patienten an seinem PC-Arbeitsplatz beobachten und vor Ort entsprechende Korrekturen vornehmen. In der Regel genügen hierfür 20 Minuten pro Arbeitsplatz.

Wenn ein Besuch am Arbeitsplatz nicht möglich ist, kann ein Photo oder Video vom Patient am Arbeitsplatz helfen, Probleme zu identifizieren und entsprechende Lösungen zu finden. Hierzu kann sich Ihr Patient von einem seiner Kollegen mit der Kamera seines Handys bei der Arbeit aufnehmen lassen.

**Abb. 3.21** Ergonomischer Arbeitsplatz.

# Haltung

## Biomechanik

Die wichtigsten biomechanischen Grundprinzipien, die eine ergonomische Umwelt ermöglichen sollte, sind:
- eine neutrale Gelenkstellung (S. 24–52)
- kurze Hebelarme (S. 39 und S. 50–52)
- bewusstes Loslassen unnötiger Anspannungen (S. 53–63)
- eine dynamische Haltung und Wechsel zwischen Be- und Entlastung (S. 64–71).

## 3.7 Höhe der Sitzfläche

### Test

Ist die Sitzfläche der Stühle, auf denen Sie regelmäßig längere Zeit sitzen so hoch, dass Ihre Hüften (▶ Abb. 3.22 ①) etwas höher sind als Ihre Knie (▶ Abb. 3.22 ②)?

### Übung

Achten Sie darauf, dass die Sitzfläche der Stühle, auf denen Sie regelmäßig längere Zeit sitzen so hoch ist, dass Ihre Hüften (▶ Abb. 3.22 ①) höher sind als Ihre Knie (▶ Abb. 3.22 ②).

**Abb. 3.22** Die richtige Sitzhöhe.

> **Wie finde ich die richtige Sitzhöhe?**
>
> Wenn der Sitz hoch genug ist, fällt die Aufrichtung der Wirbelsäule leicht. Wenn der Sitz zu hoch ist, entstehen ein Druck auf der Oberschenkelrückseite oder das Gefühl nach vorne wegzurutschen. Die ideale Sitzhöhe ermöglicht eine leichte Aufrichtung ohne Druck auf der Oberschenkelrückseite oder das Gefühl nach vorne wegzurutschen.

### Was tun, wenn's nicht klappt?

Nicht-höhenverstellbare Sitze, lassen sich mit Hilfe von Kissen erhöhen. Ist kein Kissen zur Hand, kann Ihr Patient seine Hüftflexion auch dadurch verringern, dass er seine Füße unter den Sitz stellt und somit seine Knie absenkt. Dies sollte aber nur als kurzfristige Lösung dienen, da diese Beinstellung weniger Stabilität bietet, eine Verspannung der Hüftbeuger begünstigt und den patello-femoralen Anpressdruck erhöht.

### Vorher-Nachher-Vergleich

Wie viel Prozent der Zeit sind die Hüften im Sitzen höher sind als die Knie?

### Differenzialdiagnostik

Führt eine Erhöhung der Sitzfläche zu mehr Rückenbeschwerden, kann dies daran liegen, dass versäumt wurde die Tischhöhe entsprechend anzupassen und der Patient dies durch ein Zusammensinken der Wirbelsäule kompensieren muss.

Auf Grund einer spinalen Stenose im Bereich der Lendenwirbelsäule kann aber auch eine verbesserte Aufrichtung durch die Erhöhung der Sitzfläche zu mehr Beschwerden im Rücken und den Beinen führen, da die Aufrichtung das Lumen des Spinalkanals verkleinert. In diesem Fall ist es sinnvoll, die Sitzfläche so weit abzusenken, bis die Beschwerden verschwinden, selbst wenn die Hüften dann nicht mehr höher sind als die Knie.

### Biomechanik

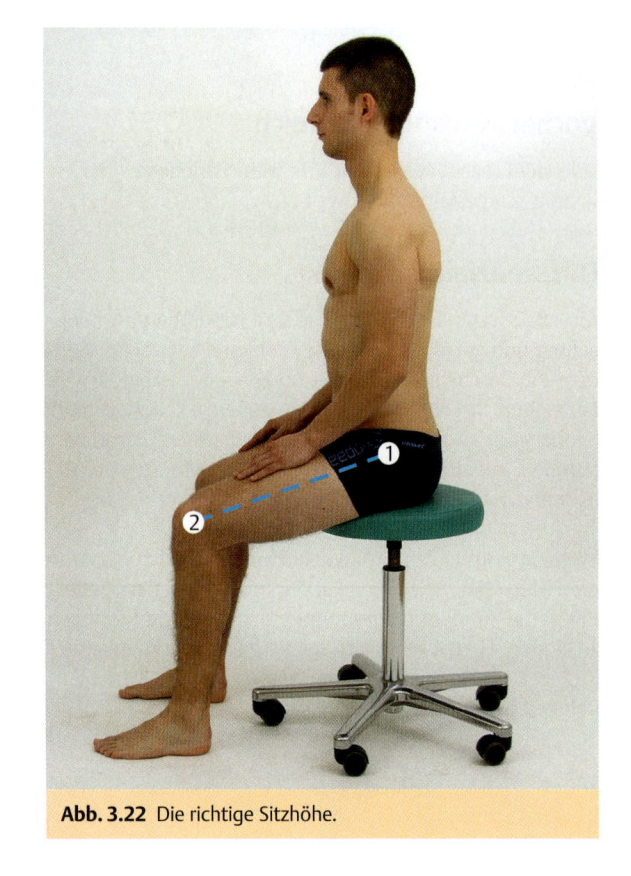

Ein Sitz ist dann zu hoch, wenn die Füße nicht mehr mit vollem Gewicht auf dem Boden abgestellt werden können. Dies führt dazu, dass die vordere Kante des Sitzes in die Oberschenkel-Rückseite drückt, was nicht nur unbequem ist sondern auch den venösen Rückstrom aus den Beinen behindert. Versucht Ihr Patient diesem Druck zu entgehen, indem der an die Vorderkante rutscht, bekommt er leicht das Gefühl nach vorne weg zu rutschen. Versucht er den Druck zu reduzieren indem er die Fersen anhebt, muss sein M. iliopsoas einen Teil seines Beingewichts halten. Wird diese Spannung zur Gewohnheit führt sie oft zu Störungen der Hüftgelenke, der Lendenwirbelsäule, der Atmung und des Leistenbereichs.

Bei zu niedrigem Sitzen ist der Hüftflexionswinkel so groß, dass vor der Hüftflexions-Achse ein Druck durch Weichteilapproximation und dahinter eine elastische Spannung der Hüftextensoren entstehen. Beide Kräfte erschweren die Beckenaufrichtung und somit auch eine neutrale Wirbelsäulenschwingung (S. 26). Ab welchem Hüftflexionswinkel eine mangelnde Dehnbarkeit der Hüftextensoren zum Hindernis wird, ist individuell sehr unterschiedlich und kann durch das Üben der Gesäßmuskel-Dehnbarkeit (S. 108) verbessert werden. Daher ist die Vorgabe eines bestimmten Hüftflexionswinkels in ergonomischen Empfehlungen unsinnig, zumal es Patienten schwer fallen würde, diesen an sich zu messen.

## 3.8 Knie- und Fußabstand

### Test

Stehen Ihre Füße und Knie circa eine Unterarmlänge auseinander (▶ Abb. 3.23)?

### Übung

Achten Sie darauf, dass Ihre Füße und Knie beim Sitzen im Alltag circa eine Unterarmlänge auseinander stehen.

### Was tun, wenn's nicht klappt?

Reicht die Hüftabduktionsbeweglichkeit nicht aus, um die Füße und Knie mehr als hüftbreit auseinander zu stellen, kann versucht werden, ob sie sich mit der Oberschenkel-Innenseiten-Dehnung (S. 118) verbessern lässt.

### Vorher-Nachher-Vergleich

Wie viel Prozent der Zeit stehen die Füße und Knie beim Sitzen im Alltag circa eine Unterarmlänge auseinander.

### Differenzialdiagnostik

Ein zu weiter Knie- und Fußabstand kommt in der Praxis nie vor, ein zu enger Abstand hingegen oft. Dies kann verschiedene Ursachen haben. Meist folgen Patienten mit zu engem Abstand sozialen Konventionen. Zum Beispiel überschlagen sie ihre Beine, um elegant oder züchtig zu wirken. In dieser Beinstellung ist die Spannung der Hüftadduktoren erhöht. Mit der Zeit wird das Übereinanderschlagen der Beine auch außerhalb des sozialen Kontextes zur Gewohnheit und kann schließlich zu Kontrakturen führen. Kontrakturen und eine habituelle Anspannung der Adduktoren fallen durch einen positiven Test der Oberschenkel-Innenseiten-Dehnbarkeit (S. 118) auf. Mit verspannt sind in diesem Fall oft auch die Beckenbodenmuskulatur oder der M. iliopsoas. In Folge von Entzündungen von Blase, Nieren, Galle, Leber, Darm oder Magen kann die reflektorische Tonuserhöhung dieser Muskeln auch die primäre Ursache eines zu engen Knie- und Fußabstand oder diffuser Rückenschmerzen sein. Deshalb ist es bei zu engem Knie- und Fußabstand und diffusen Rückenschmerzen ratsam, auf folgende Entzündungszeichen zu achten:

- Blase: Brennen beim Wasserlassen und häufiger Harndrang.
- Niere: Schmerzprovokation, wenn mit der Faust leicht auf den Nierenbereich geklopft wird.
- Leber: gelbe Einfärbung von Haut und Augenweiß.
- Galle: kolikartige Schmerzen beim Verzehr fetter Speisen.
- Darm: Blähungen, Verstopfung, Durchfall, Bauchschmerzen, Erleichterung nach Stuhlgang.

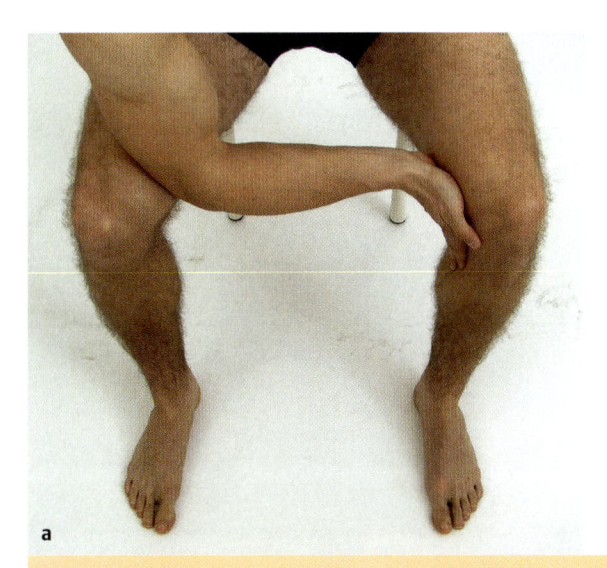

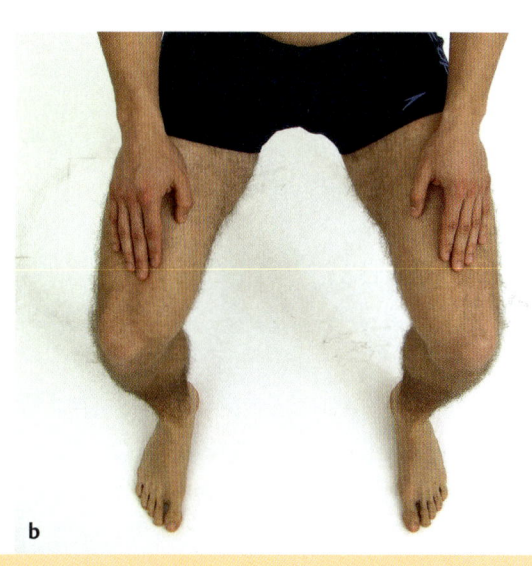

**Abb. 3.23** Eine Unterarmlänge (links) ist der richtige Knie- und Fußabstand (rechts).

# Haltung

- Magen: Sodbrennen, schwarzer Stuhl, Schmerzen im Oberbauch die bei Hunger, Stress oder dem Konsum von Kaffee, Alkohol oder Zigaretten zunehmen.

### Krankheiten ausschließen

Sind eine oder mehrere dieser Tests positiv, sollte der Patient seinen Hausarzt oder einen Facharzt für innere Medizin zur weiteren Abklärung aufsuchen. Bei Zeichen die auf eine Magenreizung hindeuten, ist es sinnvoll abzuklären, ob eine Infektion mit Heliobacter pylori ursächlich ist.

### Biomechanik

Wie die richtige Höhe der Sitzfläche, macht auch ein weiterer Knieabstand den Weg für die Aufrichtung des Beckens und somit auch für die neutrale Wirbelsäulenschwingung frei. Lassen Sie Ihren Patienten probieren, wie viel anstrengender die aufrechte Haltung wird, wenn er seine Knie zusammendrückt oder seine Beine übereinander schlägt.

## 3.9 Symmetrische Gewichtsverteilung im Sitzen

### Test

Ist Ihr Gewicht gleichmäßig auf beide Gesäßhälften verteilt (▸ Abb. 3.24 b) und das Gewicht beider Beine voll auf dem Boden abgestellt (▸ Abb. 3.25 b)?

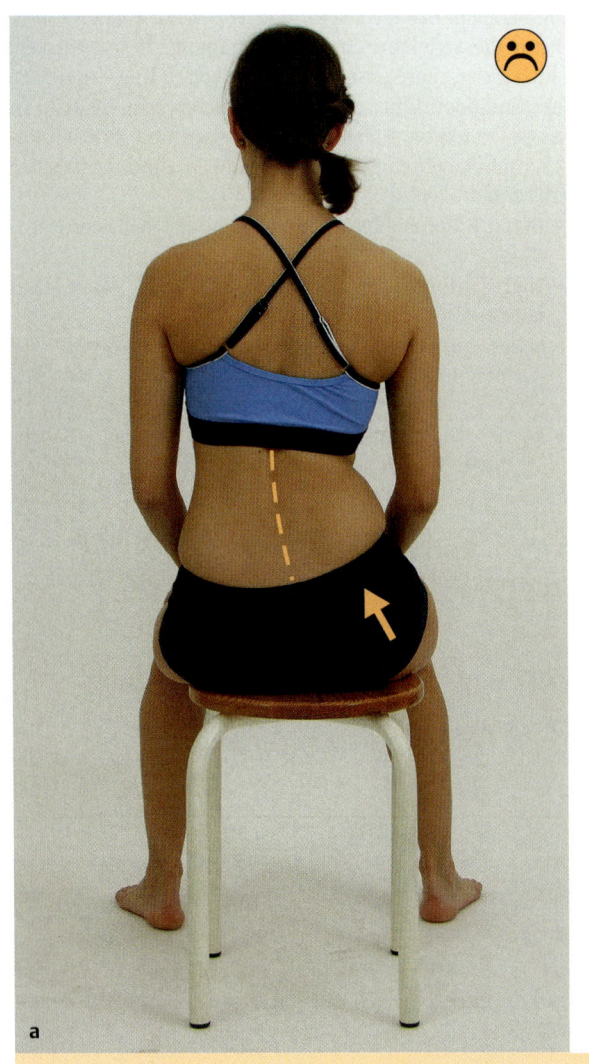

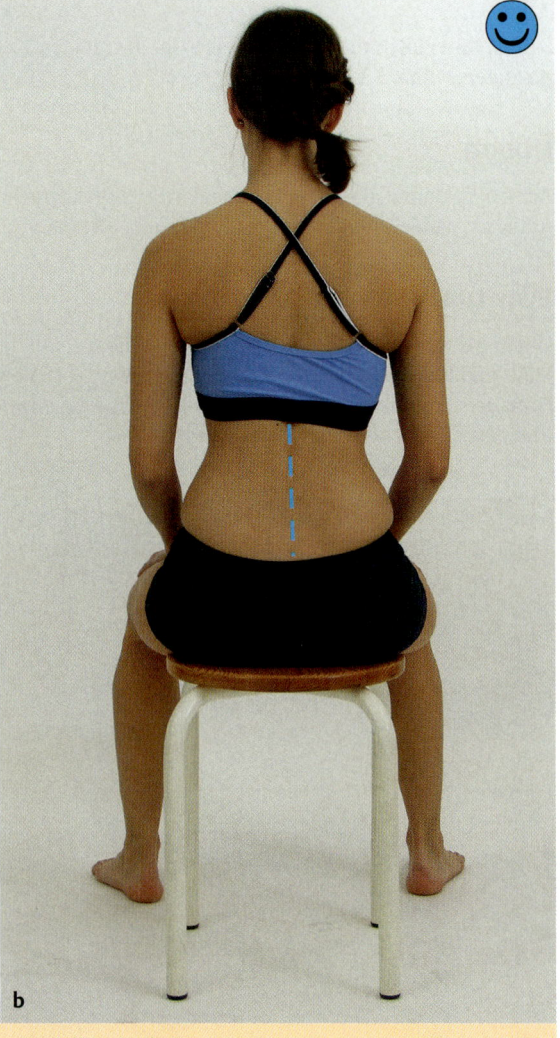

**Abb. 3.24** Ungleichmäßige (links) und gleichmäßige Belastung der Gesäßhälften (rechts).

# Symmetrische Gewichtsverteilung im Sitzen

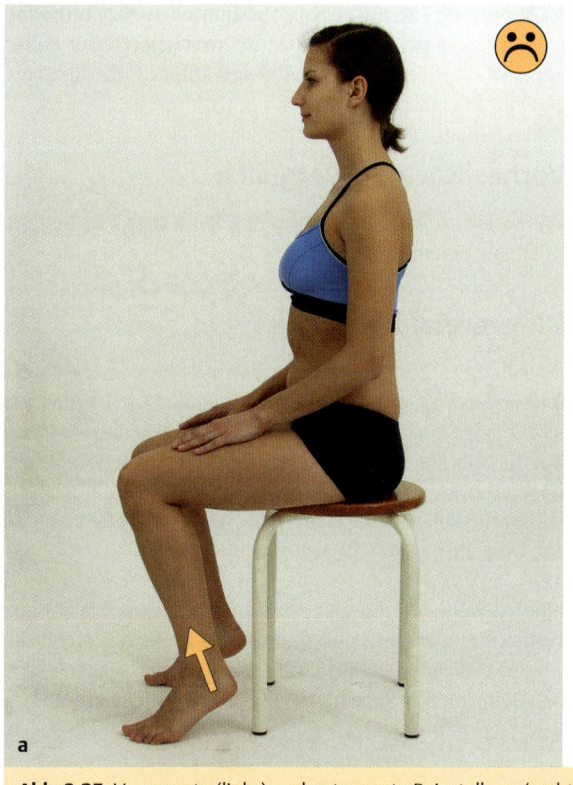

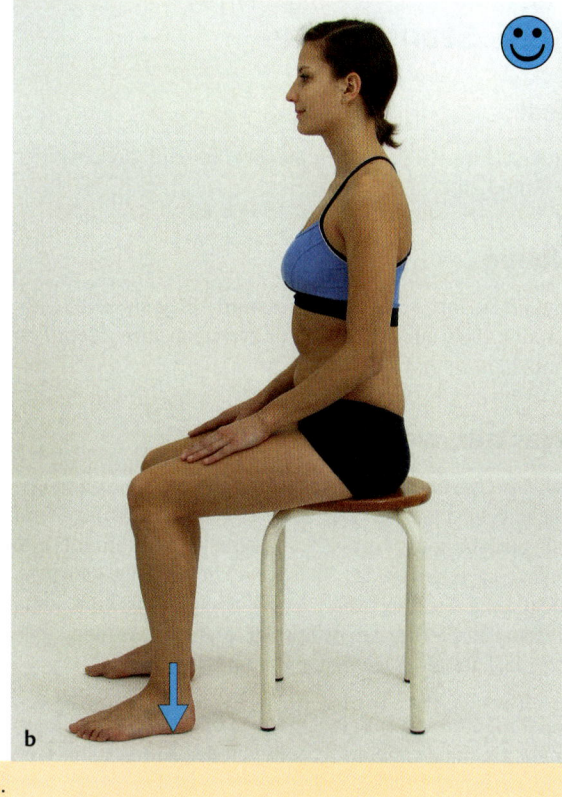

**Abb. 3.25** Verspannte (links) und entspannte Beinstellung (rechts).

## Übung

Achten Sie darauf, dass Ihr Gewicht beim Sitzen im Alltag gleichmäßig auf beide Gesäßhälften verteilt (▶ Abb. 3.24b) und das Gewicht beider Beine voll auf dem Boden abgestellt ist (▶ Abb. 3.25b).

▶ **Übungsalternative** Wenn Sie sich unsicher sind, ob Ihr Gewicht gleichmäßig verteilt ist, hilft es in der Regel, wenn Sie den Druck auf den Gesäßhälften durch eine Gewichtsverlagerung erst abwechselnd links und rechts verstärken, bevor Sie die Mittelstellung suchen, in der der Druck gleichmäßig zwischen links und rechts verteilt ist.

## Was tun, wenn's nicht klappt?

Im Falle einer Skoliose kann sich die Wirbelsäule unausgeglichen anfühlen, wenn das Gewicht gleichmäßig auf beide Gesäßhälften verteilt ist. Verliert sich dieses Gefühl nicht, kann ein leichtes Ungleichgewicht zwischen den Gesäßhälften als gelungener Kompromiss des Körpers akzeptiert werden.

## Vorher-Nachher-Vergleich

Wie viel Prozent der Zeit war das Gewicht gleichmäßig auf beide Gesäßhälften verteilt und das Gewicht beider Beine voll auf dem Boden abgestellt?

## Differenzialdiagnostik

Ein vom Patienten wahrgenommenes Ungleichgewicht kann auf einer veränderten Wahrnehmung oder einer tatsächlich verschobenen Gewichtsverteilung beruhen. Ist zum Beispiel der N. ischiadicus lateral des Tuber ischiadicum gereizt, kann die Gewichtsbelastung aufgrund der gesteigerten Empfindlichkeit auf dieser Seite stärker empfunden werden, als sie wirklich ist. Ob die Gewichtsverteilung tatsächlich ungleich ist, lässt sich im Stehen mit zwei Waagen unter den Füßen messen (▶ Abb. 3.32). Im Sitzen kann es der Therapeut erspüren, wenn er seine Hände unter die Sitzbeinhöcker des Patienten legt. Typische Ursachen einer ungleichen Gewichtverteilung, die ausgeschlossen werden sollten, sind: eine Skoliose, asymmetrische Haltungsgewohnheiten in Beruf oder Freizeit, eine Funktionsstörung der Iliosakralgelenke, eine asymmetrische Muskelmasse der Gesäßmuskeln oder eine schmerzbedingte Ausweichbewegung.

## Biomechanik

Eine gleichmäßige Gewichtsverteilung im Sitzen verhindert seitliche Verkrümmungen und Verspannungen der Wirbelsäule und stabilisiert die Iliosakralgelenke. Die Beine voll auf dem Boden abzustellen entspannt den M. iliopsoas, was die Lendenwirbelsäule entlastet und die Bauchatmung (S. 61) erleichtert.

# Haltung

## 3.10 Standbreite

### Test

Stehen Ihre Füße circa eine Schuhbreite auseinander (▶ Abb. 3.26)?

### Übung

Stellen Sie Ihre Füße beim Stehen im Alltag so weit auseinander, dass ein dritter Schuh zwischen Ihren Schuhen Platz hätte (▶ Abb. 3.26).

### Was tun, wenn's nicht klappt?

Bei Gleichgewichtsstörungen aufgrund einer Störung des Gleichgewichtssinns oder äußerer Krafteinwirkung (zum Beispiel starkem Seegang) kann eine breitere Standbreite notwenig sein, um das Gleichgewicht halten zu können. Liegt eine Störung des Gleichgewichtssinns vor, sollte durch ein Gleichgewichttraining versucht werden, eine normale Standbreite wieder zu ermöglichen.

Bei Patienten mit außergewöhnlich breitem Becken, kann mehr als eine Schuhbreite zwischen den Füßen nötig sein. Der Therapeut sollte den Patienten dann dazu auffordern eine „Schuhbreite plus" Abstand zu lassen. Die Aufforderung einen „hüftbreiten" Abstand zwischen ihren Füßen zu lassen, ist für die meisten Patienten wenig hilfreich, weil ihnen in der Regel unklar ist, welcher Teil der Hüfte gemeint ist oder wie dieser Abstand auf die Füße übertragen werden soll.

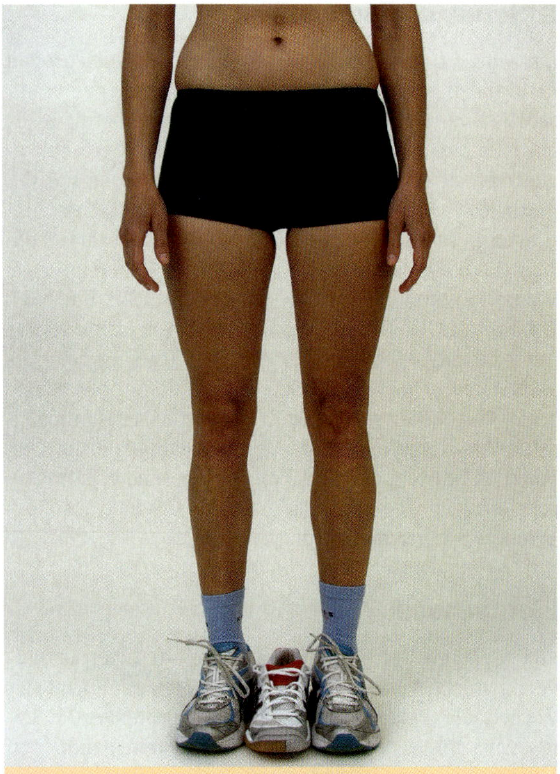

### Vorher-Nachher-Vergleich

Wie viel Prozent der Zeit stehen die Füße circa eine Schuhbreite auseinander?

### Differenzialdiagnostik

Eine zu enge Standbreite, zum Beispiel mit den Füßen direkt nebeneinander, führt zu einem labilen Gleichgewicht. In der Folge verspannen die Hüft- und Beckenbodenmuskulatur, da sie ständig reaktionsbereit bleiben müssen. Deshalb sollte bei Verspannungen der Hüft- und Beckenbodenmuskulatur eine zu enge Standbreite als eine mögliche Ursache in Betracht gezogen werden.

Eine zu weite Standbreite überlastet hingegen die Fußgewölbe und Großzehen-Grundgelenke und kann so zu diversen Deformitäten im Fußbereich führen. Daher sollte bei Deformitäten dieser Art, auch die Standbreite untersucht werden.

Ob eine zu weite Standbreite ein Gleichgewichtsdefizit kompensiert, lässt sich feststellen, indem Sie Ihren Patienten seine Standbreite korrigieren lassen. Hat er nun sichtbar oder subjektiv größere Mühe, sein Gleichgewicht zu halten, deutet dies auf ein Gleichgewichtsdefizit hin. In diesem Fall sollte die Ursache des Gleichgewichtsdefizits gesucht und behandelt werden.

### Biomechanik

Mit einer Schuhbreite Abstand zwischen den Füßen entspricht der Abstand zwischen den Füßen in etwa dem der Hüftgelenke, wodurch die Beinachsen parallel sind. Diese Parallelstellung hat den Vorteil, dass eine Gewichtsverlagerung zu einer Seite keinen funktionellen Beckenschiefstand erzeugt. Zudem entlastet die richtige Standbreite die Hüft- und Fußgelenke und erleichtert ein stabiles dynamisches Stehen.

**Abb. 3.26** Stehen mit einer Schuhbreite zwischen den Füßen.

# 3.11 Symmetrische Gewichtsverteilung im Stehen

## Test

Wie ist Ihr Gewicht im Stehen verteilt? Stehen Sie mit gleich viel Gewicht auf Ihrem linken und rechten Fuß? Und belasten Sie Ihre Fersen und Zehenballen gleichmäßig?

## Übung

Versuchen Sie im Alltag, mit gleich viel Gewicht auf Ihrem linken und rechten Fuß (▶ Abb. 3.28) und auf Ihren Fersen und Zehenballen zu stehen (▶ Abb. 3.30 b). Diese Haltung sollte nicht starr gehalten werden, sondern der Mittelpunkt einer dynamischen Haltung sein, aus der Sie Ihr Gewicht kontinuierlich und gleichmäßig in alle Richtungen verlagern. Zum Beispiel können Sie Ihr Gewicht abwechselnd von links (▶ Abb. 3.28) nach rechts (▶ Abb. 3.29) oder von vorne (▶ Abb. 3.30 a) nach hinten (▶ Abb. 3.30 c) verlagern. Ungünstig wäre es also lediglich, wenn Sie Ihr Gewicht im Alltag überwiegend in eine bestimmte Richtung weg von Mitte (links, rechts, vorne oder hinten) verlagert hielten. Ob dies der Fall ist, können Sie sich mit der folgenden Wahrnehmungsübung bewusst machen.

> ### Spürübung „Gewichtsverteilung links – rechts"
>
> Die seitliche Gewichtsverteilung zwischen Ihrem linken und rechten Fuß können Sie über die Spannung Ihrer Hüftmuskulatur erspüren. Legen Sie dazu Ihre Hände seitlich gerade unterhalb des Beckenkamms auf Ihre Hüften (▶ Abb. 3.27). Verlagern Sie nun Ihr Gewicht mit aufrechter Wirbelsäule nach links, indem Sie Ihre Schultern und Ihr Becken gleich weit nach links schieben, während Ihre Knie gestreckt bleiben (▶ Abb. 3.28). Wenn Sie Ihr Gewicht auf diese Weise nach links verlagern, werden Sie mit Ihrer linken Hand spüren, wie Ihre linke Hüftmuskulatur anspannt (▶ Abb. 3.28 ①). Umgekehrt werden Sie bei einer Gewichtsverlagerung nach rechts spüren, wie Ihre rechte Hüftmuskulatur anspannt (▶ Abb. 3.29 ②). Suchen Sie nun die Mitte, in der sich beide Seiten relativ entspannt anfühlen (▶ Abb. 3.28). In dieser Mittelstellung ist Ihr Gewicht gleichmäßig zwischen links und rechts verteilt. Sie sollte der Mittelpunkt Ihrer dynamischen Haltung sein. Mit etwas Übung werden Sie lernen, die Anspannung Ihrer Hüftmuskeln während der seitlichen Gewichtsverlagerung auch ohne Ihre Hände zu spüren.

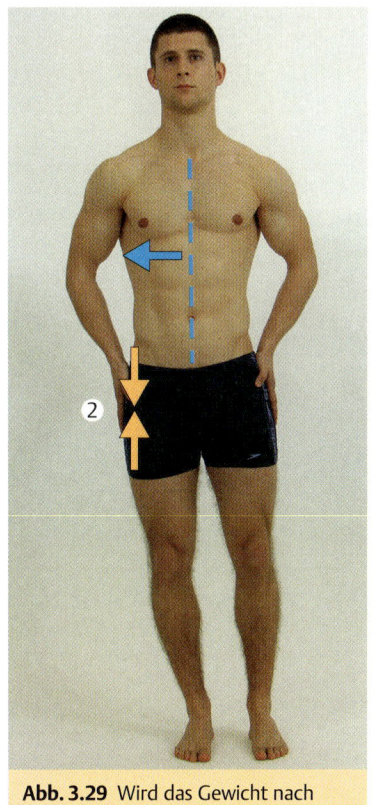

**Abb. 3.29** Wird das Gewicht nach rechts verlagert, spannt die rechte Hüftmuskulatur an.

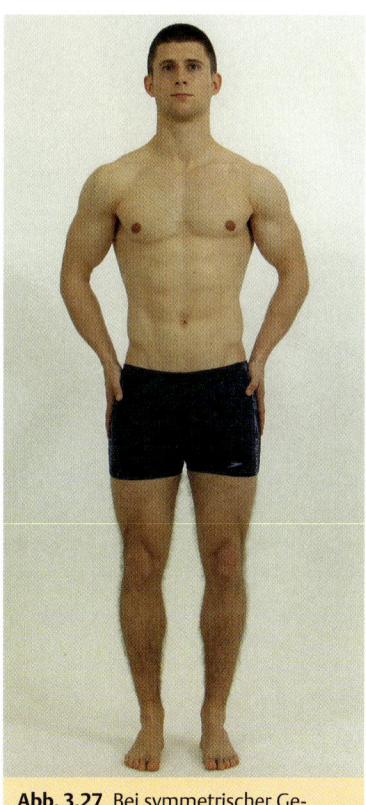

**Abb. 3.27** Bei symmetrischer Gewichtsverteilung sind die Hüftmuskeln entspannt.

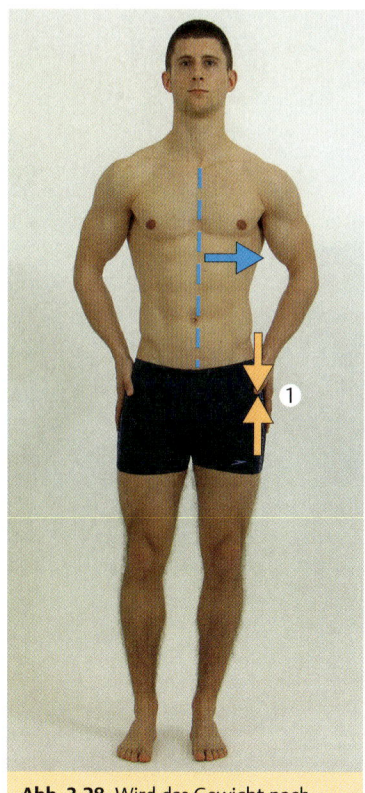

**Abb. 3.28** Wird das Gewicht nach links verlagert, spannt die linke Hüftmuskulatur an.

## Haltung

> **Spürübung**
> **„Gewichtsverteilung vorne – hinten"**
>
> Ob Ihr Gewicht gleichmäßig zwischen Ihren Fersen und Zehenballen verteilt ist (▶ Abb. 3.30 b), können Sie über die Muskelspannung in Ihrem Unterschenkel erspüren: Wenn Ihr Gewicht zu weit hinten in Richtung Ihrer Fersen liegt, spannt sich die Muskulatur im Bereich des Schienbeins und des Fußrückens an ▶ Abb. 3.30 c). Haben Sie Ihr Gewicht zu weit nach vorne Richtung Zehenballen verlagert, spannt sich die Wadenmuskulatur an ▶ Abb. 3.30 a).

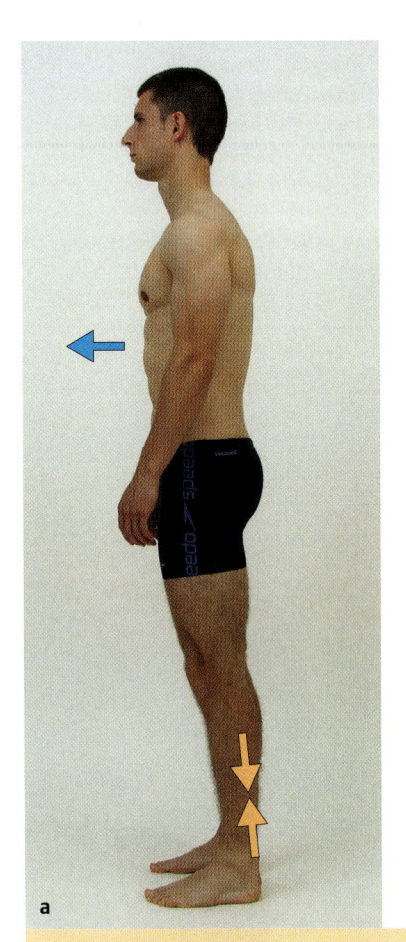

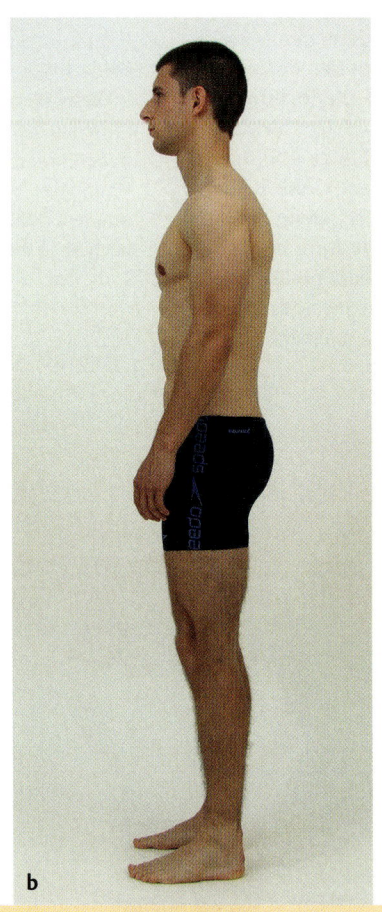

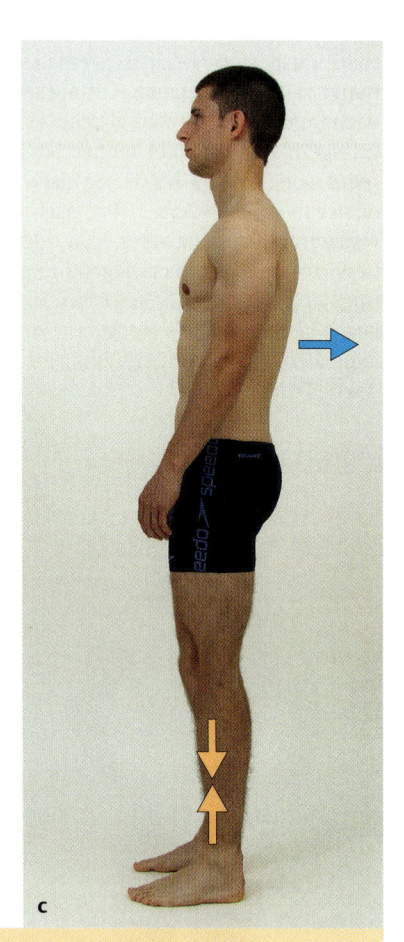

a  b  c

**Abb. 3.30** Beim Stehen mit symmetrischer Gewichtsverteilung, sind Waden- und Schienbeinmuskulatur entspannt (b). Wird das Gewicht aus dieser Mittelposition heraus nach vorne verlagert, spannt die Wadenmuskulatur an (a). Wird das Gewicht aus der Mittelposition heraus nach hinten verlagert, spannt die Schienbeinmuskulatur an (c).

# Symmetrische Gewichtsverteilung im Stehen

▶ **Übungsalternativen** Wenn Sie beim Training der gleichmäßigen Gewichtsverteilung zwischen Ihren Fersen und Zehenballen nicht *spüren* können, wie sich Ihre Muskeln am Schienbein anspannen, sobald sie Ihr Gewicht zu weit nach hinten auf die Fersen verlagern, können Sie die Muskelanspannung auch im Spiegel *beobachten*: in dem Augenblick in dem Sie Ihr Gewicht zu weit nach hinten verlagern, treten die Sehnen der angespannten Muskeln am unteren Ende des Schienbeins auf Höhe der Knöchel deutlich sichtbar hervor. Verlagern Sie Ihr Gewicht zur Korrektur dann gerade wieder so weit nach vorne, bis sich die Sehnen sichtbar entspannen.

## Was tun, wenn's nicht klappt?

Eine ungleiche Gewichtsverteilung zwischen dem linken und rechten Fuß, kann durch kompensatorische Gewichtsverlagerung bedingt sein, die dazu dient, eine Beinlängendifferenz auszugleichen. Prüfen Sie mit einem Messgerät (s.u.), ob eine Differenz vorliegt und gleichen Sie diese je nach Reaktion der Körperstatik ganz oder teilweise aus. In der Regel fällt eine gleichmäßige Gewichtsverteilung dann leichter.

## Vorher-Nachher-Vergleich

Wie viel Prozent der Zeit ist das Gewicht gleichmäßig auf beide Füße verteilt?

## Differenzialdiagnostik

Eine Beinlängendifferenz, lässt sich per Sichtbefund nicht zuverlässig einschätzen. In einer Studie mit 150 Patienten wurden der visuelle und der Röntgenbefund miteinander verglichen. Per Sichtbefund wurden dabei 43 % der Beinlängedifferenzen im klinisch relevanten Bereich von 6–10 mm nicht erkannt (Kerr 1943).

Eine genauere Übereinstimmung mit dem Röntgenbild ist mit dem PALM (PalpationMeter) möglich (Petrone 2003). Der PALM (▶ Abb. 3.31) ist ein Messgerät, welches den Fingern beim Tastbefund anliegt und dabei objektive Messdaten liefert.

Legt der Therapeut bei der Messung des Beckenschiefstandes seine Finger mit dem PALM auf dem Beckenkamm (▶ Abb. 3.31), während der Patient sein Gewicht nach links und rechts verlagert, kann der Einfluss dieser Gewichtsverlagerung auf den Beckenschiefstand beurteilt werden.

Ob eine Beinlängendifferenz funktionell oder strukturell bedingt ist, lässt sich mit Hilfe der Beweglichkeitstests und -übungen Dreh-Beweglichkeit (S. 102), Gesäßmuskel-Dehnbarkeit (S. 108), Oberschenkel-Rückseiten-Dehnbarkeit (S. 113), Oberschenkel-Innenseiten-Dehnbarkeit (S. 118), Hüftstreck-Beweglichkeit (S. 121) und Oberschenkel-Vorderseiten-Dehnbarkeit (S. 125) feststellen. Der Anteil einer Beinlängendifferenz, der sich mit den genannten Übungen ausgleichen lässt, ist funktionell bedingt.

▶ **Zwei-Waagen-Test** Hat der Patient das Muskelgleichgewicht seiner Hüftabduktoren per Tastbefund gefunden (▶ Abb. 3.27), während er – ohne auf die Anzeige zu schauen – auf zwei gleichen Waagen steht (▶ Abb. 3.32), kann überprüft werden, ob diese Methode zu einer gleichmäßigen Gewichtsverteilung zwischen dem linken und dem rechte Fuß führt.

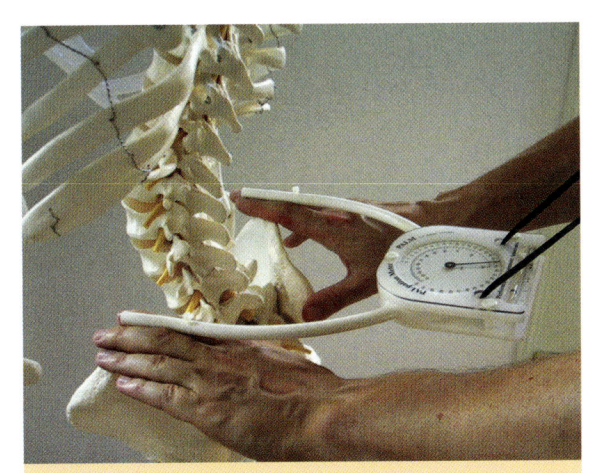

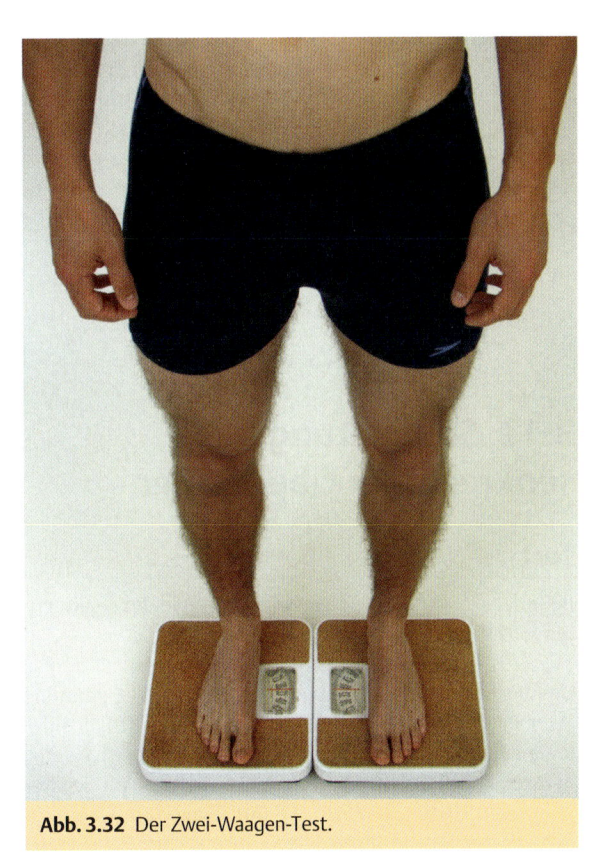

**Abb. 3.31** Beckenschiefstandsmessung mit dem PALM.

**Abb. 3.32** Der Zwei-Waagen-Test.

Ist dies nicht der Fall, sollte der Therapeut das Ertasten des Muskelgleichgewichts (▶ Abb. 3.27) übernehmen. Zeigen die beiden Waagen nun das gleiche Gewicht an, ist der Patient offensichtlich noch nicht in der Lage sein Muskelgleichgewicht selbst zu finden und sollte dies unter Anleitung des Therapeuten noch weiter üben.

Zeigen die Waagen selbst dann ein Ungleichgewicht an, wenn der Therapeut das Muskelgleichgewicht der Hüftabduktoren feststellt, kompensieren die Muskeln vermutlich eine andere Asymmetrie. Gelingt es nicht diese zu finden und auszugleichen, ist es für die Wirbelsäule in der Regel vorteilhafter, im Muskelgleichgewicht zu bleiben (▶ Abb. 3.27) und auf ein exaktes Druckgleichgewicht der Füße zu verzichten. Es sollte aber immer im Einzelfall überprüft werden, ob das Gleichgewicht der Hüftmuskeln oder eine gleichmäßige Druckverteilung der Füße die Funktion und Symptomatik des Patienten effektiver verbessern.

## Biomechanik

Eine gleichmäßige Gewichtsverteilung im Stehen fördert das Muskelgleichgewicht der Beine und des Rumpfes, stabilisiert die Beckengelenke und beugt seitlichen Verkrümmungen der Wirbelsäule vor.

Die Gewichtsverteilung zwischen dem linken und rechten Fuß über das Druckempfinden der beiden Fersen zu vergleichen, ist weniger genau als das beschriebene Ertasten eines Muskelgleichgewichts (▶ Abb. 3.27). Dies liegt daran, dass das Tastempfinden der Finger wesentlich präziser ist als, als Druckempfindung der Fersen. Zudem kann sich die Druckempfindung der Fersen im Laufe einer länger bestehenden ungleichen Gewichtsverteilung verändern. Schließlich kann eine Veränderung des Fersendrucks nur auf einer harten Unterlage erspürt werden. Zur Kontrolle der Gewichtsverteilung im Alltag wäre diese Methode für Turnschuhträger aufgrund der weichen Sohle daher nicht geeignet.

# 3.12 Stehhaltung mit senkrechtem Oberkörper

## Test

Befindet sich Ihr Oberkörper beim Stehen in der senkrechten Haltung?

Um dies festzustellen, ertasten Sie zunächst die Spannung Ihrer Bauchmuskeln, indem Sie sich mit den Fingern der linken Hand knapp oberhalb des Schambeines ein wenig in Ihren Bauch drücken (▶ Abb. 3.33a). Falls Sie Ihr Schambein nicht finden, drücken Sie Ihre Finger am Oberrand der Schamhaare in Ihren Bauch. Ihre rechte Hand legen Sie mit dem Daumen nach vorne zeigend auf Ihren rechten Beckenkamm, während die Fingerkuppen der restlichen Finger auf dem rechten Rückenstreckermuskel liegen (▶ Abb. 3.33b), der Ihrer Wirbelsäule als senkrechter Muskelstrang eng anliegt.

Schieben Sie nun Ihr Becken wie ein Revolverheld gerade so weit nach vorne, bis Sie mit der vorderen Hand spüren, wie sich Ihre Bauchmuskeln anspannen und Ihre Finger aus dem Bauch herausdrücken, während sich Ihre Rückenmuskeln entspannen (▶ Abb. 3.33a).

Entsprechend können Sie mit Ihrer hinteren Hand spüren, wie sich Ihre Rückenmuskeln an- und Ihre Bauchmuskeln entspannen, wenn Sie Ihr Gesäß über die Mitte hinaus nach hinten schieben (▶ Abb. 3.33c).

Suchen Sie nun die Mittelstellung zwischen diesen beiden Positionen, in der die Rücken- und Bauchmuskeln gleichermaßen entspannt sind (▶ Abb. 3.33b). Dies ist die Stehhaltung mit senkrechtem Oberkörper.

Becken zu weit nach vorne zu schieben, wird sich die korrekte senkrechte Haltung anfangs so anfühlen, als ragte das Gesäß zu weit nach hinten heraus. Wenn Sie sich mit Hilfe zweier Spiegel von der Seite betrachten oder sich von einer anderen Person anschauen lassen, werden Sie feststellen, dass dem nicht so ist. Vielmehr wirken Sie in der senkrechten Haltung sofort aufrechter, ausgeglichener und schlanker.

## Übung

Achten Sie im Stehen darauf, dass Ihr Oberkörper nahe der Senkrechten bleibt.

▶ **Übungsalternative** Versuchen Sie, ob Sie den Wechsel der Bauch- und Rückenmuskelspannung beim Zurück- und Vorneigen auch ohne die Finger spüren können. Dies erlaubt Ihnen, die senkrechte Oberkörperhaltung in jeder Alltagssituation schnell und unauffällig zu finden und schult Ihr Körperbewusstsein. Bald wird Ihnen durch diese Spürübung bewusst werden, dass sich die Spannung beim Vor- und Zurückneigen auch in vielen anderen Muskeln ändert.

## Was tun, wenn's nicht klappt?

Wenn es Ihrem Patienten nicht gelingt den Wechsel der Muskelspannung zwischen vorderer und hinterer Muskelkette zu ertasten, sollten Sie überprüfen, ob er seine Finger auch wirklich auf dem M. errector spinae und dem M. rectus abdominis platziert hat. Bei sehr adipösen Patienten kann der M. rectus abdominis unter Umständen am kranialen Ende direkt unterhalb des Processus xyphoideus besser zu tasten sein.

# Stehhaltung mit senkrechtem Oberkörper

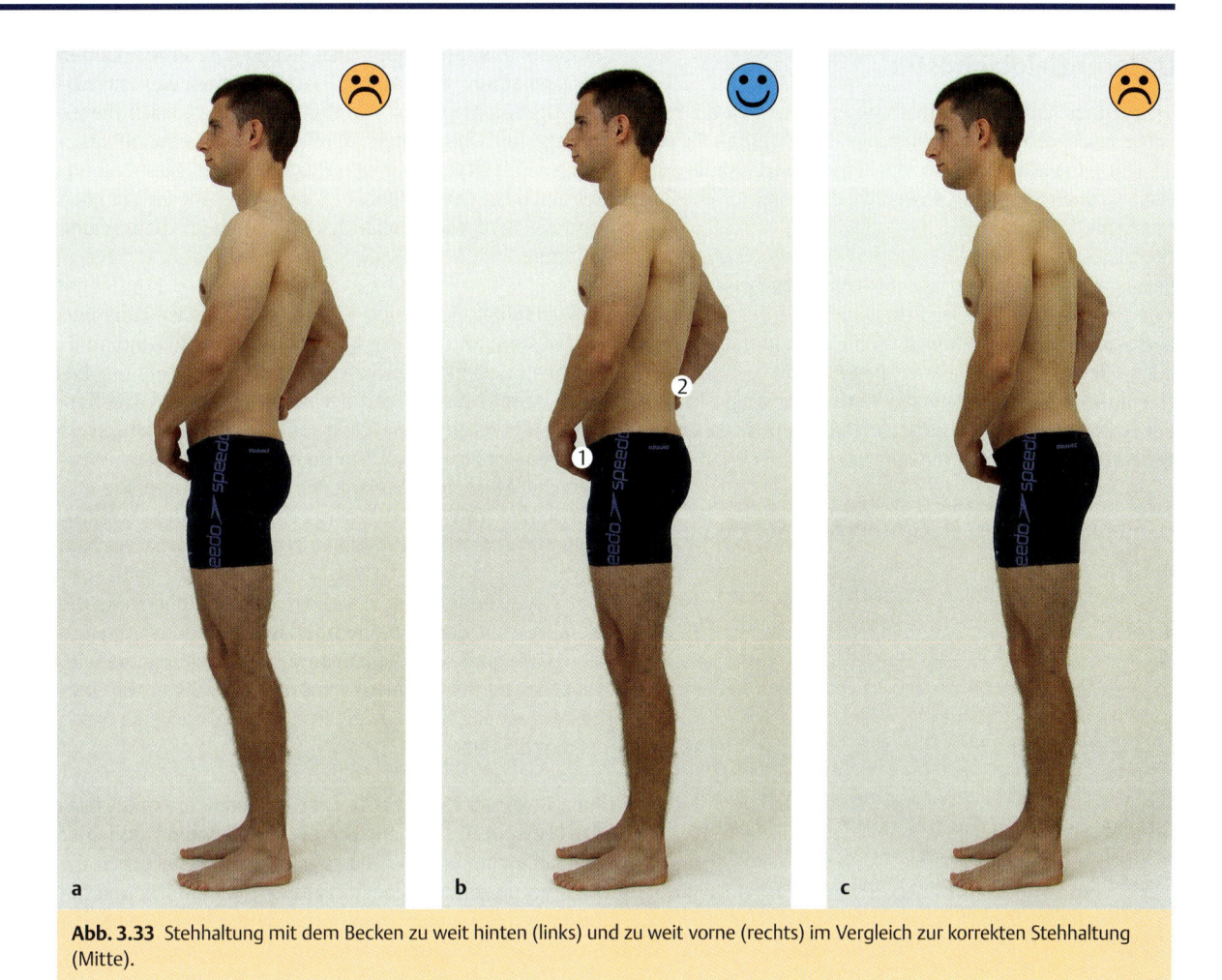

**Abb. 3.33** Stehhaltung mit dem Becken zu weit hinten (links) und zu weit vorne (rechts) im Vergleich zur korrekten Stehhaltung (Mitte).

### Schieben statt Kippen

Der Wechsel der Muskelspannung wird nur dann spürbar, wenn Ihr Patient sein Becken bei der Suche nach der senkrechten Oberkörperstellung nicht kippt, sondern lediglich entspannt über die Mittelstellung hinaus nach vorne und hinten schiebt.

Wenn Ihr Patient kurz nach der Haltungskorrektur gleich wieder eine Haltung mit nach vorne verschobenem Becken einnimmt, ist es möglich, dass er damit ein Streckdefizit der Brustwirbelsäule kompensiert. Wird der Oberkörper im Falle eines Brustwirbelsäulen-Streckdefizits senkrecht eingestellt, neigt sich die Blickachse nach unten. Um gerade aus schauen zu können, muss dann entweder das Becken nach vorne geschoben oder die Halswirbelsäule überstreckt werden. Deshalb sollte bei einer Haltung mit nach vorne verschobenem Becken immer auch die Brustwirbelsäulenaufrichtung (S. 85) getestet und gegebenenfalls trainiert werden.

Um die vorhandene Aufrichtung der Brustwirbelsäule auszunutzen, muss der Patient mit nach vorne verschobenem Becken nicht nur aufgefordert werden, sein Becken zurückzuschieben, sondern gleichzeitig auch seine Brustwirbelsäule nach vorne oben aufzurichten. Die korrigierte Haltung mit senkrechtem Oberkörper wird ihm deutlich überkorrigiert vorkommen. Nur wenn Ihm mit Hilfe zweier Spiegel gezeigt wird, dass die korrigierte Haltung nicht so komisch aussieht wie sie sich anfühlt, sondern im Gegenteil besser aussieht und zu einer sofortigen Bauchverschlankung führt, wird der Patient auch motiviert sein sie im Alltag durchzuhalten.

## Vorher-Nachher-Vergleich

Wie viel Prozent der Zeit ist der Oberkörper bei längerem Stehen nahe der Senkrechten?

## Differenzialdiagnostik

Die weitaus häufigste Fehlhaltung im Stehen ist die nach vorne verschobene Beckenhaltung (▶ Abb. 3.33 a). Sie verursacht eine Kompression der Lendenwirbelsäule und führt zu einer Spannung im Bereich der Leiste („siehe Biomechanik").

Verursacht die Kompression der Lendenwirbelsäulen lokale Beschwerden, bessern diese sich mit der Haltungskorrektur in der Regel sofort. Ob die nach vorne verschobene Beckenhaltung Paraesthesien im Bereich des N. cutaneus femoralis lateralis verursacht, zeigt sich mit der Haltungskorrektur dagegen erst allmählich, da die Regenerationszeit von Nerven lang ist.

> **Parästhesie des N. cutaneus femoralis lateralis**
>
> Anhand der Lokalisation lässt sich unterscheiden, ob eine Paraesthesie des N. cutaneus femoralis lateralis peripher oder im Bereich seiner Nervenwurzeln L1 und L2 bedingt ist. Peripher wird der N. cutaneus femoralis lateralis in der Regel in der Lacuna musculorum komprimiert. Hierbei entsteht eine großflächige Paraesthesie im Bereich des lateralen Oberschenkels. Ein Bandscheibenvorfall hingegen komprimiert in der Regel nur einen der beiden Nervenwurzeln (L1 oder L2) des N. cutaneus femoralis lateralis. Die resultierende Paraesthesie folgt dann streifenförmig dem entsprechenden Dermatom von L1 oder L2 und lässt sich in manchen Fällen durch eine Traktion der Lendenwirbelsäule reduzieren oder durch eine ipsilaterale Lateralflexion der Lendewirbelsäule provozieren.

## Biomechanik

Mit der gleichmäßigen Entspannung der vorderen und hinteren Muskelkette entlastet die senkrechte Oberkörperstellung die Bandscheiben und verhindert eine schnelle Ermüdung und Verspannung der Rumpf- und Hüftmuskulatur. Da das Drehmoment dass die Rumpfmuskulatur in der senkrechten Oberkörperstellung ausgleichen muss gegen Null geht, wird die aufrechte Haltung hier im Gegenteil zur mühelosen Angelegenheit. Das macht den senkrechten Oberkörper zum idealen Mittelpunkt aktiver Haltung. Zudem löst sich eine etwaige Überstreckung der Knie im Stehen durch eine senkrechte Oberkörper-Stellung automatisch.

Die nach vorne verschobene Beckenhaltung verursacht dagegen nicht nur eine Überstreckung der Knie, sondern auch unnötige Spannung in der Leistengegend und Druck in der Lendenwirbelsäule.

Die Druckzunahme im Bereich der posterioren Lendenwirbelsäule ist teilweise darauf zurückzuführen, dass die lordotische Krümmung in der nach vorne verschobenen Beckenhaltung zunimmt. Zusätzlich muss das Extensions-Drehmoment des – in dieser Haltung – nach hinten verlagerten Oberkörpers durch eine verstärkte Anspannung der Hüftbeuger ausgeglichen werden. Dies sind unter anderem der M. Iliopsoas, der M. tensor fasciae latae und die vorderen Anteile der Mm. glutaeus medius und minimus.

Die verstärkte Spannung des M. tensor fasciae latae und der vorderen Anteile der Mm. glutaeus medius und minimus kann zu hartnäckigen lokalen Beschwerden im Bereich dieser Muskeln und der Fascia lata führen. Die Korrektur der nach vorne verschobenen Beckenhaltung ist dann das einzige Mittel, um sie nachhaltig zu lösen. Wurden die Muskeln jahrelang fehlbelastet, lassen die Beschwerden mit einer konsequenten Haltungskorrektur aber erst allmählich von Monat zu Monat spürbar nach.

Der Hypertonus des M. Iliopsoas verstärkt einerseits die Kompression der Lendenwirbelsäule. Andererseits kann die Härte und Volumenzunahme des angespannten M. Iliopsoas den N. cutaneus femoralis lateralis in der Engstelle „Lacuna Musculorum" einklemmen, die beide parallel durchlaufen.

Eine weitere Schwachstelle des N. cutaneus femoralis lateralis ist sein Austritt aus der Lacuna Musculorum, wo er stark nach unten abknickt. Dieser Knick wird durch die nach vorne verschobene Beckenhaltung verstärkt und belastet den Nerv auch an dieser Stelle. Bleibt die Belastung lange genug bestehen, ist die typische Folge ein Taubheitsgefühl im Bereich des lateralen Oberschenkels (siehe „Differenzialdiagnostik").

Entlastet wird der N. cutaneus femoralis lateralis bei gebeugter Hüfte. Die Entlastung beruht einerseits darauf, dass sein Knick beim Austritt aus der Lacuna Musculorum mit der Hüftflexion geringer wird. Andererseits entspannt sich auch der M. iliopsoas bei flektierter Hüfte und lässt dem Nerv dadurch innerhalb der Lacuna Musculorum mehr Raum.

Wenn der N. cutaneus femoralis lateralis auch im Stehen durch eine Korrektur der nach vorne verschobenen Beckenhaltung entlastet wird, kann er sich erholen. Da Nerven sich aber nur ganz langsam erholen, kann dies – falls die Taubheit lange bestand – auch Wochen und Monate dauern.

# 4 Entspannung

Die Entspannung von verkrampften Muskeln entlastet die darunter gelegenen Gelenke, Nerven, Lymphgefäße und Blutgefäße. Außerdem senkt die Entspannung den Strömungswiderstand der Muskeln, was auch deren eigene Durchblutung verbessert.

An- und Entspannung ist kein lokales Ereignis eines einzelnen Muskels, sondern verläuft – wie beim Umfallen einer Reihe Dominosteine – als Funktionskette mit Abzweigungen entlang verschiedener Muskeln durch den gesamten Körper. Aufgrund dieser Abzweigungen wird mit einigem Training spürbar, wie sich beim Entspannen der Muskelfunktionskette „Zunge – Unterkiefer – Unterlippe – Schultern – Bauch" gleichzeitig unter anderem auch die gesamte Rückenmuskulatur entspannt.

## 4.1 Entspannte Zunge

### Test

Liegt Ihre Zunge entspannt und einigem Abstand zu Ihren Frontzähnen im weiten Teil Ihres Mundraumes (▶ Abb. 4.1).

### Übung

Achten Sie darauf, dass Ihre Zunge im Alltag so entspannt in Ihrem Mundraum liegt, dass sich das vordere Ende Ihrer Zunge im weiten Teil Ihres Mundes befindet und einigen Abstand zu Ihren Frontzähnen hat, solange sie nicht für andere Aktivitäten wie Essen, Trinken oder Sprechen gebraucht wird.

Wenn sich Ihr Kieferbereich nun entspannter anfühlt, haben sie die richtige Ruheposition für Ihre Zunge gefunden. Sollte Ihnen Ihre Zunge in der entspannten Lage zu lang vorkommen, lässt dieses Gefühl nach, wenn Sie Ihren Unterkiefer noch ein wenig fallen lassen (S. 55).

▶ **Übungsalternativen** Die Definition der Zungenposition „mit einigem Abstand zu den Frontzähnen" ist bewusst ungenau, um Ihnen genügend Spielraum zu lassen, intuitiv Ihre individuelle Zungen-Ruheposition zu finden. Ein Ziel dieser Ruheposition ist die Entspannung der Kiefermuskulatur. Wird sie durch die intuitiv gewählte Zungeposition nicht erreicht, hilft es in der Regel den natürlichen Kontakt des vorderen Zungen-Endes am Gaumen mit einigem Abstand zu den Schneidezähnen des Oberkiefers herzustellen. Wenn Sie sich unsicher sind, wie weit dieser Abstand sein soll, sollten Sie den Abstand wählen, in der sich Ihre Kiefermuskulatur am entspanntesten anfühlt. Eine alternative Beschreibung, mit der die natürliche Zungenposition mit entspannter Kiefermuskulatur ebenfalls gefunden werden kann, ist:

> **So finden Sie die richtige Ruhelage für ihre Zunge**
>
> Lassen Sie das vordere Drittel Ihrer Zunge nach oben schweben, bis es sachte Ihren Gaumen mit einem Zentimeter Abstand zu Ihren Frontzähnen berührt (▶ Abb. 4.1). Die hinteren zwei Drittel Ihrer Zunge lassen Sie wie eine Hängematte nach unten hängen. Falls dies der Zungenhaltung entspricht mit der Sie ein „L" sprechen, können Sie sich diese auch als „L-Position" merken.
> Die beschriebene Zungen-Ruheposition gilt nur fürs Sitzen und Stehen. In der Rückenlage können Sie Ihre gesamte Zunge zusammen mit Ihrem Unterkiefer einfach ganz entspannt mit der Schwerkraft nach hinten rutschen lassen.

### Was tun, wenn's nicht klappt?

Findet Ihr Patient weder mit der Übung noch der Übungsalternative ein entspanntes Kiefergefühl, gelingt dies in der Regel wenn er gleichzeitig auf folgendes achtet:
- Neutrale Wirbelsäulenschwingung (S. 26).
- Entspannter Unterkiefer (S. 55).
- Entspannte Unterlippe (S. 57).
- Bauchatmung (S. 61).

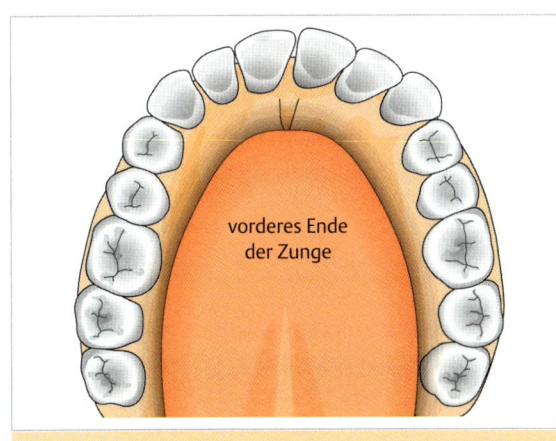

**Abb. 4.1** Hier sollte Ihre Zunge liegen.

## Entspannung

Bei Mundatmung ist der in der Übungsalternative beschriebene Zungenkontakt am Gaumen nicht möglich. Wenn Sie beobachten, dass Ihr Patient oft durch den offenen Mund atmet, sollten Sie ihn fragen, ob er bei geschlossenem Mund genug Luft durch die Nase bekommt. Falls nicht, reduziert sich der Atemwegswiderstand durch die Nase oft schon dadurch, dass die Nasenatmung fünf Minuten konsequent durchgehalten wird.

### Vorher-Nachher-Vergleich

Wie viel Prozent der Zeit liegt die Zunge im Alltag in einer entspannten Lage ohne Frontzahnkontakt?

### Differenzialdiagnostik

Den allermeisten Patienten ist ihre Zungenposition unbewusst. Deshalb werden sie bei der Anamnese in der Regel nicht sagen können, ob ihre Zunge die Schneidezähne nur momentan oder oft berührt. Der Therapeut aber kann dies mit einem Blick auf die Zunge feststellen.

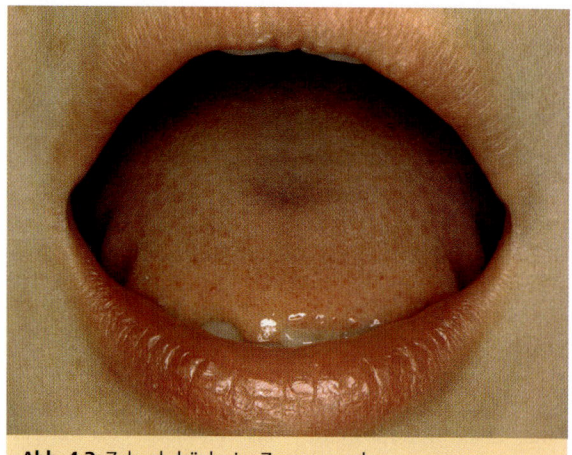

**Abb. 4.2** Zahnabdrücke im Zungenrand.

> **Zungenbefund**
>
> Bei habituellem Schneidezahnkontakt sind die Zähne entlang des Zungenrandes abgeformt (▶ Abb. 4.2). Anhand der Lage der Abdrücke lässt sich auch ersehen, ob ein Patient die Gewohnheit hat, seine die Zunge nach vorne, zu einer Seite oder zwischen die Seitenzähne zu drücken. Die Abdrücke verschwinden allerdings schon bei der geringsten Anspannung der Zunge. Sie sind also nur sichtbar, solange die Zunge völlig entspannt im Mundboden liegt (▶ Abb. 4.2). Um die Abdrücke sehen zu können, sollte der Therapeut seinen Patienten daher auffordern seinen Mund zu öffnen, ohne dabei die Zunge zu erwähnen. Die Erwähnung der Zunge führt unweigerlich dazu, dass der Patient seine Zunge herausstreckt oder auf andere Weise anspannt.

### Biomechanik

Die unter „Übungsalternativen" beschriebene physiologische Ruheposition der Zunge am Gaumen, ist eine Voraussetzung für eine normale Entwicklung des Oberkiefers. Fehlt dieser Zungenkontakt während des Wachstums, formt sich der Oberkiefer nicht breit genug aus. Somit fehlt der Raum für eine freie Nasenatmung und eine normale Stellung der Oberkieferzähne.

Aber auch nach Abschluss des Wachstums hat die Zungenstellung am Oberkiefer Vorteile. Einerseits finden die meisten Menschen damit eine entspanntere Kieferstellung. Andererseits trennt diese Zungenstellung den hinteren vom vorderen Mundraum luftdicht ab. Somit bleiben die vom Speichel umspülten Zähne im vorderen Mundraum vor einer Austrocknung durch den Strom der Atemluft im Rachenbereich geschützt. Der Speichel wiederum beugt durch seine Mineralien, Antikörper und Säurepufferung der Entstehung von Karies und Zahnfleischentzündung vor.

Die häufigste Parafunktion der Zunge ist es, sie nach vorne gegen die Zähne zu schieben. Dieser Zungendruck verschiebt die Zähne und führt zu einem Randspalt zwischen Zahn und Zahnfleisch. Dieser Spalt setzt den empfindlichen Zahnhals Säuren und Kälte aus und bietet Bakterien Schutz.

> **Parafunktion**
>
> Von einer Parafunktion spricht man in der Zahnheilkunde im Zusammenhang mit unfunktionellen Aktivitäten der Kaumuskulatur oder der Zunge. Hierzu zählen u. a. Knirschen, Pressen und das erwähnte Drücken der Zunge gegen die Frontzähne.

Weiterhin setzt der anteriore Zungendruck eine widerlagernde Anspannung des M. pterygoideus lateralis voraus. Eine habituelle Grundspannung dieses Muskels lässt ihn mit der Zeit schmerzhaft werden. Über seinen Ansatz am Diskus interarticularis mit seinem superioren Anteil, begünstigt er zudem eine anterior-mediale Verlagerung des Diskus interarticularis, die zu Schmerzen, Knacken und Blockierungen im Kiefergelenk führen kann. Sein Ansatz mit dem inferioren Anteil am Kieferkopf, kann an dieser Stelle Osteophyten erzeugen. Über den Dauerzug an seinem Ursprungsende verursacht der M. pterygoideus lateralis außerdem Spannungen zwischen dem Os sphenoidale und seinen benachbarten Schädelknochen.

> **M. pterygoideus lateralis**
>
> Eine isometrische Dauerspannung des M. pterygoideus lateralis kann Tinnitus, ein Druckgefühl im Ohr und suboccipitalen Verspannungen verusachen oder verstärken.

## 4.2 Entspannter Unterkiefer

### Test

Im Sitzen oder Stehen: Hängt Ihr Unterkiefer entspannt mit der Schwerkraft, sodass sich Ihre Backen entspannt anfühlen und der Abstand zwischen Ihren Ober- und Unterkieferzähnen weit ist (▶ Abb. 4.4)?

In Rückenlage: Rutscht Ihr Unterkiefer – relativ zum Oberkiefer – entspannt mit der Schwerkraft senkrecht nach hinten (▶ Abb. 4.6)?

### Übung

Lassen Sie Ihren Unterkiefer im Alltag locker hängen, während Ihre Lippen locker in Kontakt bleiben (▶ Abb. 4.4 und ▶ Abb. 4.6).

### Was tun, wenn's nicht klappt?

Fällt es Ihrem Patienten schwer seinen Unterkiefer entspannt fallen zu lassen, wird es oft einfacher, wenn er gleichzeitig Folgendes beachtet:
- Neutrale Wirbelsäulenschwingung (S. 26).
- Entspannte Unterlippe (S. 57).
- Entspannte Zunge (S. 53).
- Bauchatmung (S. 61).
- Entspannte Schultern (S. 59).

Ebenfalls effektiv ist, es dem Patient über eine manuelle intraorale Detonisierung der Zubeißmuskeln bewusst zu machen, wie sie sich im entspannten Zustand anfühlen.

### Vorher-Nachher-Vergleich

Wie viel Prozent der Zeit ist Ihr Unterkiefer im Alltag entspannt?

### Differenzialdiagnostik

Ein parafunktioneller Hypertonus der Kiefermuskulatur kann reflektorisch, kompensatorisch, Teil einer Verspannungskette oder stressbedingt sein.

Der reflektorische Hypertonus kann durch Schmerzen oder ein Hämatom bedingt sein. Ist er schmerzbedingt, muss zwischen der Muskulatur und den Zähnen als Schmerzquelle unterschieden werden. Ist die Kiefermuskulatur nur aufgrund einer Parafunktion schmerzhaft, lösen sich die Verspannungen effektiv mit bewusster Entspannung (S. 53–63) und manueller Detonisierung.

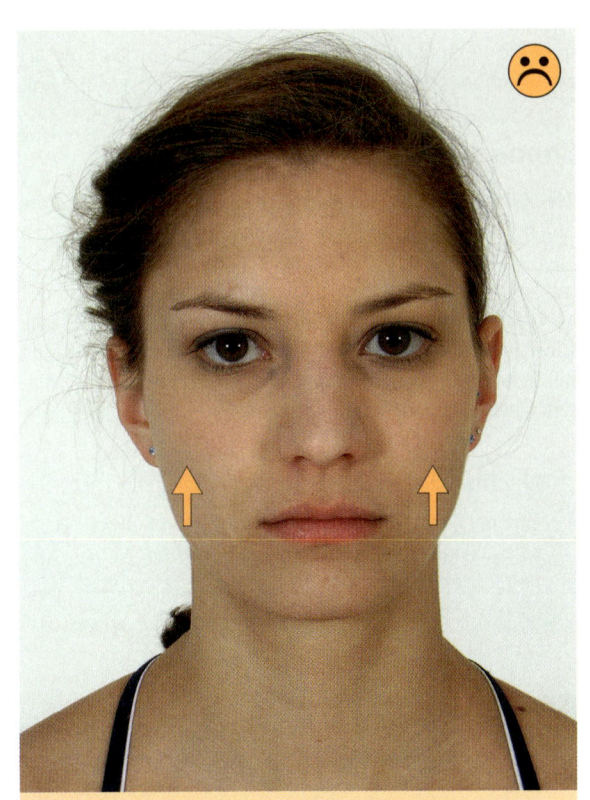

**Abb. 4.3** Angespannte Kiefermuskeln bei zu engem Zahnabstand.

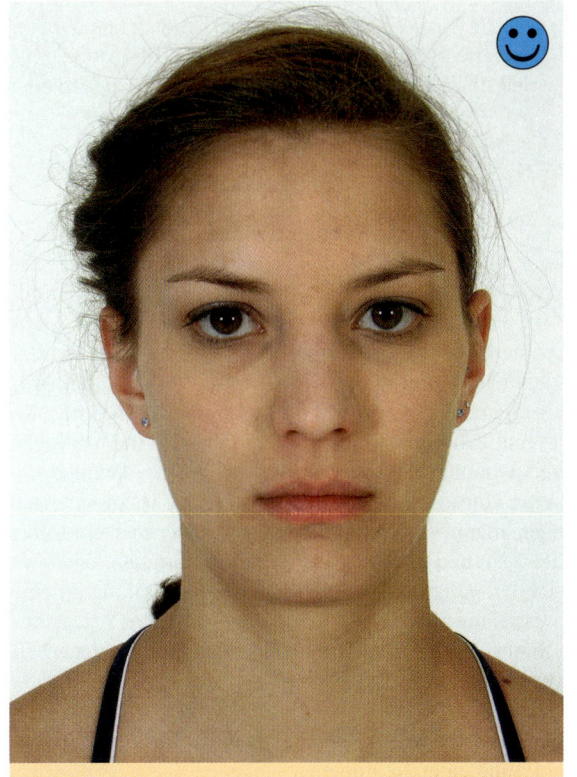

**Abb. 4.4** Entspannte Kiefermuskeln bei weitem Zahnabstand.

## Entspannung

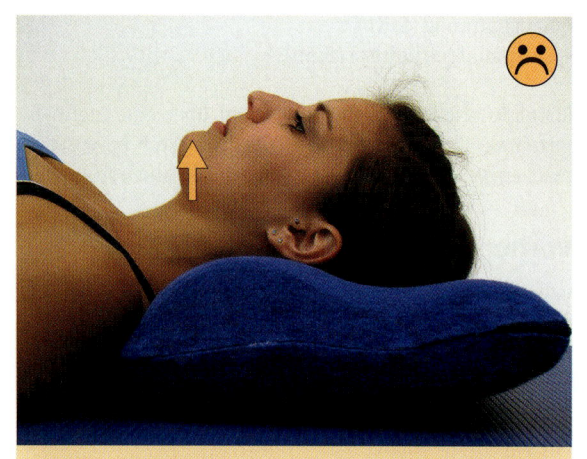

**Abb. 4.5** Wenn Sie Ihren Unterkiefer nach vorne verschieben, ist Ihre Kiefermuskulatur deutlich angespannter ...

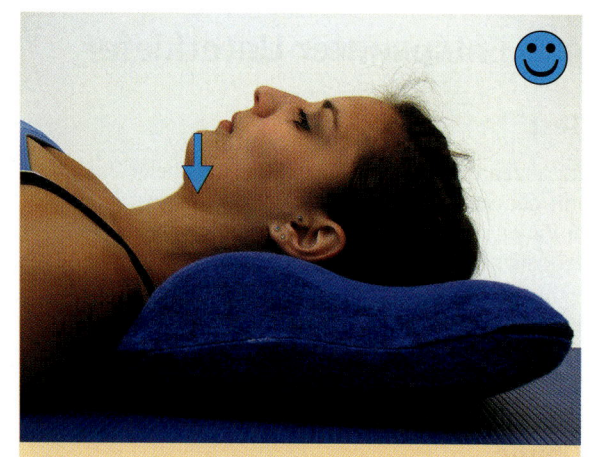

**Abb. 4.6** ... als wenn Sie Ihren Unterkiefer entspannt mit der Schwerkraft nach hinten rutschen lassen.

### Spritzenhämatom

Lässt sich der Mund nach einer Betäubungsspritze beim Zahnarzt plötzlich nicht mehr öffnen, ohne dass Zeichen einer Kiefergelenksblockierung vorliegen, sollte abgeklärt werden, ob ein Blutgefäß getroffen wurde und sich dadurch ein Hämatom im betroffenen Muskel gebildet hat. Meist ist hiervon der M. masseter betroffen. Im Fall eines Hämatoms sind herkömmliche physiotherapeutische Behandlungstechniken wirkungslos. Ist das Hämatom nicht infiziert, verschwindet das Problem durch die natürliche Absorption des Hämatoms allmählich im Laufe von circa sechs Wochen vollständig von allein. Im Falle eines infizierten Hämatoms verschwindet es nur mit Hilfe von Antibiotika.

Beruht die reflektorische Verspannung der Kiefermuskulatur auf einem schmerzhaften Defekt der Zähne oder des Zahnfleisches, lässt sie sich nur durch eine Beseitigung der Zahnschmerzen durch den Zahnarzt lösen. Dieser Zahnschmerz lässt sich über eine bewusste Entspannung oder manuelle Detonisierung der Kiefermuskeln nur geringfügig und maximal zehn Minuten lang verringern. Sind Zähne und Zahnfleisch hingegen gesund und eine habituelle Verspannung der Kiefermuskulatur ist die alleinige Ursache eines empfundenen Zahnschmerz, ist dieser nach einer manuellen Detonisierung der Kiefermuskeln sofort deutlich und für mehrere Stunden geringer. Gewöhnt sich ein Patient auch außerhalb der Behandlung an eine entspannte Mundruhestellung, wird diese Art Zahnschmerz auch ohne eine weitere Behandlung dauerhaft verschwinden.

Kompensatorische Verspannungen der Kiefermuskulatur aufgrund einer zusammengesunkenen Haltung lösen sich in dem Maß wie eine neutrale Wirbelsäulenschwingung (S. 26) umgesetzt wird. Die biomechanischen Zusammenhänge zwischen Haltung und Tonus der Kiefermuskulatur sind unter „Biomechanik" beschrieben.

Sind die Verspannungen Teil einer Muskelkette, lösen sie sich leichter, wenn auch andere Muskeln der Kette entspannt werden (S. 53–63 und S. 44–45).

Stressbedingte Verspannungen verstärken und verringern sich naturgemäß mit dem Stressniveau. Ist der Hauptstressfaktor zum Beispiel die Arbeit, ergibt die Anamnese, dass die Verspannungen an Arbeitstagen stärker sind als am Wochenende.

### Biomechanik

Die Zähne des Unterkiefers sollten die Oberkieferzähne nur beim Schlucken und Kauen berühren. Sind die Zähne auch sonst häufig in Kontakt, überlastet dies die Zubeißmuskeln (M. masseter, M. pterygoideus medialis und der M. temporalis), Kiefergelenke und Ohren erheblich. Entsprechend gut ist die Prognose bei Symptomen in diesen Bereichen, wenn sich ein Patient wieder angewöhnt seinen Unterkiefer locker hängen zu lassen.

### Nachhaltige Entspannung

Eine nachhaltige Entspannung hypertoner Kiefermuskeln gelingt nur dann, wenn der Hypertonus nicht reflektorisch, kompensatorisch oder Teil einer Verspannungskette ist.

## Zusammenhang zwischen Haltung und Tonus der Kaumuskulaturs

Die häufigste Ursache für eine kompensatorische Verspannung der Zubeißmuskeln ist eine zusammengesunkene Haltung. Will der Patient in dieser Haltung geradeaus schauen, muss er dazu seine Halswirbelsäule hyperextendieren. Dadurch kommt es in den supra- und infrahyoidalen Geweben auf der Vorderseite des Halses zu einer elastischen Spannung. Diese zieht den Unterkiefer nach dorsal und kaudal. Gibt der Patient dem kaudalen Zug nicht nach, indem er seinen Mund offen hängen lässt, muss er den caudalen Zug durch eine vermehrte Spannung der Zubeißmuskeln kompensieren. Entsprechend erhöht sich der Tonus der Muskeln die den Unterkiefer protrudieren (M. pterygoideus lateralis und der Pars superficialis des M. masseter), wenn sie den dorsalen Zug der hyoidalen Gewebe in der zusammengesunkenen Haltung kompensieren.

## 4.3 Entspannte Unterlippe

### Test

Hängt Ihre Unterlippe so entspannt an Ihrer Oberlippe, dass Ihre Oberlippe von Ihrer Unterlippe leicht nach unten gezogen wird (▶ Abb. 4.8)?

### Übung

Lassen Sie Ihre Unterlippe im Alltag entspannt an Ihrer Oberlippe hängen (▶ Abb. 4.8), solange sie nicht für funktionelle Aktivitäten wie Sprechen, Saugen oder Mimik gebraucht wird. Achten Sie außerdem darauf, dass Sie neben Ihrer Unterlippe auch Ihre Mundwinkel nach einem Lächeln wieder entspannt mit der Schwerkraft hängen lassen. Dann kann Ihr Lächeln bei der nächsten Gelegenheit erneut aufblühen und wirkt nicht eingefroren.

### Was tun, wenn's nicht klappt?

Wenn es Ihr Patient zunächst nicht schafft, seine Unterlippe entspannt hängen zu lassen, gelingt dies in der Regel wenn er gleichzeitig auf Folgendes achtet:
- Neutrale Wirbelsäulenschwingung (S. 26).
- Entspannte Zunge (S. 53).

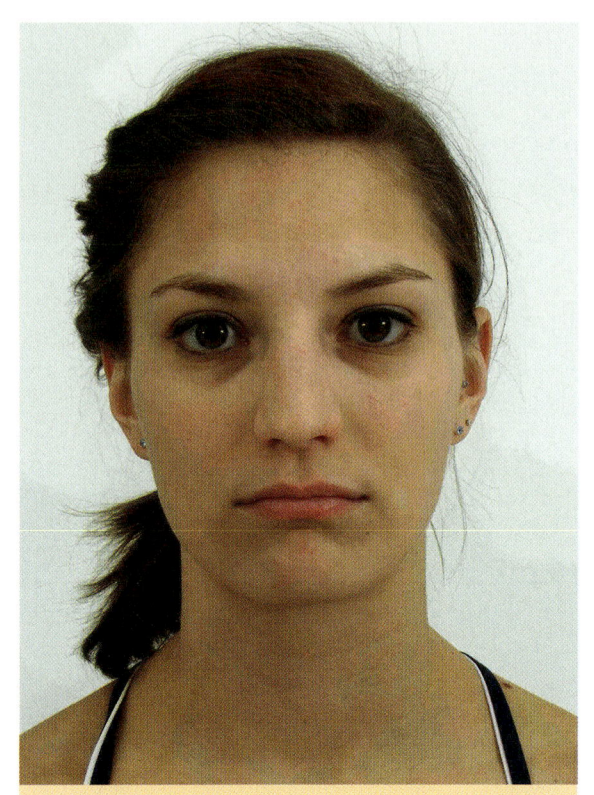

**Abb. 4.7** Die Unterlippe ist durch eine Anspannung des Muskels zwischen Unterlippe und Kinnspitze hochgeschoben.

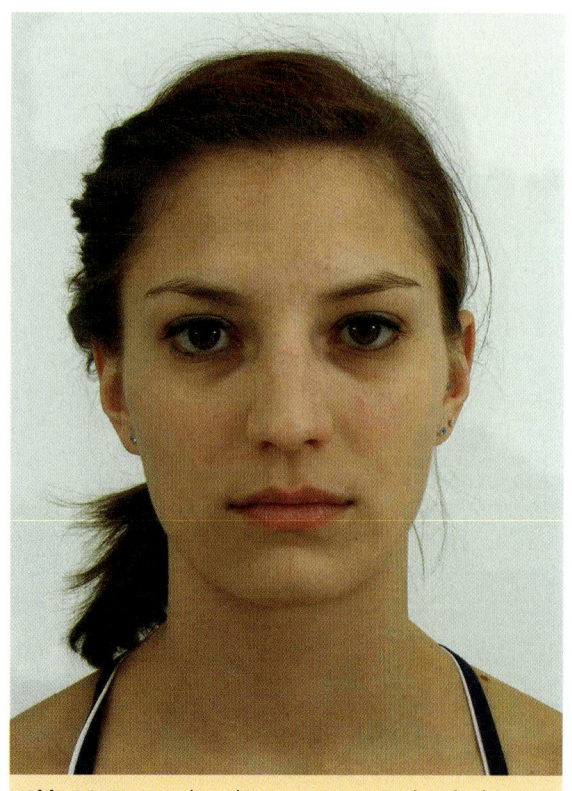

**Abb. 4.8** Die Unterlippe hängt entspannt an der Oberlippe.

# Entspannung

**Abb. 4.9** Dehnung einer zu kurzen Oberlippe.

Ein offener Biss und ein vermehrter horizontaler Überbisses können nur kieferorthopädisch korrigiert werden. Eine zu kurze Oberlippe kann gedehnt werden (▶ Abb. 4.9).

## Vorher-Nachher-Vergleich

Wie viel Prozent der Zeit hängt die Unterlippe im Alltag entspannt an der Oberlippe?

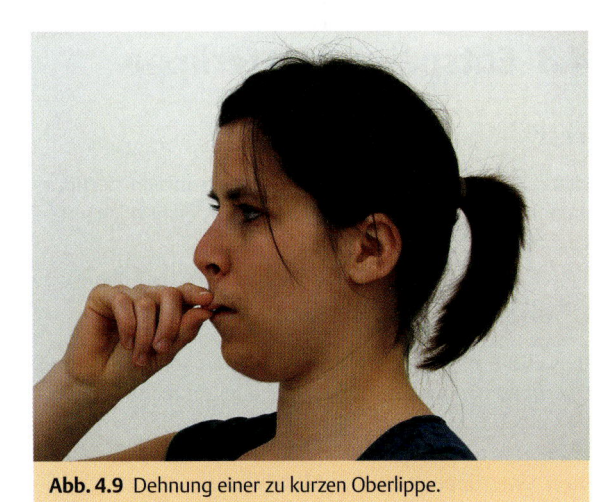

## Differenzialdiagnostik

Ist der Abstand zwischen Unter- und Oberlippe zu weit, wird ein Lippenschluss in der Regel durch ein aktives kompensatorisches Hochschieben der Unterlippe erreicht (▶ Abb. 4.11). Ein zu weiter Abstand zwischen den Lippen kann dadurch bedingt sein, dass eine oder beide Lippen zu kurz sind.

- Eine funktionell zu kurze Unterlippe kann dadurch erzeugt werden, dass die vorderen Halsfaszien durch eine *zusammengesunkene Haltung* (▶ Abb. 3.3) unter Spannung kommen und die Unterlippe nach unten ziehen.
- Bei einer kurzen Oberlippe ist der Oberlippenmuskel so kurz, dass die Oberkieferschneidezähne bei entspannt offen hängendem Mund von der Oberlippe gar nicht oder fast nicht bedeckt sind (▶ Abb. 4.10).

- Entspannter Unterkiefer (S. 55).
- Entspannte Schultern (S. 59).
- Bauchatmung (S. 61).

Wenn es auch hiermit nicht klappt, sollten Sie überprüfen, ob Ihr Patient seine Unterlippe hochschiebt, um einen offenen Biss, einen vermehrten horizontalen Überbiss oder eine kurze Oberlippe zu kompensieren (siehe Differenzialdiagnostik).

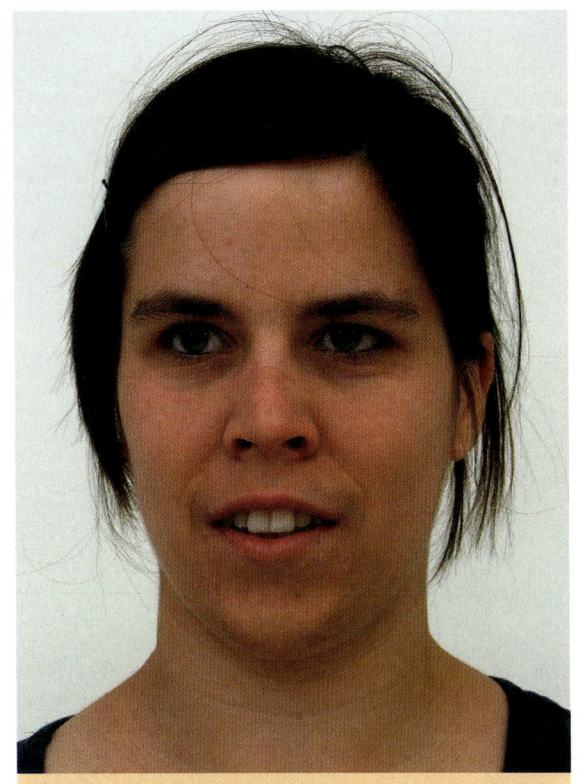

**Abb. 4.10** Eine kurze Oberlippe bedeckt im entspannten Zustand die Oberkiefer-Schneidezähne nicht oder kaum ....

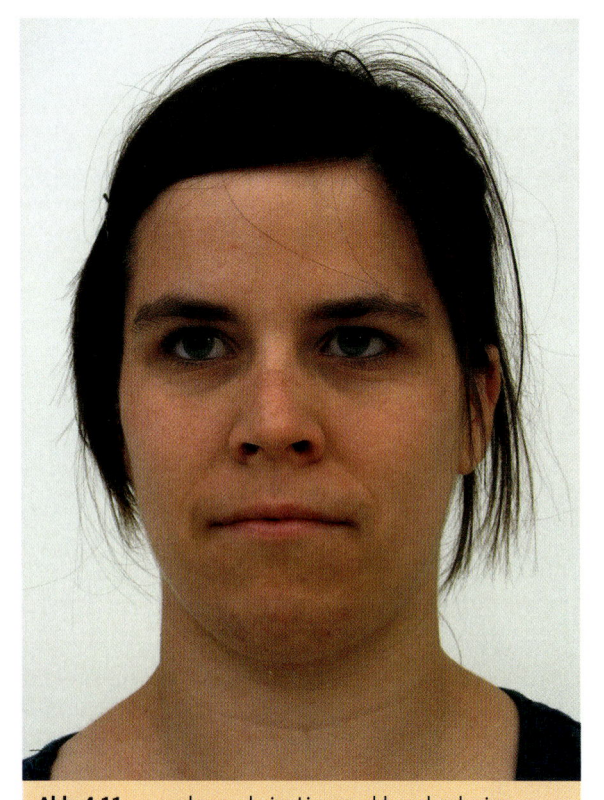

**Abb. 4.11** .... und muss beim Lippenschluss durch eine Anspannung des M. mentalis kompensiert werden.

Andererseits kann ein zu weiter Abstand zwischen den Lippen auch bei normaler Lippenlänge vorliegen, wenn Ober- und Unterkiefer in vertikaler oder horizontaler Richtung zu weit auseinanderliegen.
- Beim *vorne offenen Biss* überlappen sich die Schneidezähne im zusammengebissen Zustand in vertikaler Richtung gar nicht oder zumindestens weniger als die normalen 2–3 Millimeter.
- Beim *vermehrten horizontalen Überbiss* ist der Spalt zwischen Ober- und Unterkieferschneidezähnen in horizontaler Richtung mehr als die üblichen 1–2 Millimeter weit.

## Biomechanik

Das Hochschieben der Unterlippe geschieht durch eine Anspannung des M. mentalis. Noch weiter hochgeschoben werden kann die Unterlippe, wenn der gesamt Unterkiefer mit nach vorne geschoben wird, sodass diese beiden Bewegungen immer gekoppelt vorkommen. Am Vorschub des Unterkiefers ist der M. pterygoideus lateralis maßgeblich beteiligt. Somit führt eine hochgeschobene Unterlippe ebenso wie ein anteriorer Zungendruck zu einer Anspannung des M. pterygoideus lateralis mit entsprechenden Folgen (S. 54 – Biomechanik).

# 4.4 Entspannte Schultern

## Test

Hängen Ihre Schultern entspannt mit der Schwerkraft an Ihrer aufrechten Wirbelsäule (▶ Abb. 4.12 a)?

In Rückenlage: Fallen Ihre Schultern entspannt mit der Schwerkraft in Richtung Unterlage (▶ Abb. 4.12 b)?

## Übung

Achten Sie darauf, Ihre Schultern im Alltag entspannt an Ihrer aufrechten Wirbelsäule hängen zu lassen.

## Was tun, wenn's nicht klappt?

Fällt es Ihrem Patienten schwer seine Schultern entspannt fallen zu lassen, wird es oft einfacher wenn er gleichzeitig auf folgendes achtet:
- Neutrale Wirbelsäulenschwingung (S. 26).
- Entspannter Unterkiefer (S. 55).
- Entspannte Unterlippe (S. 57).
- Entspannte Zunge (S. 53).
- Bauchatmung (S. 61).
- Die Ellbogen locker neben dem Körper hängen lassen.

Genügt dies nicht, sollten Defizite in den folgenden Bereichen aufgespürt und ausgeglichen werden:
- Brustwirbelsäulen-Aufrichtung (S. 85).
- Armnerven-Beweglichkeit (S. 95).
- Schulter-Beweglichkeit (S. 90).
- Dreh-Beweglichkeit (S. 102).

Nimmt die Spannung bei bestimmten Tätigkeiten zu, sollte zudem überprüft werden, ob diese arbeitsergonomisch verbessert werden können. Beispiele sind das besonders schädliche Festklemmen des Telefons zwischen Schulter und Ohr oder das Tragen schwerer Taschen die in der Hand oder über einer Schulter. Eine beträchtliche Entlastung der Schulterelevatoren lässt sich in diesen Fällen dadurch erreichen, dass beim Telefonieren ein Headset und beim Tragen ein Rucksack verwendet werden. Der Rucksack sollte einen Beckengurt haben, der fest um das Becken geschnallt wird, damit das Gewicht nicht an den Schulter hängt sondern vom Becken getragen wird.

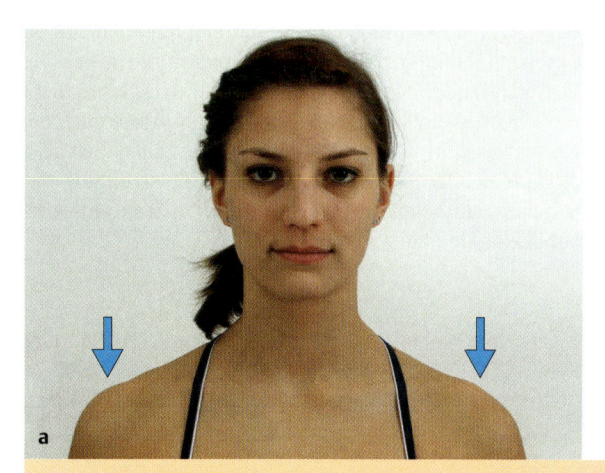

**Abb. 4.12** Lassen Sie Ihre Schultern mit der Schwerkraft fallen.

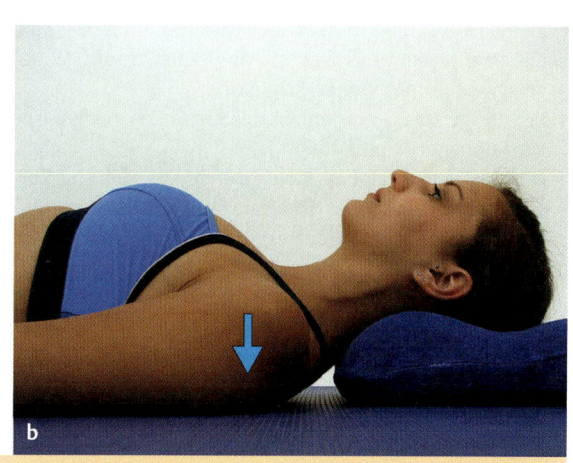

## Vorher-Nachher-Vergleich

Wie viel Prozent der Zeit hängen die Schultern im Alltag entspannt an der aufrechten Wirbelsäule?

## Differenzialdiagnostik

Voraussetzung für einen normalen Tonus der Schulterelevatoren sind eine ergonomische Umwelt (S. 41), eine Bauchatmung (S. 61), sowie eine freie Brustwirbelsäulen-Aufrichtung (S. 85), Armnerven-Beweglichkeit (S. 95), Schulter-Beweglichkeit (S. 90) und Dreh-Beweglichkeit (S. 102). Defizite in diesen Bereichen sollten durch die entsprechenden Tests und Übungen aufgespürt und ausgeglichen werden. Gelingt nach dem Erreichen eines Testziels die Schulterentspannung, ist die Ursache gefunden und beseitigt.

- Bei Nackenverspannungen die bei der Arbeit zunehmen, muss zwischen *biomechanischen und psychischen Ursachen* unterschieden werden. Biomechanisch bedingte Beschwerden verändern sich, wenn sich die körperlichen Anforderungen ändern, während psychische bedingte Beschwerden eher von der Arbeitsstimmung abhängen. Daher sollten Sie fragen, wie stark die Beschwerden eines Patienten von der jeweiligen körperlichen Anforderung oder Stimmung abhängen.
- Eine *Halsrippe* ist nur bei circa 1 % der Bevölkerung vorhanden und kann die unteren Äste des Plexus brachialis irritieren und zu einer reflektorischen Tonuserhöhung der Schulterelevatoren führen. Der Tastbefund zum Ausschluss einer Halsrippe ist nicht immer eindeutig. Eine sichere Diagnose erlaubt nur das Röntgenbild.

## Biomechanik

Mögliche biomechanische Ursachen einer parafunktionellen Anspannung der Schulterelevatoren:

- Sie sind Teil einer Verspannungskette.
  Die Lösung liegt dann darin, über die entsprechenden Entspannungsübungen den Schlüssel zur Entspannung dieser Kette zu finden. Oft sind ein entspannter Unterkiefer (S. 55), eine entspannte Unterlippe (S. 57), eine entspannte Zunge (S. 53) und die Bauchatmung (S. 61) geeignete Entspannungs-Schlüssel.
- Ein verstärktes Drehmoment des Kopfes bei nach vorne verschobener Kopfhaltung.
  Dieses Drehmoment lässt sich durch eine Haltungskorrektur normalisieren (Neutrale Wirbelsäulenschwingung [S. 26]). Wo nötig muss diese Haltungskorrektur erst durch entsprechende Beweglichkeitsübungen ermöglicht werden (Brustwirbelsäulen-Aufrichtung [S. 85] und Dreh-Beweglichkeit [S. 102]).
- Eine reflektorische Verspannung der Schulterelevatoren um einen gereizten Plexus brachialis zu schützen.
  Oft resultieren Reizungen des Plexus brachialis aus einer eingeschränkten Neurodynamik, die sich im Falle der am häufigsten betroffenen Medianus-Anteile mit dem Test und der Übung der „Armnerven-Beweglichkeit"

(S. 95) entdecken und verbessern lässt. Erholt sich der Nerv mit Hilfe der Übung, lässt die Anspannung der Schulterelevatoren automatisch nach.
- Eine eingeschränkte glenohumerale Innenrotation, die durch eine Elevation und Protraktion der Schulter kompensiert wird.
  Diese Kompensationsbewegung bringt die Hände auch ohne glenohumerale Innenrotation Richtung Körpermitte, wie es für viele Aktivitäten, zum Beispiel das Schreiben mit einer Tastatur, erforderlich ist. Erst mit der Wiederherstellung einer freien Schulter-Beweglichkeit (S. 90) entfällt die Notwendigkeit dieser Kompensation.
- Ein verstärktes Drehmoment des Armes, weil der Ellbogen nicht entspannt neben dem Rumpf hängt. Bei der PC-Arbeit entsteht dies oft, wenn Maus oder Tastatur zu weit entfernt sind und gearbeitet wird, ohne den Unterarm aufzulegen. Dem Patienten kann dies eindrücklich vermittelt werden, wenn er ertastet, wie die Spannung seines oberen Trapezius mit einer Flexion oder Abduktion des Schultergelenks spürbar zunimmt.

> ### Spürübung „Schultermuskel An- und Entspannung"
>
> Setzen Sie sich an einen Tisch und legen Sie den Zeige- und Mittelfinger Ihrer rechten Hand auf Ihr linkes Schlüsselbein. Schieben Sie diese beiden Finger über das Schlüsselbein nach hinten in den dort liegenden Muskel. Spüren Sie wie unterschiedlich angespannt oder entspannt der Muskel in folgenden Haltungen ist:
>
> - wenn Ihr linker Unterarm locker auf dem Tisch liegt;
> - wenn Sie Ihre linke Schulter etwas in Richtung Ohr anheben;
> - wenn Ihr linker Arm locker neben dem Körper hängt;
> - wenn Sie Ihren linken Arm etwas nach vorne ausstrecken;
> - wenn Sie Ihren linken Arm seitlich etwas vom Körper wegbewegen.

Gelingt die Gewöhnung an eine Haltung mit entspannten Schultern, können sich die Schulterelevatoren sowie alle weiterlaufenden Muskeln entspannen. Dies entlastet nicht nur die Muskeln selbst, sondern dekomprimiert auch die Halswirbelsäule und den Thoracic Outlet. Schließlich lässt sich oft beobachten, wie sich mit der Entspannung der Schultern auch am Ursprung des oberen Trapezius eine subokzipitale Überstreckung auflöst.

# 4.5 Bauchatmung

## Test

Wird Ihr Unterbauch beim Einatmen weit (▶ Abb. 4.13), während Ihr Brustkorb weiterhin (an der aufrechten Wirbelsäule) mit der Schwerkraft so entspannt in der Ausatemstellung hängt, dass im Spiegel keine Atembewegung Ihrer Schultern, Ihres Brustkorbs oder Ihrer Schlüsselbeine zu sehen ist?

## Übung

Behalten Sie eine Haltung mit neutraler Wirbelsäulenschwingung (S. 26) und senkrechtem Oberkörper (S. 39) bei, während Sie Ihren Bauch bei der Ausatmung etwas einziehen und bei der Einatmung wieder entspannt loslassen, ohne dass sich Ihr Brustkorb dabei hebt.

▶ **Übungsalternativen** Je nach Philosophie kann die Einatemrichtung des Bauches nach vorne, hinten seitlich oder gleichzeitig in mehrere dieser Richtungen geübt werden. Auch das Luftholen in Sprechpausen sollte über eine diagphragmale Einatmung (Zwerchfellatmung) ohne costosternale Mitbewegung erfolgen.

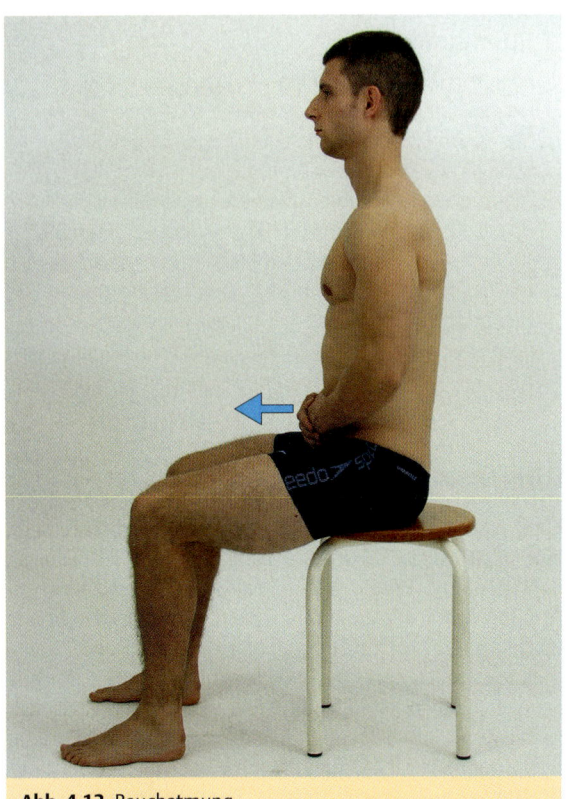

**Abb. 4.13** Bauchatmung.

### Atmung in Sprechpausen

1. Der Patient zählt hörbar in Einer-Schritten aufwärts: „1, 2, 3 ....", bis er das Bedürfnis bekommt einzuatmen. Dies soll er wie oben beschrieben mit einer reinen Bauchatmung tun. Während der Einatmung wird nicht weiter gesprochen. Somit wird die Einatmung zur Sprechpause. Erst wenn die Einatmung abgeschlossen ist, wird weitergezählt.
2. Schafft der Patient dies ohne seinen Brustkorb bei der Einatmung anzuheben, soll er auf gleiche Weise anstelle des Zählens erzählen, was er heute noch vorhat. Dies trainiert die Bauchatmung unter der gängigen Alltagsanforderung gleichzeitiger Erzählarbeit.
3. Schließlich soll er auf gleiche Weise erzählen, welche immer wiederkehrende Situationen ihn besonders stressen. Schon die Vorstellung der Stresssituation provoziert in der Regel zunächst einen Rückfall in ein kostosternales Atemmuster. Durch beständiges Üben lernt der Patient aber mit der Zeit, auch im Alltag unter Stress relativ entspannt weiterzuatmen. Dies hilft ihm mental konzentrierter zu bleiben und verspannungsbedingte Symptome zu vermeiden.

## Was tun, wenn's nicht klappt?

Die Umstellung auf eine reine Bauchatmung gelingt selten spontan, ist aber mit beständigem Üben und Beseitigung der folgenden Defizite machbar.

- **Zusammengesunkene Haltung**
  Wenn eine rein diagphragmale Einatmung nicht gelingt, ist die häufigste Ursache, dass der Patient die neutrale Wirbelsäulenschwingung (S. 26) während der Ausatmung aufgibt und sich etwas zusammensinken lässt. In dieser Stellung ist der Bauchraum komprimiert, sodass für die folgende Einatmung in den Bauch kein Platz bleibt. Ganz wichtig ist daher, dass mit einer Ausatmung begonnen wird, bei der der Bauch eingezogen wird, während die Wirbelsäule unverändert aufrecht bleibt. Zu Beginn des Trainings ist es hilfreich, die Ausatembewegung zu übertreiben und den Bauchnabel aktiv so weit wie möglich Richtung Wirbelsäule zu ziehen. Damit dies nicht zur Hyperventilation führt, sollte der Bauchnabel am Ende der Ausatembewegung solange eingezogen gehalten werden, bis das Bedürfnis für die nächste Einatmung spürbar wird.

- **Hypertone Bauchmuskulatur**
  Steht oder sitzt der Patient mit zurückgeneigtem Oberkörper ohne sich anzulehnen, müssen die Bauchmuskeln mehr Haltearbeit leisten und erschweren dadurch eine Einatmung in den Bauch. In diesem Fall muss zunächst eine Haltung mit senkrechtem Oberkörper eingeübt werden (S. 39 und S. 50).

## Entspannung

- **Hose**
Fällt bei sitzender Ausgangsstellung die Einatmung in den Bauch mit geöffneter Hose leichter, ist sie zu eng. Um Beschwerden loswerden zu können, die durch eine kostosternale Einatmung bedingt sind, muss der Patient sich dann Hosen besorgen, die so weit sind, dass die Einatmung in den Bauch bei geschlossener und offener Hose im Sitzen gleich leicht fällt. Ob dies der Fall ist sollte schon in der Umkleidekabine des Geschäfts überprüft werden. Beabsichtigt der Patient abzunehmen, sollte er sich trotzdem sofort mindestens eine weitere Hose besorgen, da Diät-Absichten in der Regel nur langsam, lediglich temporär oder überhaupt nicht umgesetzt werden.

- **Eitelkeit**
Viele Menschen halten Ihren Bauch muskulär fest oder schnüren Ihn durch zu enge Hosen ein, weil Sie glauben, dadurch schlanker zu wirken. Erklären Sie Ihrem Patient, dass dies falsch ist. Eine entspannte Bauchatmung massiert, lockert und durchblutet alle Organe des Bauchraums, also auch den Darm. Fehlt die Bauchatmung, verstopft und bläht sich der Darm schneller, wodurch der Bauchumfang deutlich zunimmt. Es ist daher wichtig den Bauch atmen und leben zu lassen. Wenn sich der Bauch beim Loslassen unangenehm dick und voll anfühlt, sollte er nicht mit Hilfe einer Muskelverspannung eingeschnürt werden. Die sinnvolle Lösung ist dann vielmehr eine Ernährung, bei der sich der Bauch wieder wohl und gesund anfühlt.

- **Atemnot**
Wenn die gewohnte verspannte Brustkorbatmung wegfällt, haben die meisten Patienten anfänglich das Gefühl, nicht genügend Luft zu bekommen. Dieses Mangelempfinden fällt sofort weg, sobald die Aufmerksamkeit vom Fehlen der alten Atembewegung auf die neue Bauchatmung verlagert wird. Tatsächlich bewirkt die Umstellung auf eine Bauchatmung eine tiefere langsamere Atmung, die weniger Energie verbraucht und die Leistungsfähigkeit steigert (Vickery 2007, Mead 1982, Jones 2003).

- **Verspannungskette**
Ist die Muskulatur im Mundraum verspannt, fällt auch die Bauchatmung schwerer. Lassen Sie Ihren Patienten spüren, wie die Bauchatmung bei entspanntem Zustand von Unterkiefer (S. 55), Zunge (S. 53) und Unterlippe (S. 57) leichter fällt, als wenn die Zähne aufeinander liegen, die Zunge nach vorne gegen die Zähne drückt und die Unterlippe die Oberlippe hochschiebt.

## Vorher-Nachher-Vergleich

Wie viel Prozent der Zeit gelingt die beschriebene Bauchatmung im Alltag?

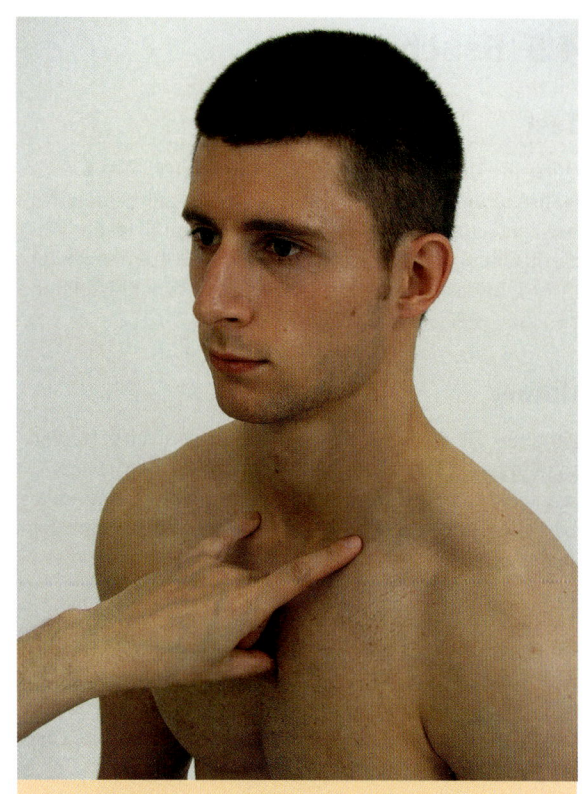

**Abb. 4.14** Ertasten der kostosternaler Bewegung.

### Ertasten der kostosternalen Atembewegung

Den kurzfristigen Effekt Ihrer Anleitung zur Bauchatmung können Sie folgendermaßen feststellen: Setzen Sie sich Ihrem Patienten gegenüber und legen Sie den Zeigefinger Ihrer linken Hand auf seine linke Clavicula, den kleinen Finger Ihrer linken Hand auf seine rechte Clavicula und Ihren rechten Daumen auf sein Sternum (▶ Abb. 4.14). Mit dieser Handhaltung können Sie genau spüren, ob sich der Brustkorb bei der Einatmung hebt oder nicht. Vergleichen Sie wie viel dieser Bewegung vor und nach der Übung „Bauchatmung" spürbar ist.

## Differenzialdiagnostik

Eine vollständige Aufrichtung der Brustwirbelsäule ist eine wesentliche Vorraussetzung für eine entspannte Bauchatmung. Prüfen Sie im Falle einer kostosternalen Atmung daher immer, ob Ihr Patient den Test der „Brustwirbelsäulen-Aufrichtung" (S. 85) besteht. Durch Kompressionsfrakturen oder Erkrankungen wie Morbus Scheuermann oder Morbus Bechterew ist die thorakale Aufrichtung oft irreversibel eingeschränkt. Eine reine diagphragmale Einatmung ist in diesen Fällen nicht möglich und sollte von den entsprechenden Patienten daher auch nicht verlangt werden.

## Biomechanik

Machen Sie Ihrem Patient die Bedeutung einer Bauchatmung durch folgendes Rechenbeispiel bewusst: Angenommen Ihr Patient ist ein Erwachsener mit costosternaler Atmung und einer relativ niedrigen Atemfrequenz von zwölf Atemzügen pro Minute in Ruhe. Das bedeutet er hebt seinen Brustkorb 720 (12 × 60) Mal pro Stunde gegen die Schwerkraft an und bei einer angenommenen Dauer von 14 Stunden mit aufrechtem Oberkörper 10080-Mal pro Tag. Pro Kilo Gewicht seines Brustkorbes hebt Ihr Patient im Falle einer kostosternalen Einatmung somit rund 10 Tonnen pro Tag gegen die Schwerkraft an.

Diese Arbeit wird von sämtlichen die Halswirbelsäule umgebenden Muskeln sowie der Zubeissmuskulatur (M. masseter, M. temporalis und M. pterygoideus medialis) geleistet. Die parafunktionelle Atemarbeit dieser Muskeln kann zu erheblichen Schmerzen und Dysfunktionen der Halswirbelsäule, der Schulter-Nacken-Region, des Kopfes, des Kiefers, des Kehlkopfes und des Plexus brachialis führen.

Der Plexus brachialis zum Beispiel kann bei der kostosternalen Inspiration zwischen dem vorderen und mittleren Skalenusmuskel (Skalenuslücke), im Bereich der ersten Rippe oder des M. pectoralis minor eingeklemmt werden. Dieser Druck kann zur reflektorischen Muskelverspannungen in Schultergürtel und Arm führen. Weiterhin kann er Parästhesien in Arm und Hand bewirken.

> **Umstellung der Atmung kann Symptome beim Karpaltunnelsyndrom bessern**
>
> Patienten mit einer ausgeprägten Karpaltunnelsymptomatik (z. B. Schlafstörungen durch Paraesthesien, elektrisierende Empfindung in der Hand wenn auf den Karpaltunnel geklopft wird, verminderte Nervenleitgeschwindigkeit in diesem Bereich) werden häufig allein durch die Umstellung der Atmung deutlich besser oder sogar symptomfrei.

Durch die Befestigung des Zwerchfells an den Wirbelkörpern der Lendenwirbelsäule (L1–4), den Rippen (Rippen 7–12) und dem Processus xyphoideus ist eine normale Stellung und Funktion von Lenden- und Brustwirbelsäule nur mit entspannter Bauchatmung möglich. So verwundert es nicht, dass zum Beispiel verdrehte Wirbel besonders im Bereich von T6–T9 mit der Bauchatmung oft spontan reponieren.

Schließlich werden die Bauchorgane während der diagphragmalen Einatmung nach unten geschoben. Diese Verschiebung im Atemrhythmus fördert die Durchblutung und Funktion der Organe.

# 5 Bewegung

## 5.1 Sitzwechsel

### Test

Wechseln Sie immer mal wieder Ihre Sitzhaltung? Mal frei ohne Rückenlehne (▶ Abb. 5.1a), mal mit dem Becken ganz nach hinten gegen die Rückenlehne gerutscht (▶ Abb. 5.1b), und auch mal, wenn es der Stuhl und Ihre Tätigkeit möglich machen, mit dem Bauch zur Rückenlehne (▶ Abb. 5.1c)?

### Übung

Achten Sie im Alltag darauf, immer mal wieder Ihre Sitzhaltung zu ändern: Mal frei ohne Rückenlehne, mal mit dem Becken ganz nach hinten gegen die Rückenlehne gerutscht, und auch mal, wenn es der Stuhl und Ihre Tätigkeit möglich machen, mit dem Bauch zur Rückenlehne.

### Was tun, wenn's nicht klappt?

Falls Ihr Patient regelmäßig durch längeres Sitzen auf einem Sitz ohne Rückenlehne Rückenbeschwerden entwickelt, sollte er versuchen, ob ihm ein Stuhl mit Rückenlehne und der Wechsel zwischen freiem und angelehntem Sitzen Besserung bringt.

Den meisten Menschen bekommt eine Mischung aus 2/3 freiem und 1/3 der Zeit angelehntem Sitzen gut. Ein guter Zeitpunkt um vom freien Sitzen zum angelehnten Sitzen zu wechseln ist, wenn eine Ermüdung der Rückenmuskulatur spürbar wird.

### Vorher-Nachher-Vergleich

Wie viel Prozent der Zeit im Sitzen wird immer mal wieder zwischen freiem und angelehntem Sitzen abgewechselt?

### Differenzialdiagnostik

Rückenschmerzen können beim Zurücklehnen gegen eine Rückenlehne zu- oder abnehmen.

Nehmen Beschwerden im Iliosakral-Bereich beim zurückgelehnten Sitzen zu, liegt oft eine iliosakrale Instabilität zugrunde. Ist dies der Fall, lassen die Beschwerden durch eine manuelle Korrektur der iliosakralen Fehlstellung in der symptomatischen Sitzposition sofort nach.

Lassen Rückenschmerzen die beim Sitzen ohne Rückenlehne entstehen durch das Zurücklehnen gegen eine Rückenlehne nach, kann dies an einer Entspannung der Rückenstrecker, einer verringerten Halswirbel-Extension oder einer Druckentlastung der Bandscheiben, Wirbelgelenke und Foramina liegen. Welche dieser Ursachen für die Beschwerden im freien Sitzen verantwortlich war, lässt sich im Hinblick auf eine gezielte Intervention wie folgt ermitteln:

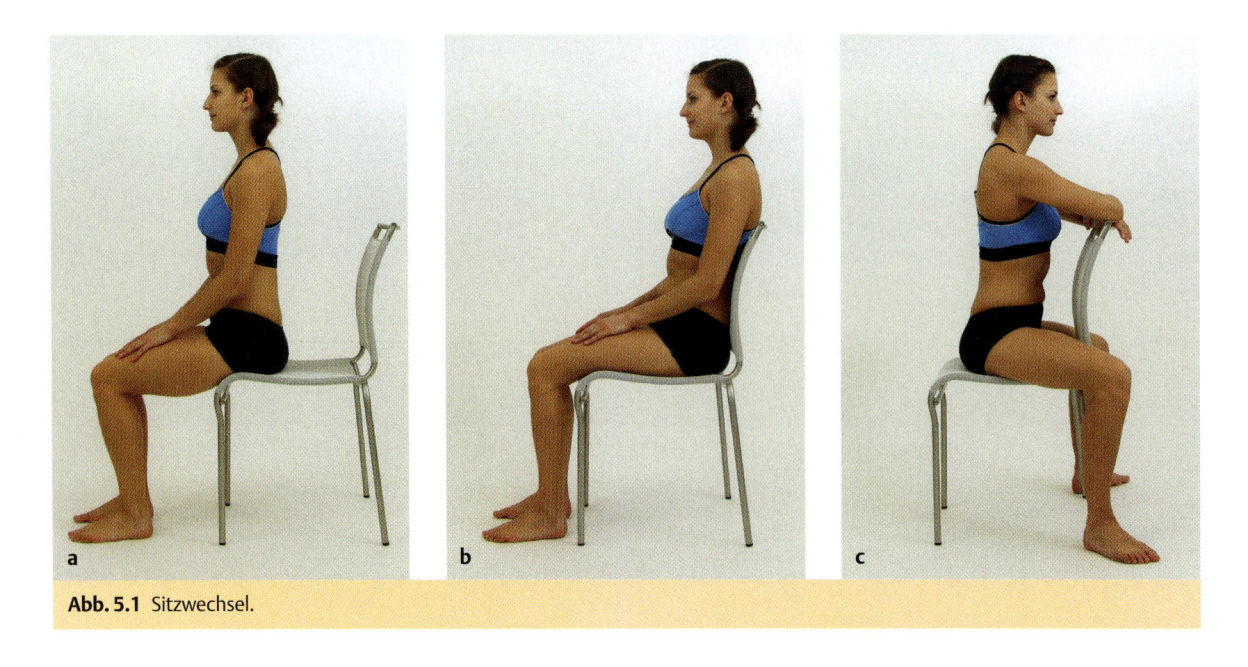

**Abb. 5.1** Sitzwechsel.

1. Sind die *angespannten Rückenstrecker* Ursache der Schmerzen im freien Sitzen, lässt der Schmerz auch dann nach, wenn sich der Patient ohne die Rückenlehne zu nutzen mit neutraler Wirbelsäule – wie unter „Sitzen mit senkrechtem Oberkörper" (S. 39) beschrieben – so weit zurück lehnt, bis seine Bauchmuskeln anspannen.
2. Verursacht eine *Hyperextension der Halswirbelsäule* im freien Sitzen Beschwerden, würden diese mit isolierter HWS-Flexion und -Extension ab- beziehungsweise zunehmen. Damit die HWS-Haltung effektiv korrigiert werden kann, sollte in diesem Fall unbedingt abgeklärt werden, ob die Hyperextension der HWS ein Defizit der „Brustwirbelsäulen-Aufrichtung" (S. 85) kompensiert.
3. Verursacht eine *Druckbelastung der Wirbelstrukturen* die Rückenschmerzen, würden sie mit einer manuellen axialen Traktion und Kompression ab- beziehungsweise zunehmen.

## Biomechanik

Je weiter die Rückenlehne mit der daran angelehnten Wirbelsäule nach hinten in Richtung der Horizontalen gekippt ist, desto mehr lässt der Druck auf Bandscheiben, Facettengelenke und intervertebrale Foramina nach. Dies liegt einerseits daran, dass immer mehr Oberkörpergewicht von der Rückenlehne getragen wird. Andererseits muss die Haltungsmuskulatur bei nach hinten gekippter Rückenlehne weniger arbeiten, was zusätzlich die muskuläre Kompression der Wirbelsäulenstrukturen vermindert.

Allerdings verringert sich mit der Entspannung der Muskulatur auch ihre stabilisierende Wirkung auf die Wirbelsäule und die Iliosakralgelenke. Dabei resultiert die bessere Stabilität der Iliosakralgelenke im freien Sitzen nicht nur aus einer besseren muskulären Stabilität sondern auch aus einer effektiveren Zuggurtung. Die Zuggurtung basiert darauf, dass das Kreuzbein durch eine axiale Belastung nach kaudal geschoben wird und somit die stabilisierenden iliosakralen Bänder strafft.

Wegen der genannten Vor- und Nachteile der zurückgelehnten Sitzhaltung, ist eine Abwechslung zwischen freiem und angelehntem Sitzen sinnvoll. Zudem verhindert eine Änderung der Sitzhaltung, dass einzelne Wirbelsäulen-Strukturen durch eine lange einseitige Belastung Schaden nehmen.

Neigt ein Patient beim Anlehnen an eine höhere Rückenlehne zu einer zusammengesunkenen Haltung, hilft oft eine kürzere nach hinten geneigte Rückenlehne, die nur bis unter Schulterblätter reicht. Das Oberkörpergewicht fällt dann über die Oberkante dieser kürzeren Rückenlehne nach hinten. Das so erzeugte Extensions-Drehmoment richtet die Brust- und weiterlaufend auch die Lendenwirbelsäule passiv auf. Ausgeglichen wird es über eine erhöhte Spannung der Bauchmuskeln, die somit auch trainiert werden. Durch ihren größeren Abstand zum Drehpunkt im Wirbelkörper müssen die Bauchmuskeln zur Stabilisierung der Wirbelsäule allerdings weniger stark anspannen als die Rückenstrecker und komprimieren die Wirbelsäule daher auch entsprechend weniger.

## 5.2 Lagewechsel

### Test

Wechseln Sie im Laufe des Tages mindestens alle 30 Minuten zwischen Liegen, Stehen, Gehen oder Sitzen (▶ Abb. 5.2)?

### Übung

Wechseln Sie im Laufe des Tages mindestens alle 30 Minuten zwischen Liegen, Stehen, Gehen oder Sitzen.

### Was tun, wenn's nicht klappt?

Oft ist aufgrund der traditionell längeren Sitzphasen in Schule, Ausbildung und Beruf ein Lagewechsel nicht alle 30 Minuten möglich. Während dieser überlangen Sitzphasen sollte die Wirbelsäule stattdessen mit dynamischem Sitzen und Stehen (S. 67) entlastet werden.

Bei Bettlägerigkeit kann zwischen Rücken-, Seit- und Bauchlage gewechselt werden. Ist nur eine dieser Lagen möglich, sind die Übungen des dynamischen Sitzens (S. 67) auch auf das Liegen übertragbar.

### Vorher-Nachher-Vergleich

Wie viel Prozent der Zeit wurde im Laufe des Tages mindestens alle 30 Minuten zwischen Liegen, Stehen, Gehen und Sitzen gewechselt?

### Differenzialdiagnostik

Im Falle einer spinalen Stenose im Bereich der Lendenwirbelsäule werden Beschwerden im Lendenwirbel-, Hüft- oder Beinbereich im Stehen typischerweise zunehmend stärker, während sie im Sitzen sofort nachlassen. Ob die Beschwerden eher durch besagte Stenose oder eine Reizung im Hüftgelenk verursacht werden, lässt sich durch eine passive endgradige Hüftflexion an dem in Rückenlage liegenden Patienten ermitteln.
Aufgrund der weiterlaufenden LWS-Flexion nehmen stenotische Beschwerden bei der endgradigen Hüftflexion ab. Lokale Hüftbeschwerden nehmen dagegen mit der endgradigen Hüftflexion eher zu: Bei degenerativen Gelenkveränderungen (Koxarthrose) oder Fehlstellungen des Hüftgelenks oft in Form eines Einklemmschmerzes in der Leiste; bei der weit selteneren Reizungen und Verkürzung der Hüftstrecker als Spannung in dieser Muskelgruppe.

# Bewegung

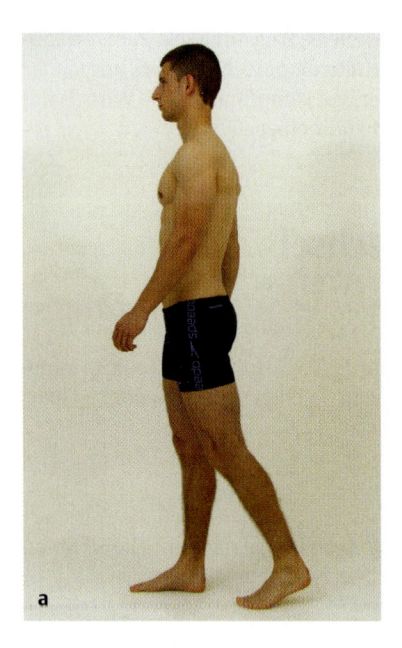

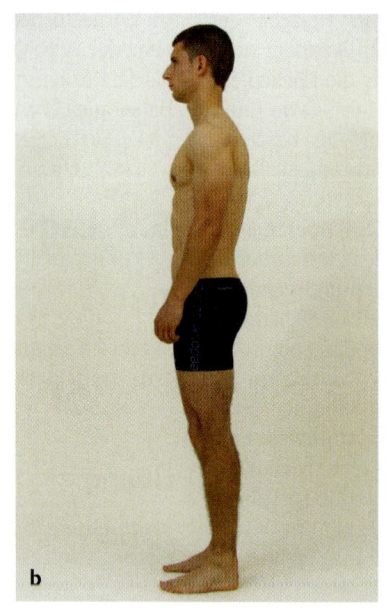

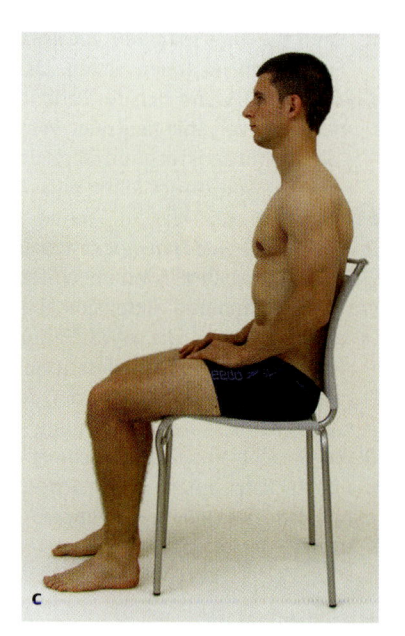

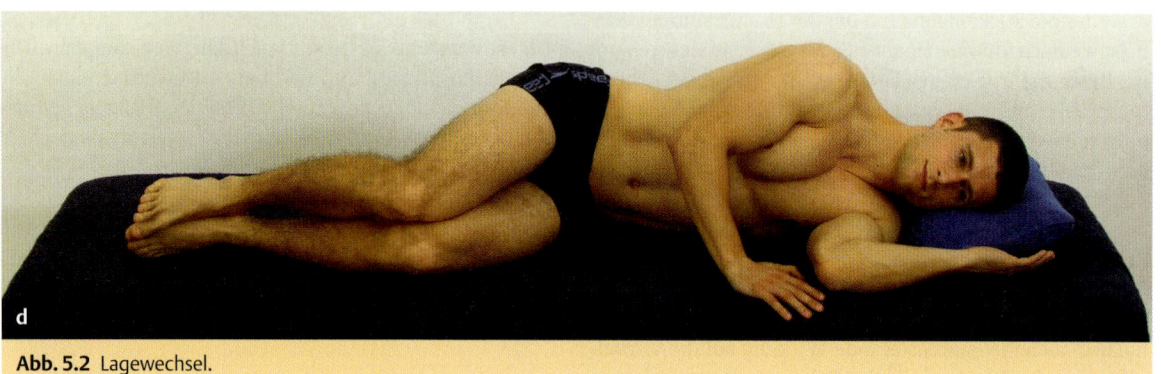

**Abb. 5.2** Lagewechsel.

## Biomechanik

Ein fundamentaler Unterschied zwischen Sitzen und Stehen ist, dass Brust- und Lendenwirbelsäule im Stehen automatisch viel aufrechter sind als im Sitzen. In einer Studie an 107 Büroarbeitern lag die habituelle thorakolumbale Aufrichtung im Sitzen bei 39% der maximalen Wirbelsäulenaufrichtung. Im Stehen mit Schultern und Gesäß gegen die Wand gelehnt bei 93% (www.haltungstrainer.de – „Studien").

Dieser große Flektions-Extensions-Unterschied führt dazu, dass die Belastung der Wirbelsäule im Sitzen und Stehen sehr unterschiedlich ist:

- Der Spinalkanal wird durch die Extension der Wirbelsäule enger und mit Flexion weiter. Daher verwundert es nicht, dass eine LWS-Stenose im Stehen weitaus mehr Symptome macht als im Sitzen.

- Bei einer flektierten Lümmelhaltung im Sitzen wird die gesamte Kompressionslast der Lendenwirbelsäule von den Bandscheiben getragen, während in der extendierteren Stehhaltung ein Teil der Kompressionslast auch von den Wirbelgelenken getragen wird (Adams 1980). Daher ist eine ständig zusammengesunkene Sitzhaltung ein wesentlicher Risikofaktor für Bandscheibenbeschwerden, während lange Stehphasen mit überstreckter Lendenwirbelsäule die Wirbelgelenke überlasten.

Die sehr unterschiedliche Belastung der Wirbelsäule im Sitzen und Stehen, macht den häufigen Wechsel zwischen Sitzen und Stehen zu einem wirksamen Schutz vor einseitigen Belastungen.

# 5.3 Dynamisches Sitzen und Stehen

## Test

Bewegen Sie sich beim Sitzen und Stehen kontinuierlich um den Mittelpunkt der senkrechten Oberkörperhaltung (S. 39) mit neutraler Wirbelsäulenschwingung (S. 26) und spannen Sie dabei im Wechsel verschiedene Muskelgruppen an?

## Übung

Bewegen Sie sich beim Sitzen und Stehen kontinuierlich um den Mittelpunkt der senkrechten Oberkörperhaltung mit neutraler Wirbelsäulenschwingung (▶ Abb. 5.3) und spannen Sie dabei im Wechsel verschiedene Muskelgruppen an. Einige Möglichkeiten dynamischer Haltung sind unter den folgenden „Übungsalternativen" beschrieben.

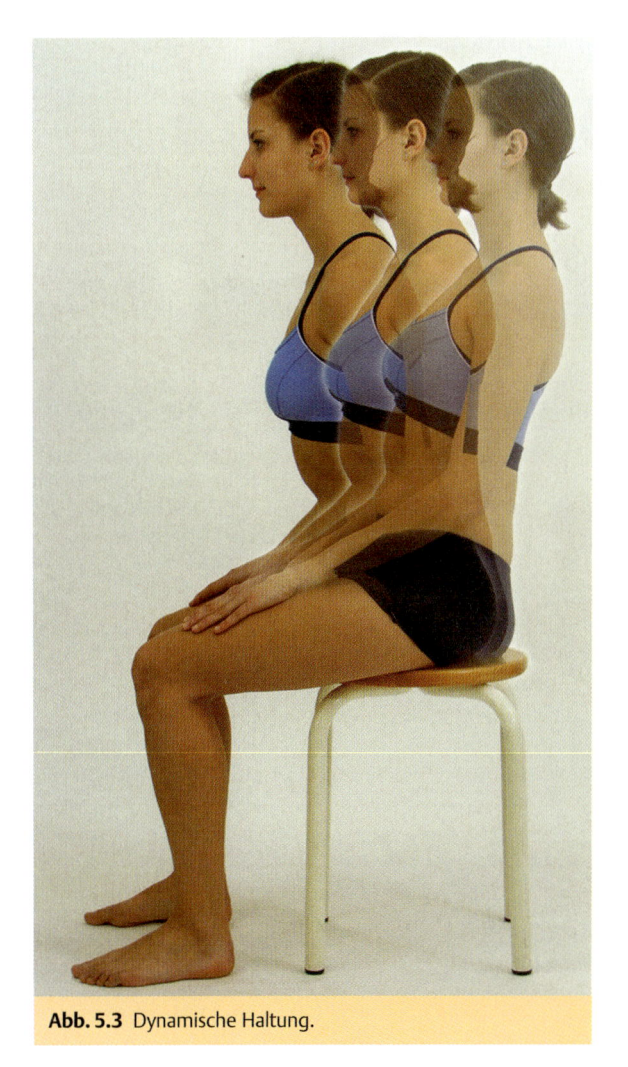

▶ **Übungsalternativen zur dynamischen Haltung mit stabilisierter Wirbelsäule**

Sie können sich mit stabilisierter neutraler Wirbelsäulenschwingung (S. 26) abwechselnd so weit nach hinten und vorne neigen (▶ Abb. 5.4), bis Sie – wie unter „Senkrechter Oberkörper" (S. 39–40) beschrieben – spüren, wie sich Ihre Bauch- und Rückenmuskeln im Wechsel an- und entspannen. Nach einigem Üben werden Sie lernen, diese An- und Entspannung auch ohne Ihre Finger als leichten Druck oder Zug zu spüren.

> **Spürübung „Muskelketten"**
>
> Da im Körper immer viele Muskeln als sogenannte Muskelketten zusammenspielen, werden Sie nach einiger Zeit auch spüren, dass die Spannung beim Zurücklehnen nicht nur im Bauch, sondern auch im Kehlkopf und Gesichtsbereich zunimmt, während sie beim Nach-vorne-Beugen von der Lendenwirbelsäule über den Nacken bis in den Hinterkopf reicht.

Wenn Sie Ihre Wirbelsäule im Sitzen stabilisiert zur rechten Seite neigen (▶ Abb. 5.5 a), werden Sie spüren, wie Ihr linkes Sitzbein langsam abhebt und die Muskelspannung auf der linken Körperseite von der Taille bis ins Gesicht hinein zunimmt.

**Abb. 5.3** Dynamische Haltung.

# Bewegung

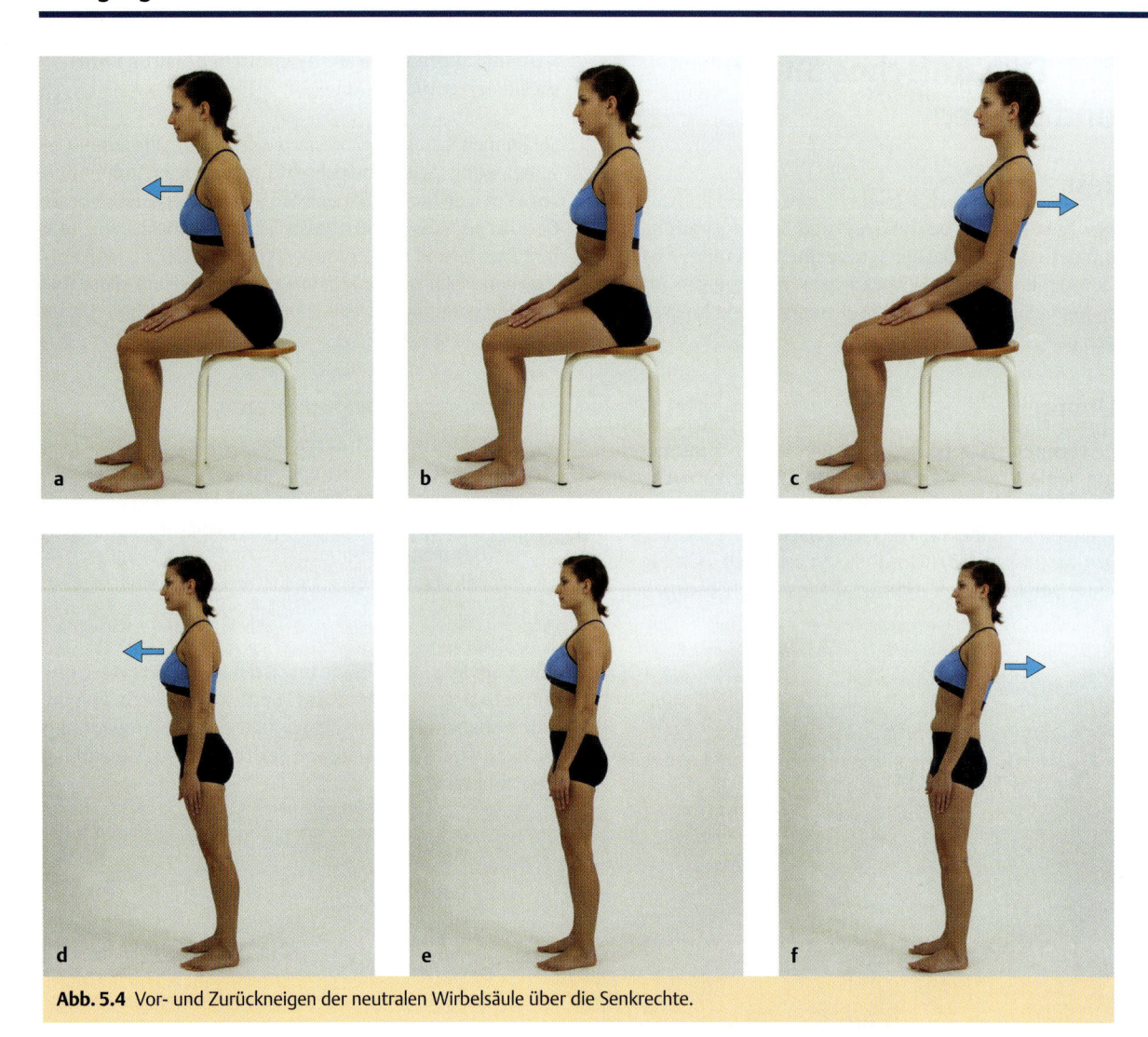

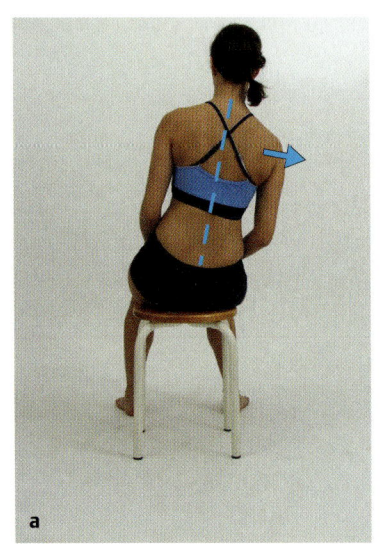

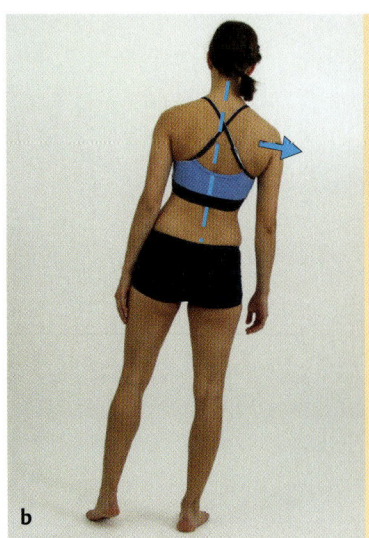

**Abb. 5.4** Vor- und Zurückneigen der neutralen Wirbelsäule über die Senkrechte.

**Abb. 5.5** Anspannung der linken Rumpfmuskeln mit stabilisierter Wirbelsäule: Becken und Brustkorb zusammen nach rechts neigen.

# Dynamisches Sitzen und Stehen

▶ **Übungsalternativen zur dynamischen Haltung mit einer Seitneigung, Verdrehung oder Beugung der Wirbelsäule**

**Seitneigung**
Halten Sie Ihr Brustbein in der nach vorne-oben angehoben Stellung, während Sie abwechselnd die rechte und linke Beckenseite anheben (▶ Abb. 5.6).

**Verdrehung**
Halten Sie Ihr Brustbein in der nach vorne-oben angehoben Stellung, während Sie im Stehen abwechselnd die rechte und linke Beckenseite und im Sitzen abwechselnd das rechte und linke Knie nach vorne schieben (▶ Abb. 5.7).

**Beugung**
Beugen und Strecken Sie Ihre Wirbelsäule, indem Sie sich erst aus der aufrechten Haltung zusammensinken lassen (spüren Sie, wie hierbei der Brustkorb zusammensinkt und der Kinn-Brust-Abstand größer wird) und sich dann wieder aufrichten (wobei Sie den Kinn-Brust-Abstand wieder kleiner werden lassen) (▶ Abb. 5.8).

▶ **Weitere Übungsalternativen zum dynamischen Stehen**

- Sie können Ihr Gewicht von einem auf den anderen Fuß verlagern.
- Sie können Ihre Fersen abheben und wieder absetzen.
- Sie können Ihre Hüften in Form einer kleinen liegenden „8" kreisen lassen.

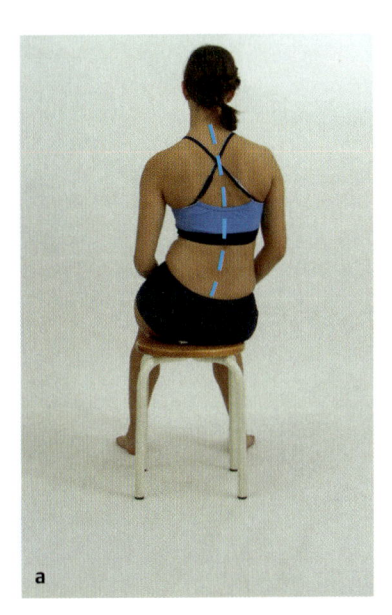

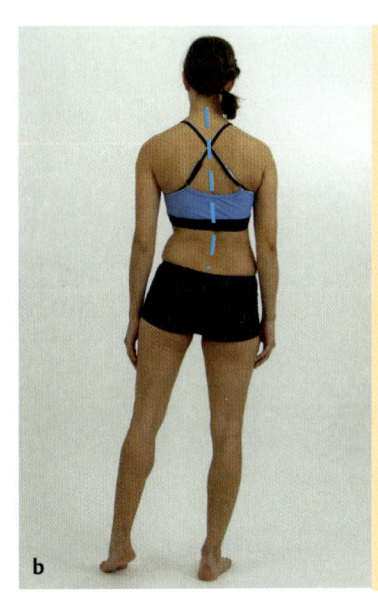

**Abb. 5.6** Anspannung der linken Rumpfmuskeln mit seitlicher Krümmung der Lendenwirbelsäule:

Die linke Beckenseite heben, ohne den Brustkorb zu bewegen.

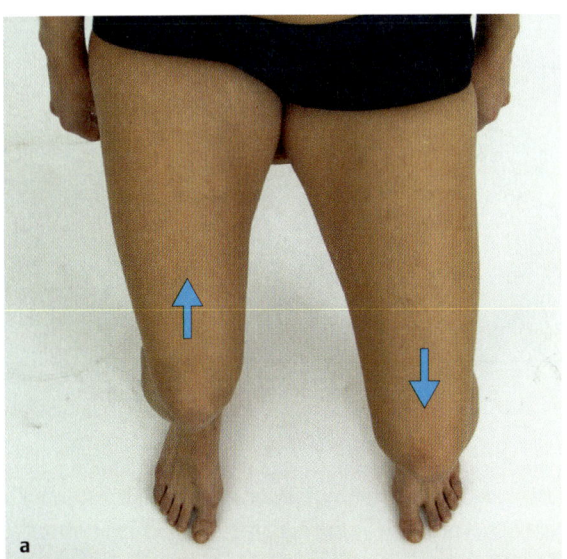

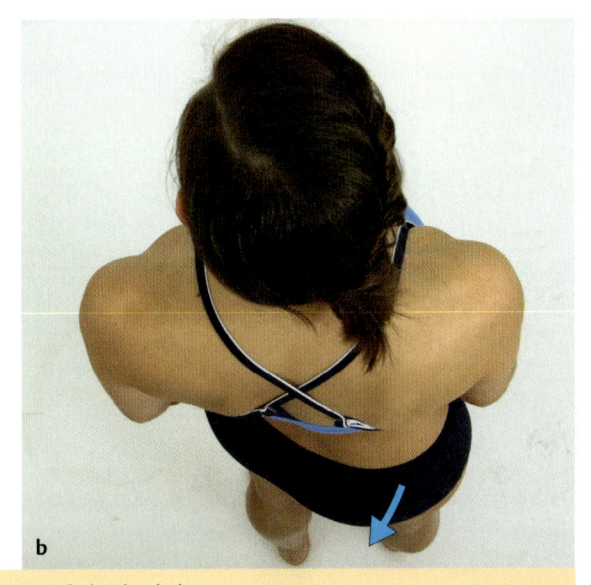

**Abb. 5.7** Anspannung verschiedener Bauch- und Rückenmuskeln mit Wirbelsäulendrehung:
Eine Beckenseite nach vorne schieben und dabei die andere zurückziehen, ohne den Brustkorb zu bewegen.

# Bewegung

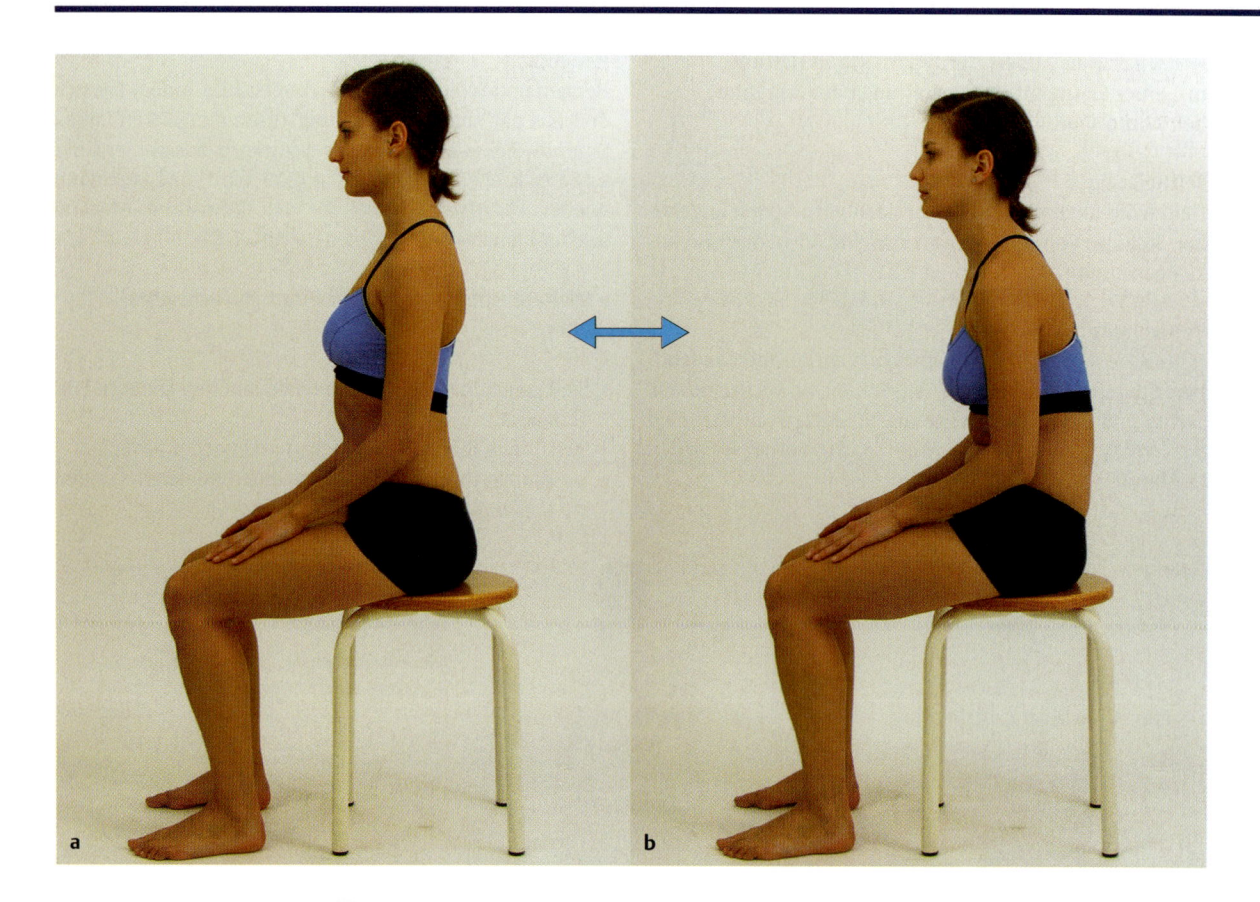

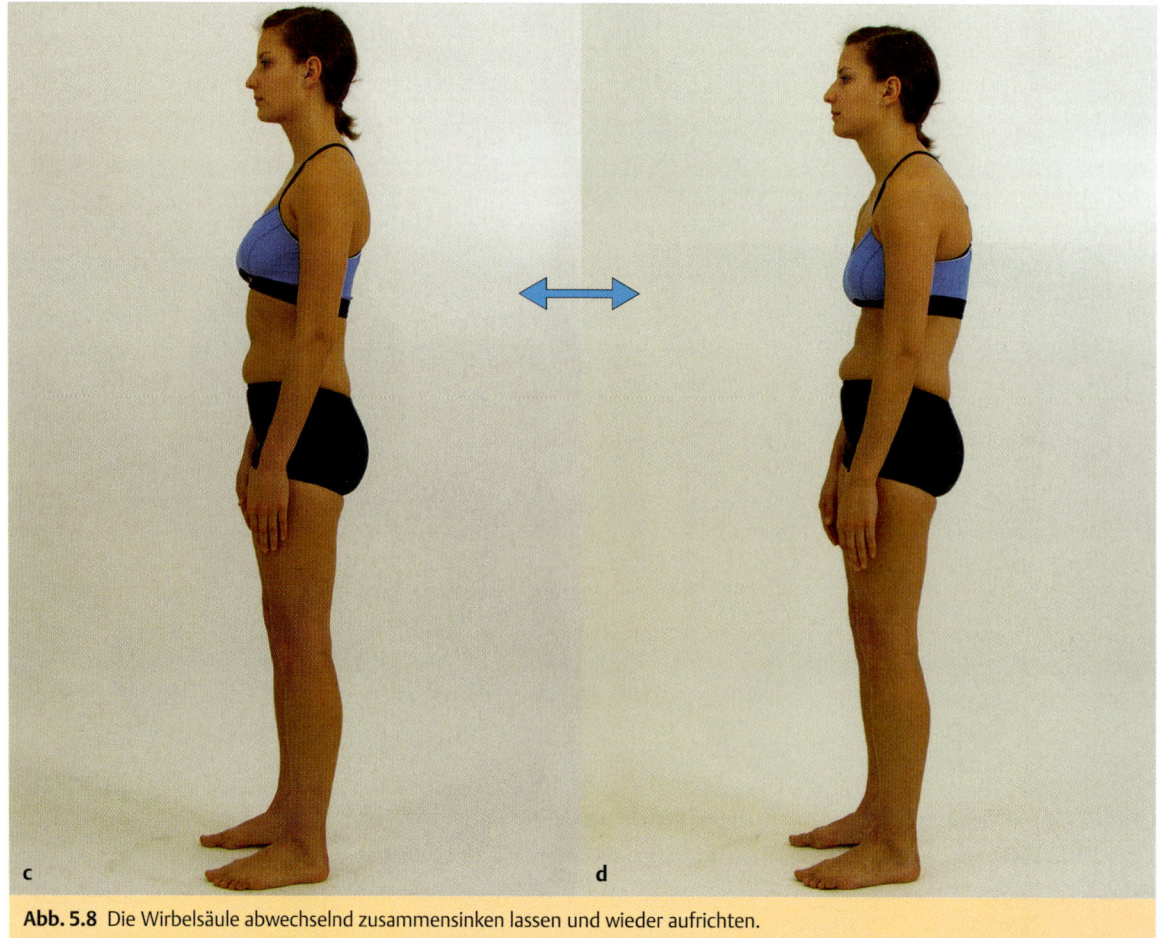

**Abb. 5.8** Die Wirbelsäule abwechselnd zusammensinken lassen und wieder aufrichten.

## Was tun, wenn's nicht klappt?

Kann Ihr Patient die Übungen koordinativ nicht umsetzen, hilft es in der Regel wenn er sich in einem Spiegel sehen kann.

## Vorher-Nachher-Vergleich

Wie viel Prozent der Zeit ist die Sitz- oder Stehhaltung dynamisch?

## Differenzialdiagnostik

Provoziert das Anheben der linken Beckenseite (▶ Abb. 5.6) einen linksseitigen Schmerz im Bereich der Lendenwirbelsäule, kann die Schmerzquelle ein gereizter M. quadratus lumborum oder ein foraminales Impingement auf der linken Seite sein. Ob ein foraminales Impingement vorliegt, lässt sich herausfinden indem eine Lateralflexion nach links von kranial eingeleitet wird. Der Patient soll dazu seinen Oberkörper nach links neigen, ohne sein Becken anzuheben. Dies verengt die linken Foramina ohne dass dabei der linke M. quadratus lumborum anspannt. Provoziert diese Bewegung den Schmerz, muss er daher durch ein foraminales Impingement bedingt sein.

## Biomechanik

Twomey und Taylor (1994) beschreiben folgende Vorteile einer dynamischen Haltung:
- Der Gelenkknorpel und der darunter liegende Knochen atrophieren und degenerieren bei Unbeweglichkeit, insbesondere unter Bedingungen konstanter Belastung.
- Die anhaltende Belastung der Bandscheiben in einer unveränderten Position geht mit Schmerzen und Degeneration der Bandscheiben einher.
- Bänder und Knorpel reagieren günstig auf Bewegung.
- Bewegung ist eine Vorrausetzung für den Flüssigkeits- und Nährstoffaustausch von Gelenken und Bandscheiben.

So lässt es sich erklären, dass eine maschinell in Bewegung gehaltene Sitzfläche bei sitzenden Personen Schmerzen im Bereich der Lendenwirbelsäule vermindert (Reinecke 1994).

# 6 Koordination

## 6.1 Aus der Rückenlage zum Sitz

### Test

Wenn Sie im Bett auf dem Rücken liegen und sich an die linke Bettkante setzen wollen, sieht Ihr Bewegungsablauf dann so aus wie auf den ▶ Abb. 6.1 bis ▶ Abb. 6.4?

### Übung

Kommen Sie im Alltag immer wie in ▶ Abb. 6.1 bis ▶ Abb. 6.4 beschrieben aus der Rückenlage zum Sitzen. Versuchen Sie, diese Schritte als eine fließende Bewegung durchlaufen zu lassen. Beim Hinlegen folgen Sie den Abbildungen in genau umgekehrter Reihenfolge, also beginnend mit der untersten Abbildungen (sitzend) und Bild für Bild nach oben bis zur obersten Abbildung (in Rückenlage).

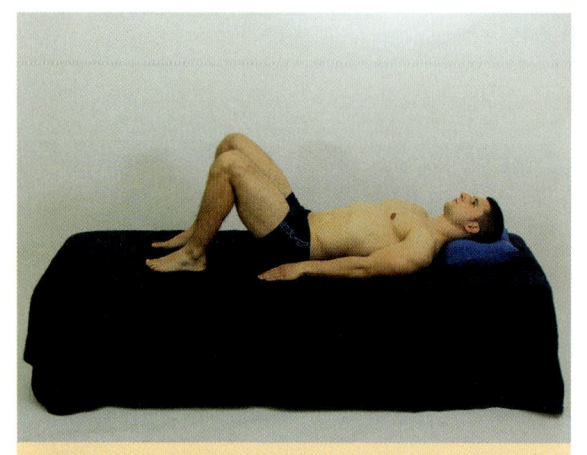

**Abb. 6.1** Erst eine Ferse so weit zum Gesäß ziehen, bis Sie den Fuß bequem flach aufstellen können, dann den anderen Fuß dazu stellen.

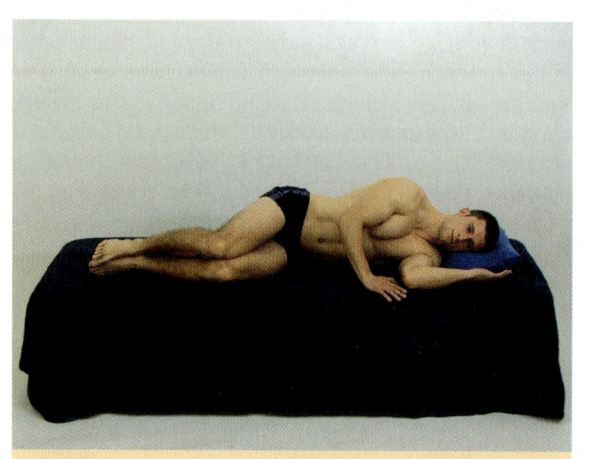

**Abb. 6.2** Nun auf die linke Seite drehen und sich mit der rechten Hand neben dem linken Ellbogen auf dem Bett abstützen.

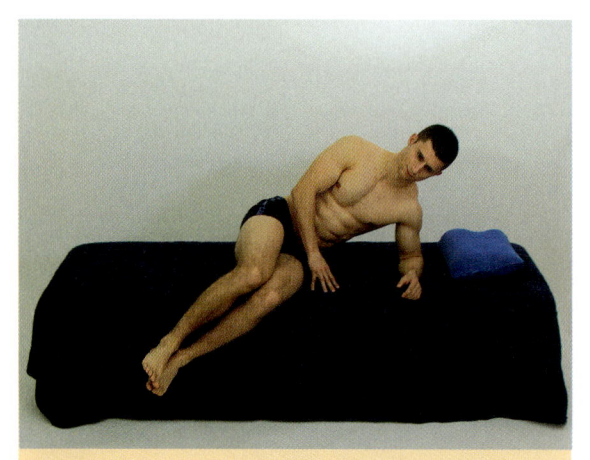

**Abb. 6.3** Die Unterschenkel über die Bettkante herunterhängen lassen und sich schließlich mit den Händen ...

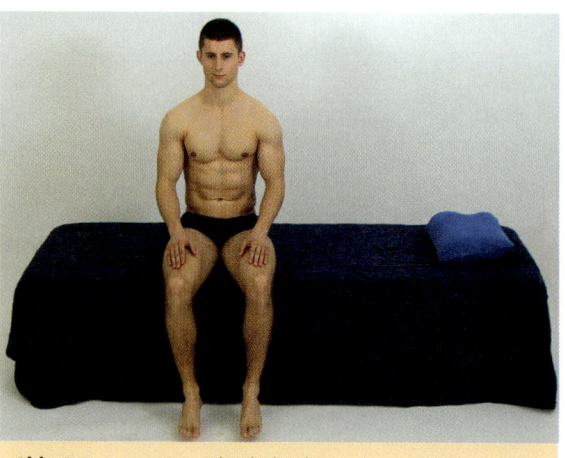

**Abb. 6.4** ... zum Sitzen hoch drücken.

# Aus der Rückenlage zum Sitz

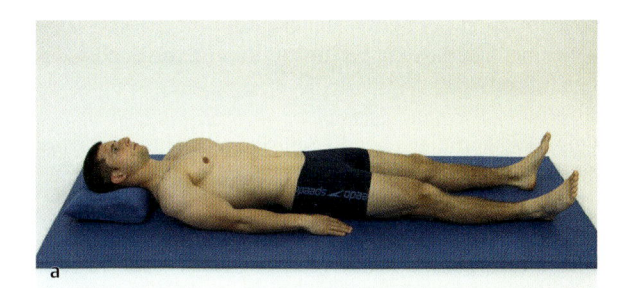

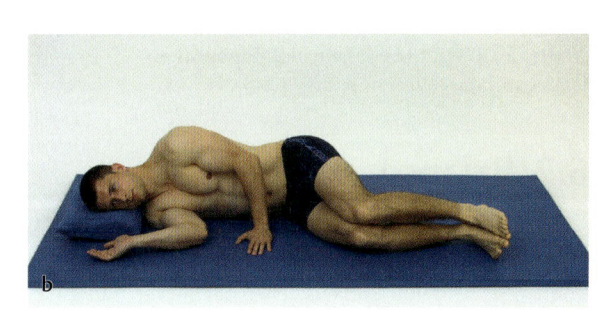

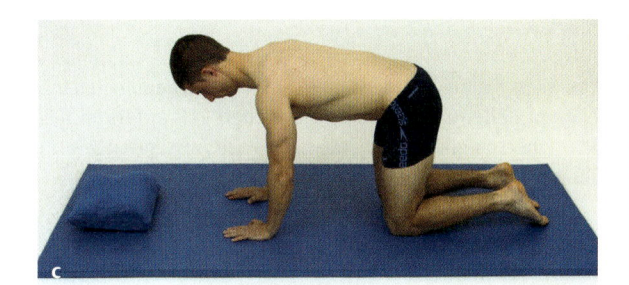

▶ **Übungsalternativen** Ist ein Aussteigen aus dem Bett über die Seite nicht möglich, ist es für Ihren Rücken am schonendsten, wenn Sie sich erst auf den Bauch drehen, dann auf Hände und Knie hochkommen und das Bett schließlich auf allen Vieren über das freie Ende verlassen.

Das Gleiche gilt für die obere Etage von Stockbetten, in der die Zimmerdecke in der Regel zu niedrig ist um Sitzen zu können.

Wenn Sie in Rückenlage auf dem Boden liegen und aufstehen wollen, sollten Sie sich ebenfalls zunächst auf eine Seite drehen. Von dort stützen Sie sich in den Vierfüßlerstand und weiter in den Kniestand. Dann stellen Sie ein Bein nach vorne und stehen auf (▶ Abb. 6.5).

## Was tun, wenn's nicht klappt?

Rückenschmerzen beim Bewegungsübergang zwischen Rückenlage und Sitzen oder Stehen, lassen sich in der Regel durch eine stabilisierte neutrale Wirbelsäulenschwingung (S. 37) vermeiden.

> ### ISG reponieren
> Treten beim Drehen von der Rücken- in die Seitlage Schmerzen im Iliosakralgelenk auf, lassen sich diese oft vermeiden, wenn – wie unter Differenzialdiagnostik beschrieben – der Patient dabei ein Knie mit beiden Händen zum Bauch gezogen hält.

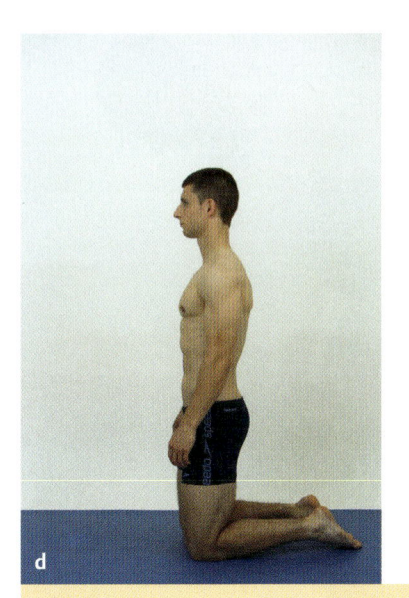

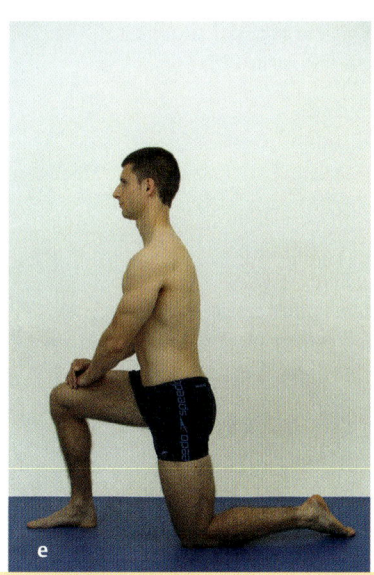

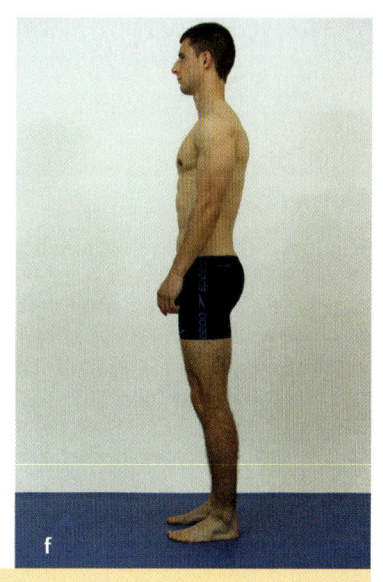

**Abb. 6.5** Rückenlage – Seitlage – Vierfüßlerstand – Kniestand – einen Fuß nach vorne stellen – Stand.

## Koordination

### Vorher-Nachher-Vergleich

In wie viel Prozent der Fälle kommt der Patient über die Seitenlage aus der Rückenlage zum Sitzen und umgekehrt.

### Differenzialdiagnostik

Provoziert der Versuch Ihres Patienten, sich aus der Rückenlage auf die Seite zu drehen Schmerzen im Iliosakral-Bereich, ist die Ursache meistens eine Verdrehung oder Instabilität des Iliosakralgelenks. Seltener ist eine Instabilität der unteren Lendenwirbel die Ursache. Um zwischen Lendenwirbelsäule und Iliosakralgelenk als Schmerzquelle unterscheiden zu können soll der Patient in der Rückenlage ein Knie mit den Händen ganz zum Bauch ziehen und sich so auf die Seite drehen. Gehen die Beschwerden von der Lendenwirbelsäule aus, macht es keinen großen Unterschied, ob das linke oder das rechte Knie zum Bauch gezogen wird. Gehen die Beschwerden vom Iliosakralgelenk aus hingegen schon: Ist ein Ilium nach posterior verdreht, ist zu erwarten, dass die Schmerzen beim Übergang von der Rückenlage zur Seitenlage geringer sind, wenn das kontralaterale Knie dabei mit den Händen am Bauch gehalten wird. Bei einer anterioren Verdrehung des Iliums hilft es dagegen in der Regel mehr, das ipsilaterale Knie während der Drehung zum Bauch gezogen zu halten.

> **Flexion versus Extension**
>
> LWS-Schmerzen aufgrund einer Verletzung des posterioren Anulus einer Bandscheibe, die beim Aufstehen auftreten, verringern sich in der Regel, wenn die LWS dabei lordotisch bleibt. Schmerzen durch ein foraminales Impingement lassen sich hingegen eher mit mehr Flexion reduzieren.

### Biomechanik

Beim unreflektierten geraden Anheben des Oberkörpers aus der Rückenlage zum Langsitz wird die Lendenwirbelsäule flektiert. Diese Flexion führt dazu, dass kompressive Belastungen der Wirbelsäule nicht mehr von den Facettengelenken, sondern nur noch alleine von den Bandscheiben getragen werden.

Zudem fehlt beim Beginn des geraden Anhebens des Oberkörpers meist eine Abstützung mit Hilfe der Arme, während gleichzeitig der Hebelarm des Oberkörpergewichts in Bezug auf die Lendenwirbelsäule maximal ist. Dies führt zu einem betrachtlichen Drehmoment in der Lendenwirbelsäule, welches durch eine entsprechend kräftige Anspannung der Bauchmuskeln ausgeglichen werden muss. Die Muskelspannung die nötig ist um den Oberkörper nahe der Horizontalen zu halten, kann die Bandscheiben um ein vielfaches stärker komprimieren, als die die reine Gewichtsbelastung des Oberkörpers im senkrechten Stehen (Wilke 1999). So kann diese Muskelspannung – besonders in der flektierten Stellung der Lendenwirbelsäule – zu einer Überlastung bis hin zur Ruptur von Bandscheiben führen.

Beim Hochkommen über die Seite hingegen ist von Beginn an ein Abstützen mit den Armen möglich. Zudem können alle Gelenke dabei in ihrer neutralen Stellung bleiben. Diese Neutralstellung verhindert eine kompensatorische Fehlbelastung von Nachbargelenken. Beim Hochkommen über den Langsitz hingegen sind die Knie gestreckt was bei kurzen ischiocruralen Muskeln zu einer kompenstorischen Flexion der Lendenwirbelsäule führt.

## 6.2 Balance

### Test

Können Sie beim An- und Ausziehen der Socken und Schuhe im Stehen die Balance halten und Ihre Wirbelsäule stabilisieren (▶ Abb. 6.6)?

Um dies festzustellen, stellen Sie sich auf einen harten ebenen Boden und legen Ihren rechten Fuß auf Ihren linken Oberschenkel. Den Test haben Sie bestanden, wenn Ihnen Folgendes gelingt:

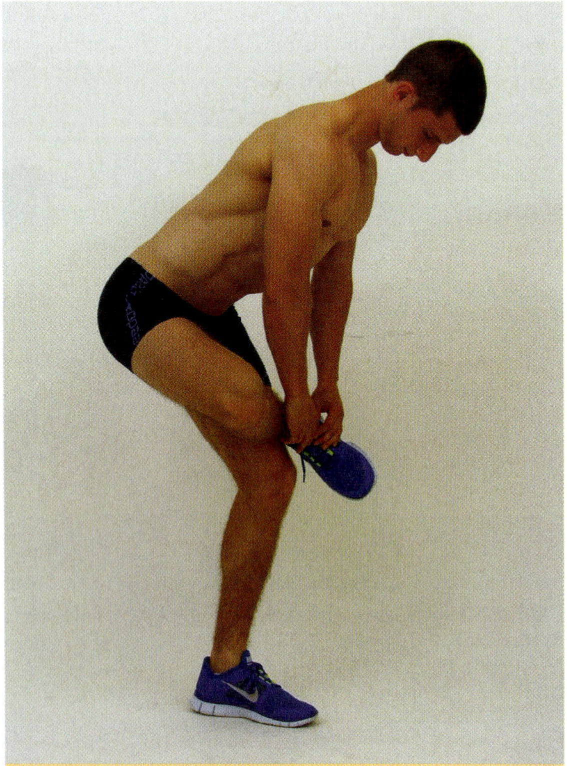

**Abb. 6.6** Balance-Test.

# Balance

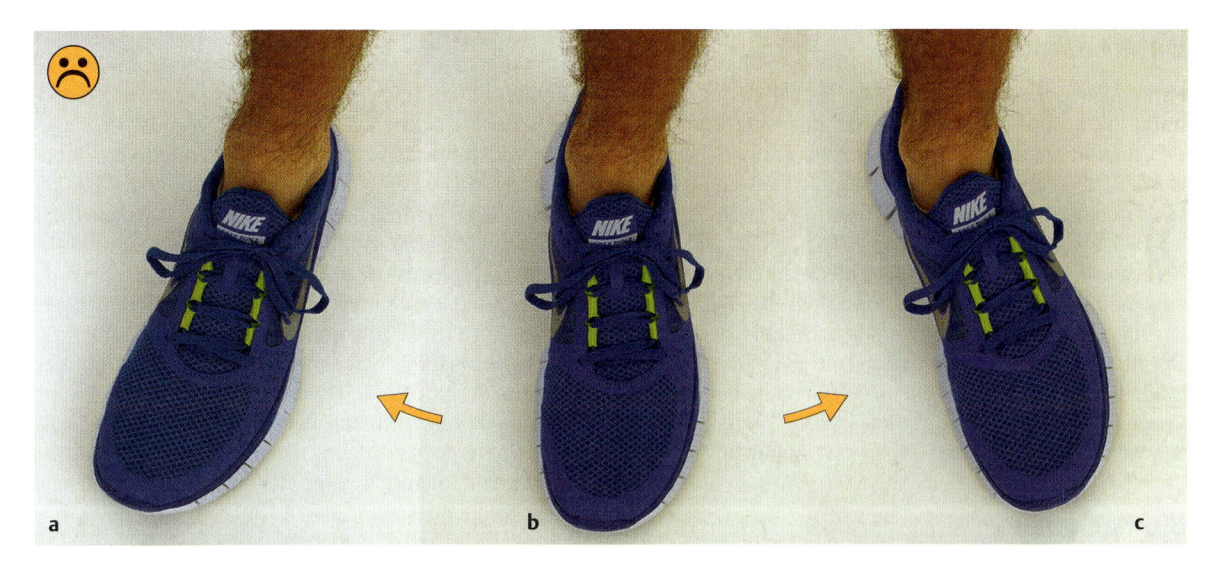

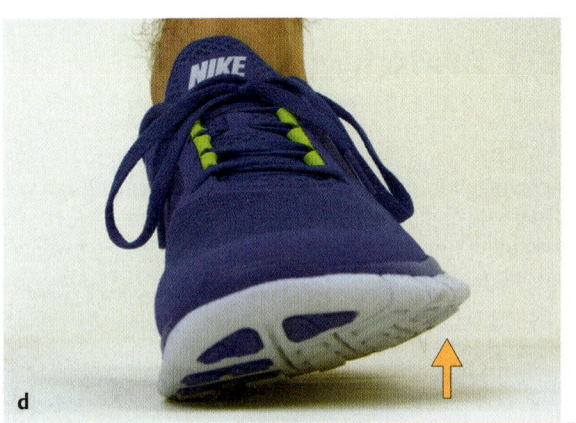

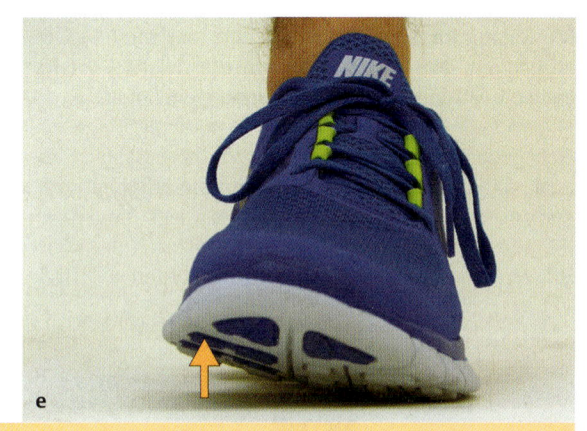

**Abb. 6.7** Der Test ist nicht bestanden, wenn der linke Fuß verrutscht (a+c) oder mit einer Seite (d+e) vom Boden abhebt.

1. Sie können sich mit stabilisierter neutraler Wirbelsäulenschwingung (S. 37) nach vorne neigen, bis Ihre Hände Ihren rechten Schuh erreichen.
2. Sie können Ihren rechten Schuh und Ihre rechte Socke in dieser Stellung langsam und mit so wenig Wackeln aus- und wieder anziehen, dass Ihr linker Schuh weder verrutscht noch mit der Innen- oder Außenseite vom Boden abhebt (▶ Abb. 6.7).
3. Sie können das Gleiche mit geschlossenen Augen wiederholen.

## Übung

Versuchen Sie Ihre Socken und Schuhe im Alltag wie beschrieben im Stehen an- und auszuziehen. Wenn es Ihnen mit offenen Augen leicht fällt auch mit geschlossenen Augen.

▶ **Übungsalternativen** Ist die Übung mit offenen Augen zu schwer, kann auch mit einfacheren Balanceübungen begonnen werden. Ein Beispiel hierfür wäre, auf einem Bein zu stehen. Ist auch dies zu schwer, kann damit begonnen werden, die Füße ganz eng zusammenzustellen oder gleich einem Seiltänzer mit beiden Füßen auf einer Linie auf dem Fußboden zu gehen.

## Was tun, wenn's nicht klappt?

Gelingt die Balanceübung auch mit offenen Augen nicht, kann mit den einfacheren Übungsalternativen begonnen werden.

Wird eine eingeschränkte Waden-Dehnbarkeit (S. 115) verbessert, erleichtert dies die Balancereaktion sofort spürbar.

## Vorher-Nachher-Vergleich

In wie viel Prozent der Fälle kann der Patient seine Socken und Schuhe wie unter „Test" beschrieben an- und ausziehen? Gelingt es nur mit offenen oder auch mit geschlossenen Augen?

# Koordination

## Differenzialdiagnostik

Entfällt der visuelle Input durch das Schließen der Augen, muss die Balancereaktion verstärkt mit Hilfe der Lageinformation aus Innenohr und Proprioception gesteuert werden. Innenohr und Propriozeption lassen sich bei geschlossenen Augen daher besser testen und trainieren.

Verbessert sich die Balance durch die Mobilisierung einer eingeschränkten Dorsalextensionsfähigkeit im oberen Sprunggelenk, war das Hemmnis mechanischer Natur. Die für die Dorsalextensionsfähigkeit ebenfalls wichtige Waden-Dehnbarkeit (S. 115), sollte besonders bei solchen Patienten überprüft werden, die speziell in der Hocke Schwierigkeiten mit ihrem Gleichgewicht haben.

## Biomechanik

Die Schulung der Balance verbessert die Fähigkeit der Muskulatur im richtigen Moment und im richten Maß anzuspannen. Dies schütz nicht nur die Gelenke, sondern auch die Muskulatur selbst von unnötigem Stress.

Neben dem Gleichgewichtssinn erfordert Balance aber auch, dass sich die Gelenke wie vom motorischen Kortex geplant bewegen lassen. Ist zum Beispiel die Waden-Dehnbarkeit (S. 115) eingeschränkt, lässt sich der Köperschwerpunkt nicht mehr über den vorderen Teil der Unterstützungsfläche „Fuß" bringen. Da unser Gleichgewicht voraussetzt, dass sich der Köperschwerpunkt über der Unterstützungsfläche befindet, schränkt die kleinere Unterstützungsfläche auch die Möglichkeit der Gleichgewichtsreaktion nach vorne ein. Verschärft wird das Problem in der Hocke, weil der M. soleus hier noch stärker unter Spannung kommt. Der Patient kippt dann in Folge leichter nach hinten um. In der Regel versuchen die Patienten ein solches Dorsalextensionsdefizit dadurch zu kompensieren, dass sie ihr Sprunggelenk durch ein Abheben der Ferse flektierten und nur auf dem Fußballen stehen. Dies ermöglicht wieder das Gewicht nach vorne zu verlagern. Bezahlt werden muss dies aber mit dem Tausch der großen Unterstützungsfläche „Fußsohle" gegen die viel kleinere Unterstützungsfläche „Fußballen", sodass der Patient damit auch nicht viel Stabilität gewinnt und sich trotzdem unsicher fühlt.

## 6.3 Armschwung

### Test

Schwingen Ihre Arme beim Gehen ab einem Tempo von zwei Schritten pro Sekunde so locker mit, dass die Hände komplett an den Oberschenkeln vorbei schwingen (▶ Abb. 6.8)?

**Abb. 6.8** Armschwung.

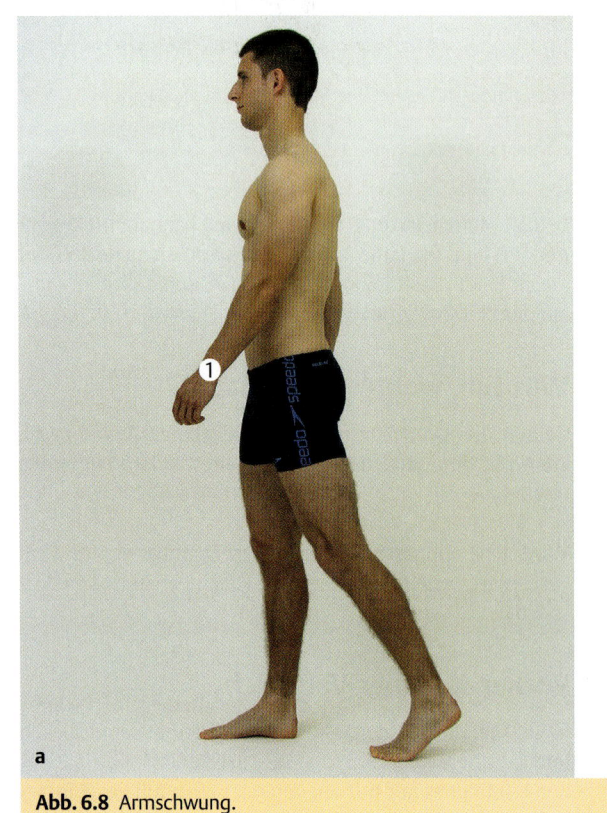

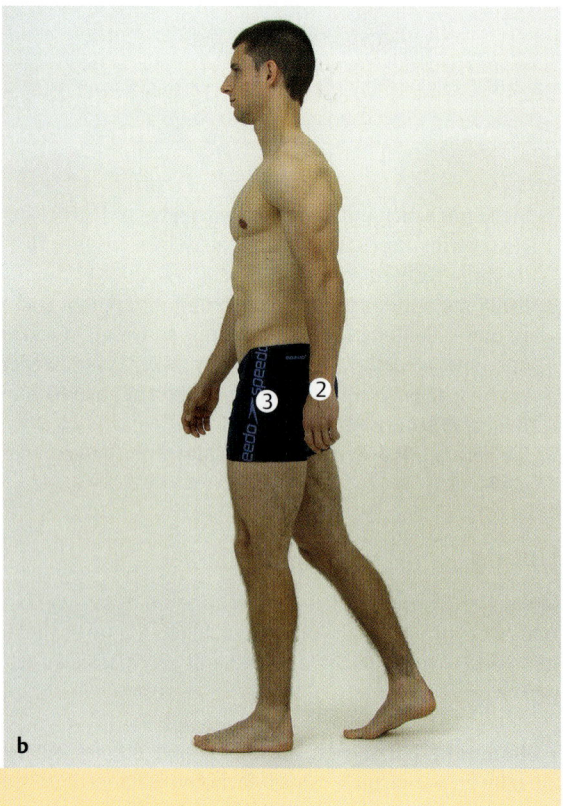

Schon ab einem Gehtempo von 2 Schritten pro Sekunde sollte die linke Hand nach vorne (▶ Abb. 6.8 ①) und hinten (▶ Abb. 6.8 ②) komplett am linken Oberschenkel (▶ Abb. 6.8 ③) vorbei schwingen. Beim Nach-vorne-Schwingen bis deutlich vor den Oberschenkel (▶ Abb. 6.8 ①), beim Schwingen nach hinten bis knapp hinter den Oberschenkel (▶ Abb. 6.8 ②). Entsprechend sollte die rechte Hand gleichzeitig in umgekehrter Richtung am rechten Oberschenkel vorbei schwingen. Beim schnelleren Gehen wird die Armschwung-Bewegung weiter. Der linke Arm schwingt nach vorne, wenn das rechte Bein nach vorne kommt, und umgekehrt. Die Arme müssen nicht bewusst geschwungen werden. Sie schwingen automatisch mit, wenn sie locker gelassen und nicht durch eine Tasche oder ein breites Becken gebremst werden.

## Übung

Versuchen Sie Ihre Arme beim Gehen locker mitschwingen zu lassen. Achten Sie darauf dass beide Arme gleich weit schwingen.

## Was tun, wenn's nicht klappt?

Taschen die in der Hand oder über einer Schulter getragen werden, behindern den ipsilateralen Armschwung. Bei regelmäßiger Nutzung sollte deshalb stattdessen ein Rucksack verwendet werden. Um eine Verspannung der oberen Trapeziusanteile zu vermeiden, sollte es zudem ein Rucksack mit Beckengurt sein, damit das Gewicht nicht an den Schulter hängt sondern vom Becken getragen wird. Kann ein Arm aufgrund einer Protraktion der ipsilateralen Schulter nicht frei schwingen, lässt sich dies je nach Ursache, durch eine Verbesserung der Schulterbeweglichkeit (S. 90), Drehbeweglichkeit (S. 102) oder Schulterblatt- und Oberarmmuskelkraft (S. 132) ausgleichen

## Vorher-Nachher-Vergleich

Wie viel Prozent der Zeit schwingen die Arme beim Gehen gleichmäßig und locker mit?

## Differenzialdiagnostik

Weicht der rechte Arm beim Vorschwung deutlich nach medial ab, kann dies durch eine Protraktion der rechten Schulter oder Links-Rotation des gesamten Thorax bedingt sein.

Eine Protraktion der Schulter lässt sich daran erkennen, dass der Abstand der Skapula von der Wirbelsäule ipsilateral größer ist als kontralateral. Eine habituelle Protraktion der Schulter betrifft meistens die Seite der Händigkeit und ist in der Regel auch mit einem Tiefstand der Schulter verbunden, der mit einer korrektiven Retraktion sofort verschwindet. Dass in der Regel die händige Seite betroffen ist liegt daran, dass auf dieser Seite öfters Greifaktivitäten nach vorne erfolgen als auf der nicht-händigen Seite.

Hat sich die Protraktion schon in Form von Verkürzungen der Protraktoren und einer Schwäche der Retraktoren manifestiert, lässt sich dies mit den Tests und Übungen der Schulter-Beweglichkeit (S. 90), Dreh-Beweglichkeit (S. 102) und Schulterblatt- und Oberarmmuskelkraft (S. 132) feststellen und ausgleichen.

## Biomechanik

Ein effektiver Abdruck beim Gehen ist mit einer Drehung des Beckens und der Wirbelsäule verbunden. Diese Drehung wird durch den Armschwung zunächst gebremst und als elastische Energie in der Wirbelsäule gespeichert, um sich zu Beginn des nächsten Schrittes wieder wie bei einem aufgedrehten Gummiband als Antriebsenergie zu entladen.

Fehlt der Armschwung, fehlt diese elastische Brems- und Antriebsenergie und muss durch eine Mehrarbeit der Muskulatur kompensiert werden. Diese Mehrarbeit führt zu Verspannungen und blockiert den natürlichen Gangablauf.

## 6.4 Hüftstreckung

### Test

Ist Ihre Hüftstreckbeweglichkeit auf beiden Seiten so frei, dass sich Ihr Knie (▶ Abb. 6.9 ①) beim Gehen während der Standbeinphase locker bis hinter den Hüftknochen (▶ Abb. 6.9 ②) verschiebt?

### Übung

Lassen Sie Ihre Knie beim Gehen unter Ihrem Körper weit nach hinten durchschwingen (▶ Abb. 6.9 ①). Erlauben Sie auch Ihrem Becken zusammen mit Ihrem Knie etwas nach hinten zu schwingen (▶ Abb. 6.9 ②). Wenn Sie spüren, dass die Hüftstreckung auf einer Seite weniger frei ist, versuchen Sie das freiere Gefühl der anderen Seite zu „kopieren". Überprüfen Sie außerdem, ob Ihnen die Hüftstreckung unmittelbar nach dem Üben der Hüftstreck-Beweglichkeit (S. 121) leichter fällt. Falls ja, wäre die Übung der Hüftstreck-Beweglichkeit eine gute Vorbereitung für längere Gehstrecken auf denen Sie bewusst auf eine freie Hüftstreckung achten.

### Was tun, wenn's nicht klappt?

Sind die unter „Übung" beschriebene Hüftextension und posteriore Rotation des ipsilateralen Beckens in der transversalen Ebene eingeschränkt, sollte überprüft werden, ob ein Defizit der Hüftstreckbeweglichkeit (S. 121), der Waden-Dehnbarkeit (S. 115) oder der Dreh-Beweglichkeit (S. 102) vorliegt. Wird ein Defizit in diesen Bereichen beseitigt, verbessert sich die Hüftextension beim Gehen teil-

## Koordination

**Abb. 6.9** Hüftstreckung.

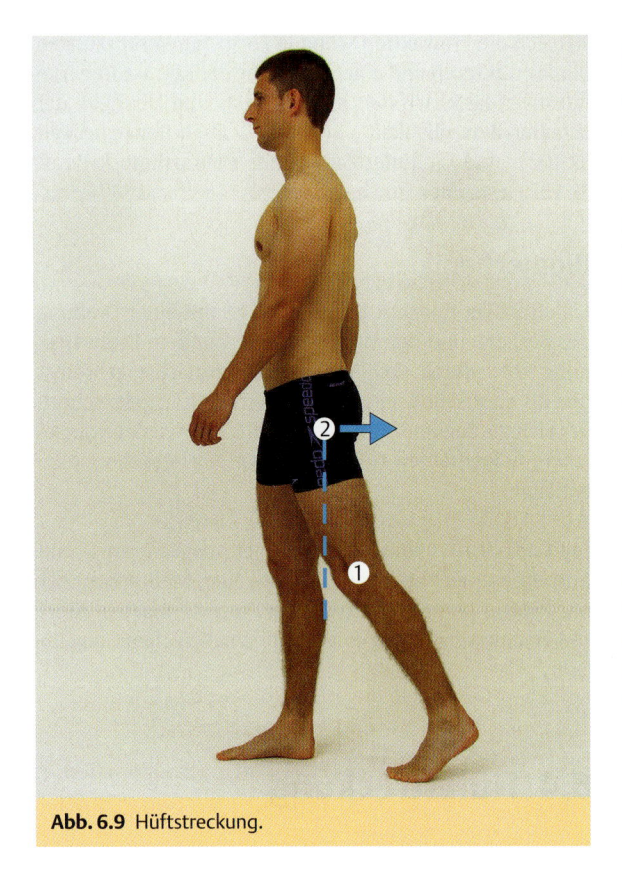

weise von allein. Gelegentlich verharrt ein Patient aber auch in seinem alten Bewegungsmuster und muss verbal daran erinnert werden, die neu gewonnene Bewegungsfreiheit auch zu nutzen.

Der Hüftschwung (▶ Abb. 6.9②) erzeugt die Energie für eine effektive Vorwärtsbewegung. Er muss dem Tempo daher angepasst sein. Beim Sprinten muss er groß und kräftig sein, beim langsamen Gehen entsprechend dezent. Wirkt der Gang mit dem neu erlernten Hüftschwung (▶ Abb. 6.9②) unnatürlich, liegt dies meist daran, dass er für das Gehtempo zu übertrieben oder der ausgleichende Armschwung (S. 76) zu gering ist. Ein natürliches Gangbild lässt sich dann damit erreichen, dass der Armschwung und das Gehtempo dem Hüftschwung angepasst werden.

### Vorher-Nachher-Vergleich

Um wie viel Grad schwingt die Längsachse des Oberschenkels beim Gehen während der Standbeinphase über die Senkrechte hinaus nach hinten? Alternativ lässt sich auch vergleichen, wie weit sich das Knie hinter das Lot durch den Hüftknochen verschiebt (▶ Abb. 6.9).

### Differenzialdiagnostik

Ob eine eingeschränkte Hüftextension beim Gehen durch einen elastischen Widerstand bedingt ist oder ob die Hüftextensionsbeweglichkeit eigentlich frei ist und nur aufgrund eines parafunktionellen Bewegungsmusters nicht genutzt wird, lässt sich durch einen Test der Hüftstreckbeweglichkeit (S. 121), Waden-Dehnbarkeit (S. 115) und Dreh-Beweglichkeit (S. 102) feststellen. Sind einer oder mehrere dieser Tests positiv, schränken die entsprechenden elastischen Widerstände die Hüftextension ein. Ist die Beweglichkeit in diesen Bereichen hingegen frei, liegt die Ursache primär in einem parafunktionellen Bewegungsmuster. Eine wesentliche Ursache für den Verlust an Beweglichkeit und dem Verlernen natürlicher Bewegungsabläufe sind einseitige statische Sitzaktivitäten in Schule, Beruf und zunehmend auch in der Freizeit.

Ein Hypertonus des M. iliopsoas, der eine freie Hüftstreckbeweglichkeit (S. 121) verhindert, ist am Häufigsten durch Reizungen im Bereich von Lendenwirbelsäule, Hüftgelenk, Darm oder einer Inguinalhernie bedingt:

- Eine *kompressionsbedingte Reizung der Lendenwirbelsäule* verstärkt sich bei endgradigen Bewegungen und axialer Kompression, während sie unter einer Traktion spürbar nachlässt. Die Dauer der Kompression, die nötig ist um die Symptome zu provozieren, hängt von der Reizbarkeit ab. Hinweise darauf liefern Bewegungstest und in der Anamnese die Belastungsdauer, ab der Symptome entstehen.
- Bei einer *Reizung des Hüftgelenks* verstärken sich die Symptome bei Stufe 1 der Oberschenkel-Innenseiten-Dehnung (S. 118). Bei stärkeren Entzündungen im Hüftgelenk verstärkt sich zudem oft die Spannung im Laufe der Hüftstreck-Beweglichkeits-Übung (S. 121) anstatt nachzulassen.
- Ist eine *Darmreizung* Ursache der Tonuserhöhung des M. iliopsoas, lassen die dadurch ausgelösten Symptome nach einem größeren Stuhlgang spürbar nach.
- Reizungen aufgrund einer Inguinalhernie schließlich, werden typischerweise durch Husten oder andere Formen der Bauchpresse verstärkt.

### Biomechanik

Eine freie Hüftstreckung läuft als Drehbewegung in der Wirbelsäule weiter, wo sie ein wichtiges Element des natürlichen Gangablaufs ist. Die dafür nötige Dehnbarkeit und Entspannung des M. iliopsoas entlastet alle Gelenke, die zwischen seinem Ursprung und Ansatz liegen. Dies wären die Gelenke und Bandscheiben der Lendenwirbel sowie das gleichseitige Iliosakral- und Hüftgelenk. Außerdem bewirkt die weite Hüftstreckbewegung, dass die Gewichtsbelastung beim Gehen über eine weite Fläche des Hüftkopfes verteilt wird und ihn somit vor Arthrose schützt.

# 6.5 Augenmuskel-Koordination

## Test

Können Sie Ihre Augen ohne Spannungsgefühl in einem weiten Kreis, ganz langsam und gleichmäßig, wie von Stunde zu Stunde eines Zifferblatts bewegen (▶ Abb. 6.10), ohne eine Stunde zu überspringen, während Ihre Mimik, Ihr Kopf und Ihr Unterkiefer so entspannt bleiben, dass sie sich nicht mitbewegen?

Beginnen Sie mit einer Kreisbewegung der Augen im Uhrzeigersinn und wiederholen Sie das Gleiche dann gegen den Uhrzeigersinn. Lassen Sie sich für den vollen Kreis jeweils zwölf Sekunden Zeit, also eine Sekunde pro Stunde auf dem gedachten Zifferblatt. Wenn Sie sich nicht sicher sind, ob Ihre Augenbewegung langsam und gleichmäßig ist, fragen Sie Ihr Gegenüber.

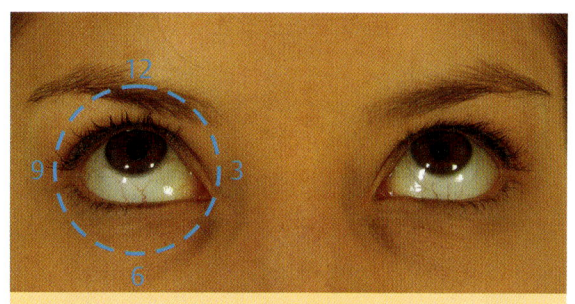

**Abb. 6.10** Augenmuskel-Koordination.

## Übung

Bewegen Sie Ihre Augen wie unter „Test" beschrieben, ganz langsam und gleichmäßig im Kreis, ohne eine Stunde zu überspringen, während Mimik, Kopf und Unterkiefer so entspannt bleiben, dass sie sich nicht mitbewegen. Gelingt dies in einem Bereich des Kreises nicht, oder nur mit einer unangenehmen Spannung im Augenbereich, sollten Sie Ihre Augen so lange nur in diesem Abschnitt hin und her bewegen, bis die Bewegung runder wird und die Spannung nachlässt.

▶ **Übungsalternative** Steigern können Sie die Übung der Augenmuskel-Koordination, wenn Sie diese mit der Übung der Bein-, Rücken- und Kopfnerven-Beweglichkeit (S. 110) oder der Armnerven-Beweglichkeit (S. 95) kombinieren. Diese Kombination macht aber nur Sinn, wenn und solange sie die Augenmuskel-Koordination spürbar erschwert.

## Was tun, wenn's nicht klappt?

Wenn die Spannung beim Üben nicht nachlässt, sollten mögliche mechanische Hindernisse mit Hilfe folgender Tests und Übungen aufgespürt und gelöst werden. Wenn einer der folgenden Tests positiv ist, lassen Sie Ihren Patienten die entsprechende Übung machen und wiederholen Sie dann die Augenmuskel-Koordinations-Übung. Gelingt die Kreisbewegung der Augen nun spannungsfrei, haben Sie die Blockade gefunden und gelöst.
- Gleichzeitig sämtliche Entspannungsübungen machen (S. 53 ff).
- Bein-, Rücken- und Kopfnerven-Beweglichkeit (S. 110).
- Armnerven-Beweglichkeit (S. 95).
- Brustwirbelsäulen-Aufrichtung (S. 85).

### Dissoziation

Wenn Ihr Patient den Test nicht besteht, weil er seinen Kiefer oder seinen Kopf mitbewegt, geschieht dies in aller Regel in Form einer ipsilateralen Lateralbewegung des Unterkiefers oder einer ipsilateralen Rotation der Halswirbelsäule. Diese habituellen En-bloc-Bewegungsmuster lassen sich gut durch *dissoziierte kontralaterale Bewegungen* lösen: Also mit den Augen ohne Mitbewegung des Kopfes nach rechts schauen, während der Unterkiefer nach links verschoben wird. (▶ Abb. 6.11).

## Vorher-Nachher-Vergleich

Gelingt die Augenbewegung runder und mit weniger Spannung oder Mitbewegung von Mimik, Unterkiefer und Kopf?

## Differenzialdiagnostik

Oft verstärken sich Kopfschmerzen die durch eine Dysbalance der Augenmuskeln bedingt sind beim Lesen. Auch der Blick aus dem Fenster eines fahrenden Zuges fordert die Augenmuskeln besonders. Der hierbei natürlicherweise entstehende Nystagmus kann dysfunktionale Augenmuskeln ebenfalls überfordern und dadurch Kopfschmerzen auslösen.

Trägt eine *eingeschränkte Neurodynamik* bei der Übung der Augenmuskel-Koordination zu Spannungen im Augenbereich bei, wird sich das Spannungsgefühl durch eine Kombination mit den Übungen „Rücken- und Kopfnerven-Beweglichkeit (S. 110)" oder „Armnerven-Beweglichkeit (S. 95)" verstärken.

Nackenmuskeln, die eine Dysbalance der Augenmuskeln kompensieren, entspannen sich mit der Wiederherstellung des Augenmuskelgleichgewichts sofort.

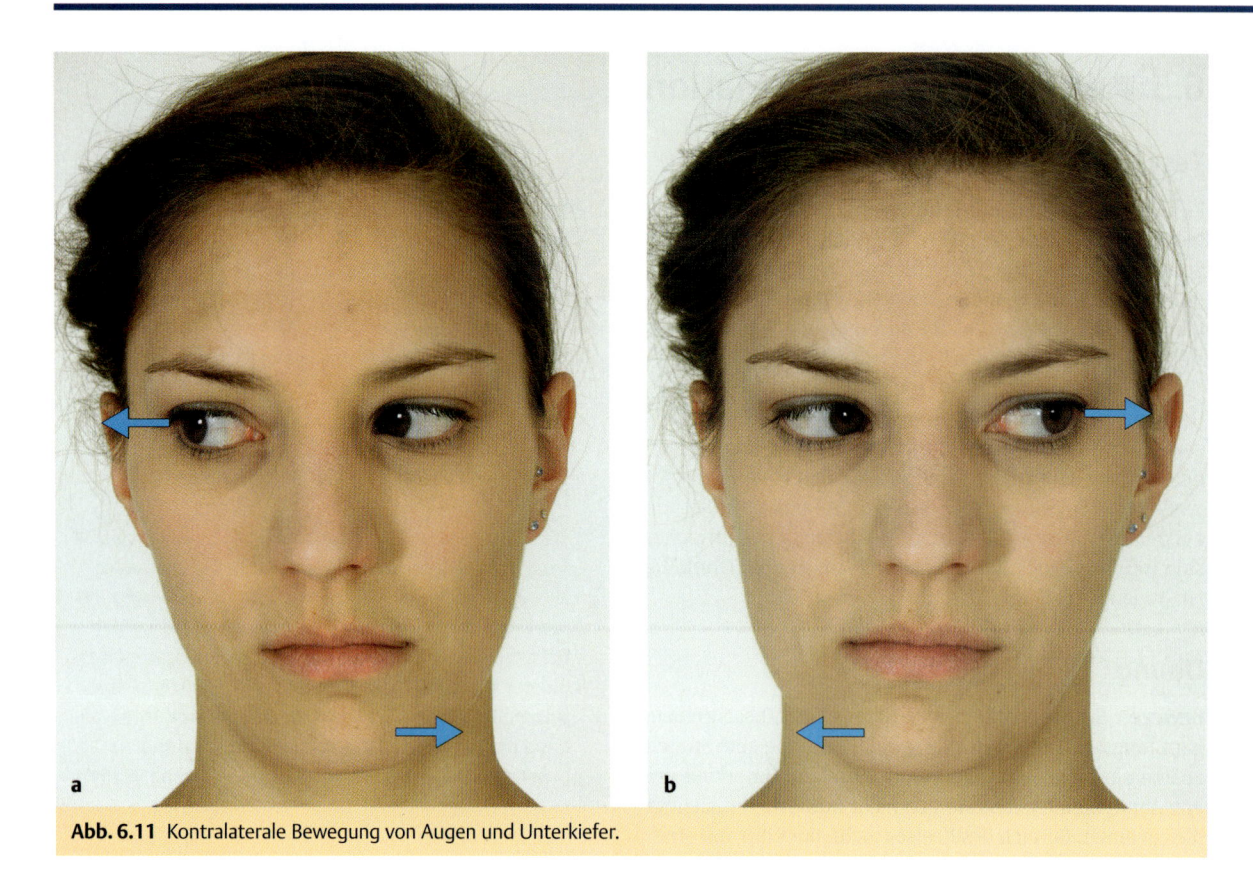

# Koordination

**Abb. 6.11** Kontralaterale Bewegung von Augen und Unterkiefer.

## Biomechanik

Wenn wir ein Objekt mit unseren Augen fixieren während wir unseren Kopf ein wenig nach links drehen, müssen unsere Augenmuskeln unser Auge entsprechend weit nach rechts bewegen, um das Objekt weiterhin im Blick zu behalten. Aufgrund dieser eng aufeinander abgestimmten Muskelsteuerung von Halswirbelsäule und Auge entspannt eine gute Augenmuskel-Koordination nicht nur den Augenbereich, sondern automatisch auch die Nackenmuskulatur. Umgekehrt begünstigt eine entspannte Nackenmuskulatur ein entspanntes Sehen.

### Duraspannung

Die Dura mater ist mit dem N. opticus verwachsen. Daher können sich Spannungen der Dura mechanisch auf die Augen übertragen und Mitursache von Verspannungen der Augenmuskeln oder dem Gefühl sein, nicht klar zu sehen, obwohl der augenärztliche Befund negativ ist.

# 7 Beweglichkeit

Beim Training der Beweglichkeit gibt es einige Grundsätze zu beachten, die an dieser Stelle erläutert werden.

▶ **Spannung**

> **Erste Spannung**
>
> Wenn Ihr Patient eine erste leichte Spannung erreicht hat, sollte er nicht mehr weiter gehen, sondern diese Position halten. Sie entscheidet darüber, ob er den Test bestanden hat. Die Übung besteht darin, die Spannung ohne jede weitere Bewegung in dieser Position zu lösen.

Wie geht das? – Einfach, indem Sie Ihren Patienten anleiten sich auf seine Entspannung zu konzentrieren, bis sie spürbar wird. Danach kann er, wenn er Zeit und Muße hat, noch ein Stück weiter bis zum nächsten leichten Spannungswiderstand gehen.

Das Training der mentalen Fähigkeit, bestimmte Muskeln gezielt zu entspannen, ist eine wesentliche Voraussetzung für eine gesunde Beweglichkeit. Deshalb sollte Ihr Patient immer nur so viel Spannung aufbauen, wie er auch lösen kann. Je nachdem, wie gut Ihr Patient das bewusste Entspannen erlernt hat, kann eine vollständige Entspannung zwischen dreißig Sekunden und fünf Minuten dauern. Wenn Ihr Patient nach zwei Minuten noch gar nicht nachlassen konnte, sollte er es mit mehr Konzentration, weniger Spannung oder einer Pause versuchen.

> **Schutzspannung**
>
> In den seltenen Fällen, in denen sich die Spannung eines Muskels auch auf diesem Weg nicht lösen lässt, sollten Sie die Übung stoppen um festzustellen, ob die Muskelspannung gereizte, verletzte oder überlastete Gewebe schützt. Erst nach Beseitigung der entsprechenden Ursache, sollte die Übung dann fortgesetzt werden.

**Häufigster Fehler**
Der häufigste Fehler bei den Beweglichkeitsübungen ist, dass Patienten nicht, wie empfohlen, nur bis zur ersten leichten Spannung gehen, sondern bis zur Schmerzgrenze. Hier steigt der Tonus des gedehnten Muskels reflektorisch an, um mit dieser „Schutzspannung" eine weitere Dehnung zu verhindern. Diese Schutzspannung verhindert eine Verbesserung der Beweglichkeit. Außerdem erhöht eine zu hohe Dehnspannung die Wahrscheinlichkeit, den entsprechenden Muskel und seine Sehne zu zerren. Daher sollten die Patienten immer wieder daran erinnert werden, nur bis zur ersten leichten Spannung zu gehen.

▶ **Reihenfolge** Die folgenden Beweglichkeitstests und -übungen sind nach Körperregionen von oben nach unten geordnet. Bei den Beinen kommt zuerst die Rückseite, dann die Vorderseite. Sie sollten sich in der Behandlung nicht an diese Reihenfolge halten, sondern in jedem Fall mit dem Test beginnen der die höchste klinische Relevanz hat. Welcher Test dies ist, können Sie aufgrund Ihrer klinischen Erfahrung oder mit Hilfe des Navis (S. 156ff) bestimmen.

▶ **Links und rechts** Beweglichkeitstests, die einzeln auf jeder Körperseite durchgeführt werden, sind im Folgenden aus Gründen der Kürze und Klarheit *nur für die linke Seite beschrieben*. Sie sind aber natürlich seitenverkehrt auch auf die rechte Seite anzuwenden. Sollte Ihr Patient einen dieser Test z. B. links bestehen und rechts nicht, sollte er die entsprechende Übung auch nur rechts machen.

▶ **Sitzhöhe und Gymnastikmatte** Übungen, die sitzend durchgeführt werden, setzen eine Sitzhöhe voraus, in der die Hüften sich etwas höher befinden als die Knie (S. 42). Übungen, bei denen Ihr Patient auf dem Boden kniet oder liegt, sind mit einer Gymnastikmatte angenehmer, wodurch die Entspannung erleichtert und somit die Effektivität erhöht wird.

▶ **Zeitpunkt** Da die Beweglichkeit im Laufe eines aktiven Tages generell zunimmt, ist es leichter, die Beweglichkeitstests abends zu bestehen. Damit gesunde Beweglichkeit aber auch schon morgens zur Verfügung steht, ist es ideal, wenn Ihr Patient so beweglich bleibt oder wird, dass er die Tests bereits eine Stunde nach dem Aufstehen bestehen kann.

▶ **Abstand zum Testziel**

> **Messmethoden**
>
> Bei den Beweglichkeitstests wird der Abstand zum Testziel in Zentimetern oder Fingerbreiten gemessen (S. 189 ff).

Die Messung in Fingerbreiten hat den Vorteil, dass sie besonders schnell und unkompliziert ist. Sie setzt aber voraus, dass der Wiederbefund vom gleichen Therapeuten oder einem andern Therapeuten mit gleicher Fingerbreite durchgeführt wird. Sie setzt weiterhin voraus, dass ein Therapeut, der einmal mit der linken, einmal mit der rechten Hand misst, links und rechts gleich breite Finger hat.

Die Messung in Zentimetern hat den Vorteil, dass die Messergebnisse statistisch besser auswertbar sind und

# Beweglichkeit

nicht durch Wiederbefunde mit unterschiedlich breiten Fingern verfälscht werden können. Somit ist sie Messung in Zentimetern bei Therapeutenwechseln und Studien zu empfehlen.

## 7.1 Halswirbelsäulen-Aufrichtung

▶ **Ausgangsstellung** Sie stehen mit dem Rücken an einer Wand, eine Schuhbreite Abstand zwischen Ihren Füßen, die Fersen eine Fußlänge von der Wand entfernt. Lehnen Sie sich mit Ihrem Gesäß und Ihren Schultern gegen die Wand und beugen Sie Ihre Knie leicht. Legen Sie eine Hand gerade unterhalb des Schädels flach in Ihren Nacken. Nicken Sie nun Ihren Kopf so weit nach vorn, dass Sie die Vorderseite (Füße, Brust oder Bauch) Ihres Köpers sehen können (▶ Abb. 7.1 ①) und halten ihn in dieser „Doppelkinnstellung".

### Test

Können Sie Ihren Hals in dieser „Doppelkinnstellung" ohne Spannung oder Schmerz so weit nach hinten schieben, bis ein Fingerknöchel (▶ Abb. 7.1 ②) die Wand berührt und Sie dabei nach wie vor die Vorderseite Ihres Körpers im Blick haben (▶ Abb. 7.1 ①)?

### Übung

Gehen Sie so weit in Richtung Testziel, bis Sie die erste Spannung spüren. Bleiben Sie so lange in dieser Position, bis sich die Spannung löst.

> **Ohne Hand**
> Die Hand im Nacken wird nur für den Test benötigt. Zum Üben sollten Ihre Arme locker neben dem Körper hängen (▶ Abb. 7.3). Dies erleichtert die Konzentration auf die erwünschte Aufrichtung der Halswirbelsäule.

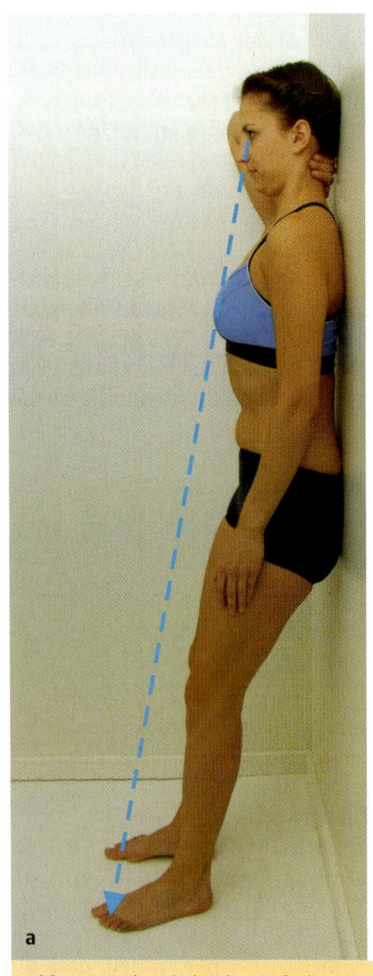

**Abb. 7.1** Halswirbelsäulen-Aufrichtung.

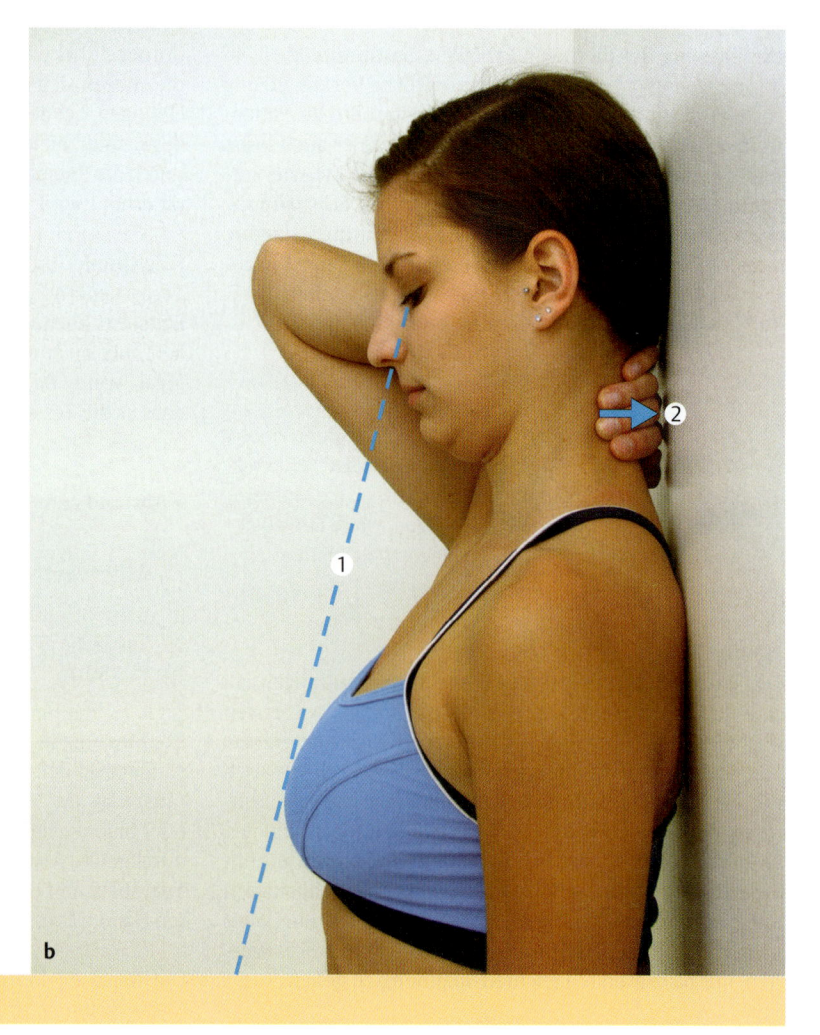

# Halswirbelsäulen-Aufrichtung

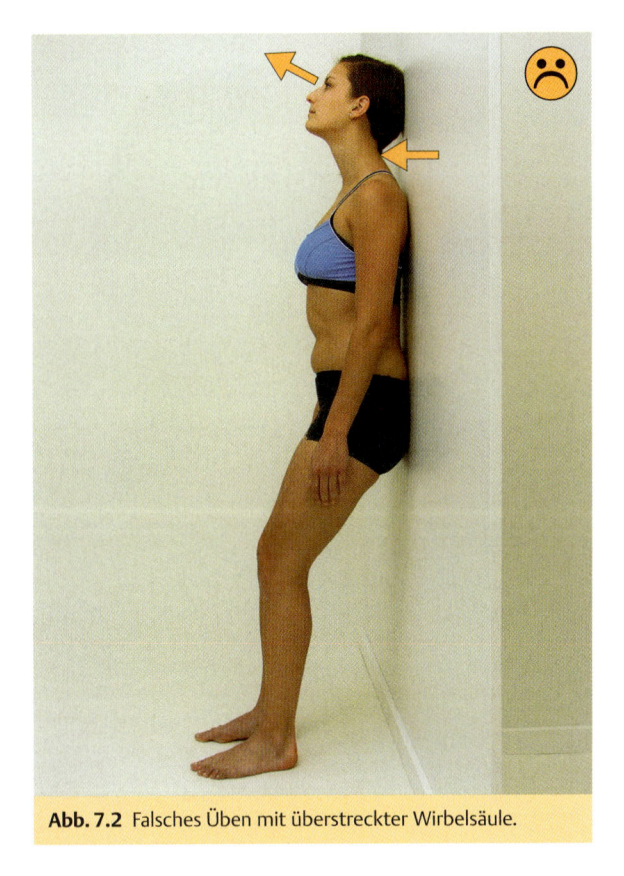

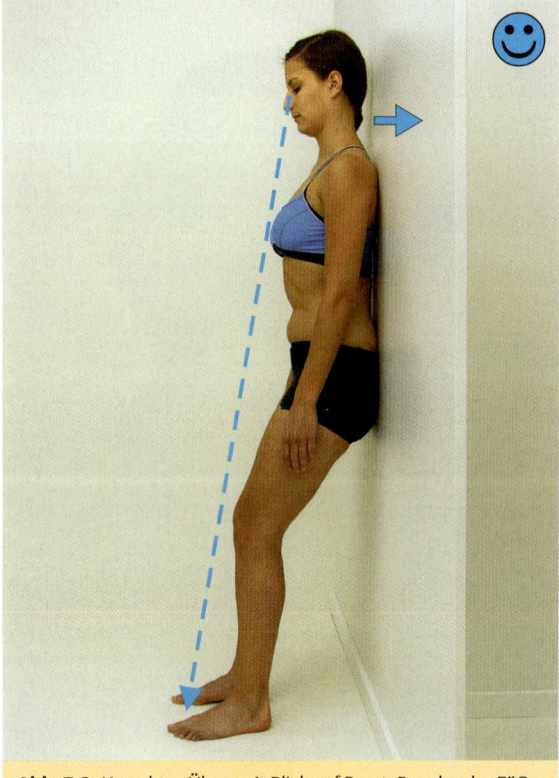

**Abb. 7.2** Falsches Üben mit überstreckter Wirbelsäule.

**Abb. 7.3** Korrektes Üben mit Blick auf Brust, Bauch oder Füße.

Damit Sie während der Übung Ihre Halswirbelsäule nicht überstrecken (▶ Abb. 7.2), ist es wichtig, dass Sie immer Ihre Körpervorderseite im Blick behalten. Überprüfen Sie immer wieder: habe ich meine Körpervorderseite noch im Blick (▶ Abb. 7.3)?

▶ **Übungsalternative** Die Halswirbelsäulen-Aufrichtung kann auch ohne Wand trainiert werden. Dazu wird eine Faust von vorne gegen den Hals gelegt und der Kopf so weit nach vorne genickt, bis die Faust zwischen Kinn und Brustbein fest gehalten wird (▶ Abb. 7.4). Dann rutscht das Kinn auf der Faust nach hinten, bis eine leichte Nackenspannung spürbar wird (▶ Abb. 7.5). Sobald diese Bewegung sicher und fehlerfrei wiederholt werden kann, genügt es auch, sich die Faust nur noch vorzustellen.

## Was tun, wenn's nicht klappt?

Wenn die Halswirbelsäulen-Aufrichtung eingeschränkt ist, versuchen die Patienten oft Ihren Kopf anstelle der Halswirbelsäule in Richtung Wand zu schieben. Dies führt zu einer Hyperextension der Halswirbelsäule und verhindert die gewünschte Halswirbelsäulen-Aufrichtung. Deshalb muss der Patient immer wieder daran erinnert werden seine Körpervorderseite im Blick zu behalten.

### Häufigster Fehler

Sie sollten ihrem Patienten folgenden wichtigen Unterschied bewusst machen: Der Kopf muss die Wand weder während dem Test noch bei der Übung berühren, denn der Hals und nicht der Kopf sollen nach hinten Richtung Wand geschoben werden.

Wenn die Spannung trotzdem nicht nachlässt, sollten mögliche mechanische Hindernisse der Halswirbelsäulenaufrichtung mit Hilfe folgender Tests und Übungen aufgespürt und gelöst werden. Wenn einer der folgenden Tests positiv ist, lassen Sie Ihren Patienten die entsprechende Übung machen und wiederholen dann die Übung „Halswirbelsäulen-Aufrichtung". Löst sich nun hierbei die Spannung, haben Sie das mechanische Hindernis gefunden und beseitigt.

- Mit weniger Spannung versuchen und dabei gleichzeitig sämtliche Entspannungsübungen machen (S. 53 ff).
- Brustwirbelsäulen-Aufrichtung (S. 85).
- Dreh-Beweglichkeit (S. 102).
- Armnerven-Beweglichkeit (S. 95).
- Bein-, Rücken- und Kopfnerven-Beweglichkeit (S. 110).
- Augenmuskel-Koordination (S. 79).

# Beweglichkeit

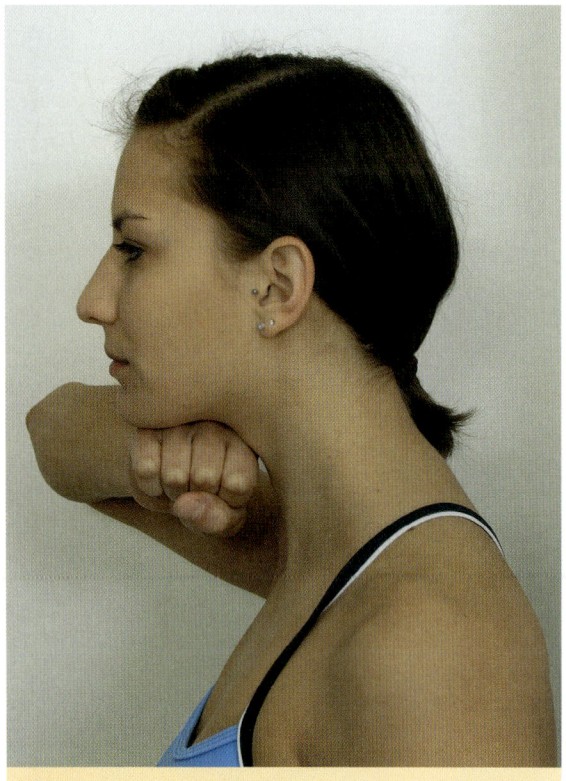

**Abb. 7.4** Die Faust zwischen Kinn und Brustbein festhalten …

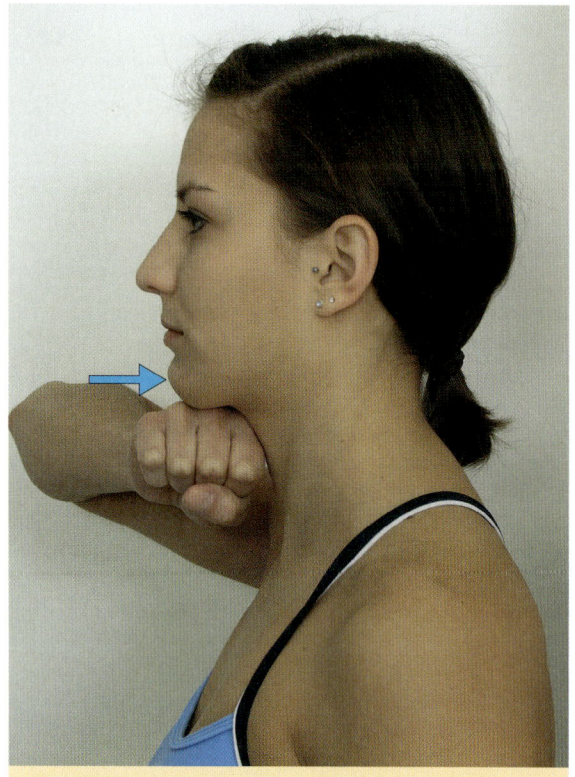

**Abb. 7.5** … und mit dem Kinn auf der Faust nach hinten rutschen.

## Vorher-Nachher-Vergleich

Wie groß ist der Abstand zwischen der Wand und den im Nacken liegenden Fingern des Patienten an der engsten Stelle (▶ Abb. 7.6)?

## Differenzialdiagnostik

Lösen sich die Spannung oder andere Symptome auch nach den Übungen aus „Was tun, wenn's nicht klappt?" nicht, sollte eine *Instabiliät* des Ligamentum transverum (C1) oder des Dens (C2) ausgeschlossen werden. Dazu legt der Therapeut eine Hand auf die Stirn seines Patienten, während dieser bei der Übung „Halswirbelsäulen-Aufrichtung" gerade so weit geht, bis seine Symptome leicht beginnen. Den Daumen und Zeigefinger seiner freien Hand hält der Therapeut im Schlüsselgriff und gibt dem C2 Dornfortsatz nun einen sanften Schub nach anterior, während er den Kopf des Patienten mit seiner Hand an der Stirn fixiert hält. Lassen die Beschwerden hierdurch nach, spricht dies für eine Instabilität zwischen C1 und C2. Die Übung sollte dann nur nach einer ärztlichen Abklärung der subokzipitalen Stabilität fortgesetzt werden und wie immer in einem Bereich bleiben, der keine Symptome provoziert oder verstärkt.

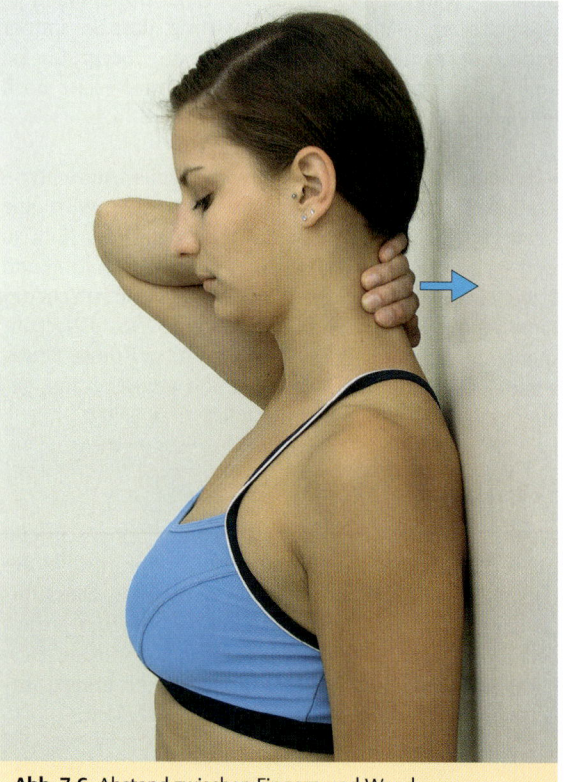

**Abb. 7.6** Abstand zwischen Fingern und Wand.

## Biomechanik

Eine schmerzhaft limitierte HWS-Rotation durch ein ipsilaterales Impingement im Bereich der intervertebralen Foramina ist ein gängiges Beschwerdebild. Ein direktes Üben der eingeschränkten Rotation ist hier in der Regel kontraproduktiv, da hierbei das Impingement und die resultierende Symptomatik verstärkt werden. Effektiver ist dann oft das indirekte Üben der „Halswirbelsäulen-Aufrichtung" allein oder als Teil der Übung „Brustwirbelsäulen-Aufrichtung" (S. 85). Beim Vorher-Nachher-Vergleich verbessert sie die Halswirbelsäulen-Rotation dadurch in der Regel deutlich. Dieser positive Effekt lässt sich wie folgt erklären:

- Bei der Halswirbelsäulen-Aufrichtung werden die obere und mittlere Halswirbelsäule flektiert. Diese Flexion separiert die Facettengelenke, öffnet die intervertebralen Foramina und dehnt die Kapsel der Facettengelenke. Die so gelockerte Kapsel reduziert die Kompression der intervertebralen Foramina bei endgradiger Rotation.

- Die Anspannung der vorderen Halsmuskeln führt zu einer antagonistischen Entspannung der Extensoren. Diese Entspannung hält in der Regel auch nach der Übung noch an und bewirkt in dieser Zeit ebenfalls eine Dekompression der Foramina.

- Durch die Positionierung des Kopfes über und nicht vor den Schultern, kommen die Facettengelenke in eine physiologische Stellung. Gleichzeitig können sich die Nackenmuskeln besser entspannen, weil der Kopf in dieser Haltung ausbalanciert ist.

## 7.2 Brustwirbelsäulen-Aufrichtung

▶ **Ausgangsstellung** Sie stehen mit dem Rücken an einer Wand, die Fersen eine Fußlänge von der Wand entfernt, mit einer Schuhbreite Abstand zwischen Ihren Füßen. Lehnen Sie sich mit Ihrem Gesäß und Ihren Schultern ge-

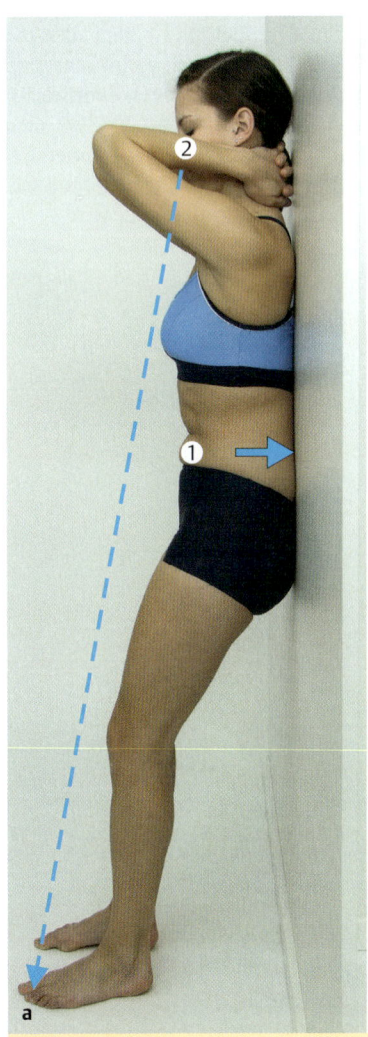

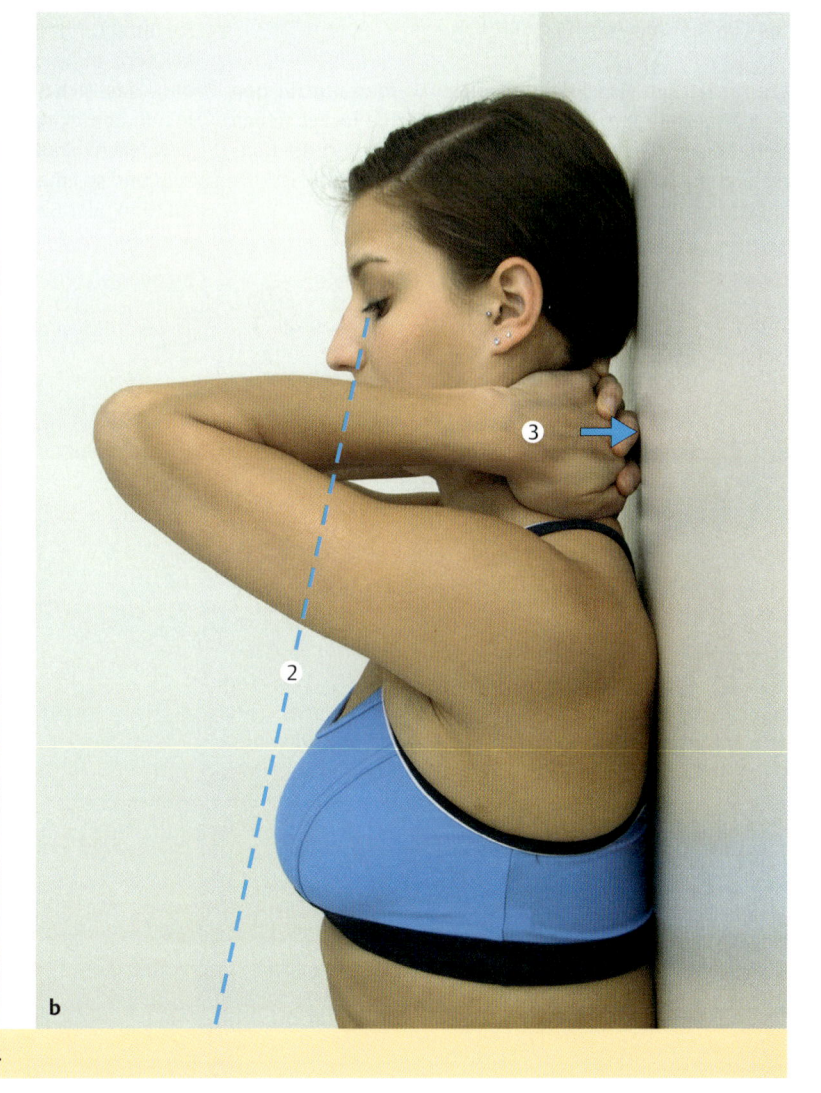

**Abb. 7.7** Brustwirbelsäulen-Aufrichtung.

# Beweglichkeit

gen die Wand und beugen Sie Ihre Knie leicht. Kippen Sie Ihr Becken dann so, dass Ihre Lendewirbelsäule gegen die Wand gedrückt wird (▶ Abb. 7.7 ①). Verschränken Sie schließlich Ihre Finger unterhalb des Schädels im Nacken, nicken Ihren Kopf so weit nach vorn, dass Sie die Vorderseite (Füße, Brust oder Bauch) Ihres Köpers sehen können (▶ Abb. 7.7 ②) und halten ihn in dieser „Doppelkinnstellung".

## Test

Können Sie ohne Spannung oder Schmerz Ihre Lendenwirbelsäule (▶ Abb. 7.7 ①) gegen die Wand gedrückt halten, während Sie Ihren Nacken so weit nach hinten schieben, bis ein Knöchel Ihrer verschränkten Finger die Wand berührt (▶ Abb. 7.7 ③) und Sie dabei nach wie vor die Vorderseite Ihres Körpers im Blick (▶ Abb. 7.7 ②) haben?

## Übung

Gehen Sie so weit in Richtung Testziel, bis Sie die erste Spannung spüren. Bleiben Sie so lange in dieser Position, bis sich die Spannung löst.

Die im Nacken verschränkten Finger werden nur für den Test benötigt. Zum Üben sollten Ihre Arme locker neben dem Körper hängen (▶ Abb. 7.9). Dies erleichtert die Konzentration auf die erwünschte Aufrichtung der Brustwirbelsäule.

Damit Sie während der Übung Ihre Halswirbelsäule nicht überstrecken (▶ Abb. 7.8), ist es wichtig, dass Sie immer Ihre Körpervorderseite im Blick behalten. Überprüfen Sie immer wieder: habe ich meine Körpervorderseite noch im Blick (▶ Abb. 7.9)?

▶ **Übungsalternative** Wenn es Ihnen nicht gelingt, Ihre Lendenwirbelsäule in Richtung Wand zu schieben (▶ Abb. 7.9) oder wenn sich die Aufrichtung im Laufe der Übung nicht verbessert, können Sie die Übungsalternative in der Rückenlage mit angebeugten Beinen versuchen (▶ Abb. 7.10). Solange die Halswirbelsäule in der Rückenlage aufgrund einer eingeschränkten Brustwirbelsäulen-Aufrichtung überstreckt (▶ Abb. 7.10), sollte der Kopf mit einem entsprechend hohem Kissen unterlagert werden (▶ Abb. 7.11).

Auch beim Üben in der Rückenlage sollten Sie Ihre Arme neben dem Körper lagern. In dieser Ausgangsstellung sollte dann zunächst die Halswirbelsäule so weit in Richtung Boden geschoben werden, wie dies ohne Zunahme von Beschwerden möglich ist. Versuchen Sie dann, wie weit Sie Ihre Lendenwirbelsäule in Richtung Boden drücken können, ohne dass dies Beschwerden verursacht und ohne dass sich der Abstand zwischen Ihrer Halswirbelsäule und dem Boden dabei wieder vergrößert. Wie bei allen Beweglichkeitsübungen sollte diese Position schmerzfrei sein und so lange gehalten werden, bis eine Spannungsreduktion oder Beweglichkeitszunahme spürbar wird.

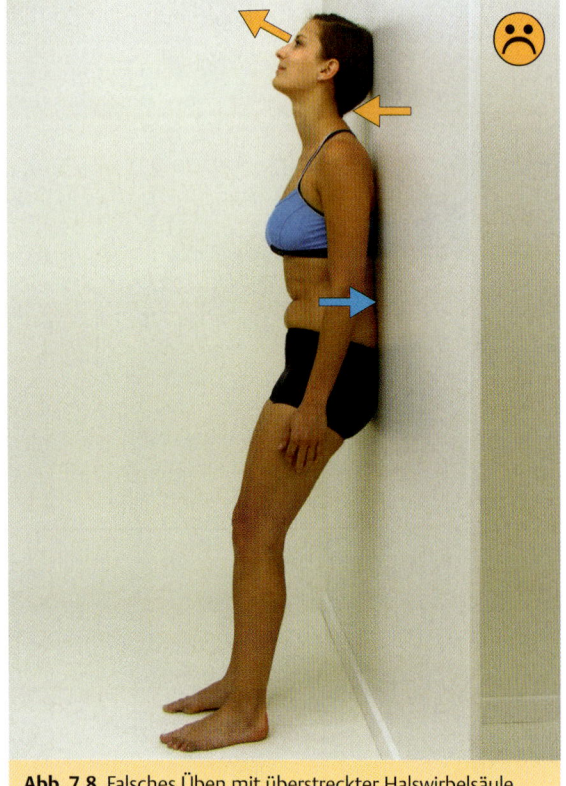

**Abb. 7.8** Falsches Üben mit überstreckter Halswirbelsäule.

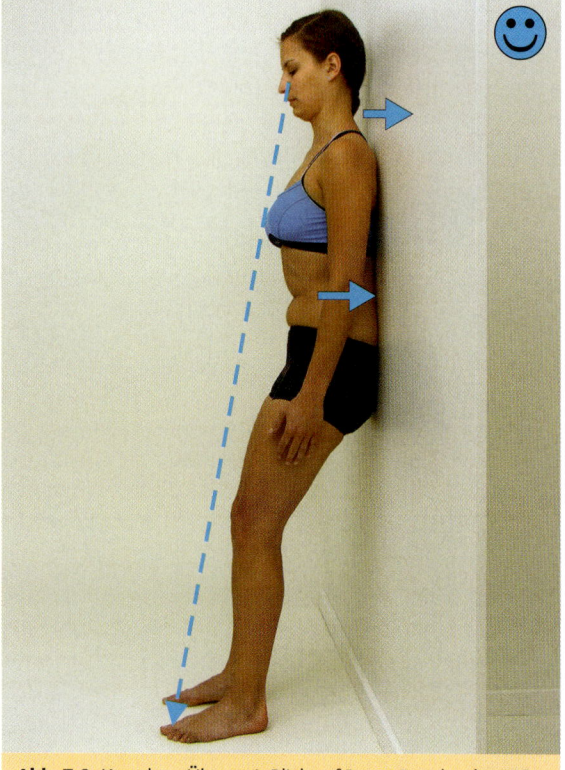

**Abb. 7.9** Korrektes Üben mit Blick auf Brust, Bauch oder Füße.

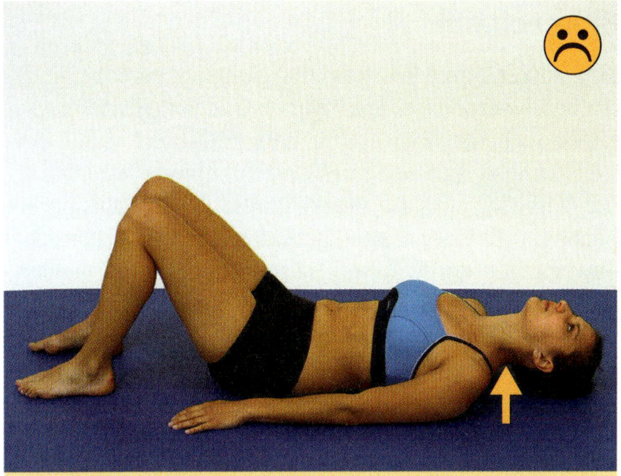

# Brustwirbelsäulen-Aufrichtung

**Abb. 7.10** Falsches Üben mit überstreckter Halswirbelsäule.

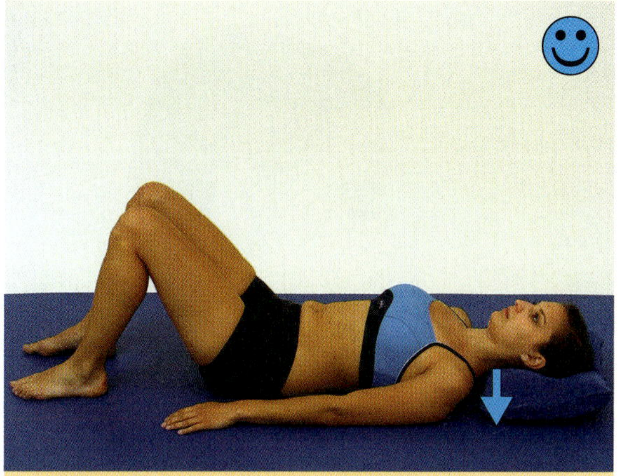

**Abb. 7.11** Korrektes Üben mit kleinem Kinn-Brust-Abstand.

Das Üben in der Rückenlage ist deutlich einfacher, weil die Aufrichtung hier mit und nicht gegen die Schwerkraft stattfindet und sie den meisten Menschen in der Rückenlage koordinativ leichter fällt. Sobald die Übung in Rückenlage problemlos gelingt, sollte sie wieder im Stehen versucht werden, damit der Patient lernt, die Aufrichtung auch im Alltag in der Senkrechten umzusetzen. Aus dem gleichen Grund bietet die Rückenlage auch keine Alternative zum Test im Stehen (▶ Abb. 7.7). Der Test in der Senkrechten entspricht der typischen Alltagsbelastung und soll überprüfen, ob eine gesunde uneingeschränkte Aufrichtung der Wirbelsäule unter diesen Bedingungen möglich ist.

## Was tun, wenn's nicht klappt?

Häufig gelingt es Patienten anfangs koordinativ nicht, ihre Lendenwirbelsäule gegen die Wand zu drücken. Anstelle der dafür notwendigen Beckenkippung, heben sie ihre Fersen und strecken ihre Knie. Den Patienten muss dann beigebracht werden, ihr Becken über eine Anspannung der Gesäß- und Bauchmuskulatur zu kippen ohne dabei die Fersen abzuheben oder die Knie zu strecken.

Noch häufiger überstrecken die Patienten ihre Halswirbelsäule während der Übung (▶ Abb. 7.8). Dies verhindert die gewünschte Aufrichtung von Hals- und Brustwirbelsäule. Deshalb muss der Patient immer wieder daran erinnert werden, seine Körpervorderseite im Blick zu behalten (▶ Abb. 7.9).

> **Häufigster Fehler**
> 
> Auch bei dieser Übung muss der Kopf die Wand nicht berühren, denn der Hals und nicht der Kopf sollen nach hinten in Richtung Wand geschoben werden.

Wenn die Spannung dennoch nicht nachlässt, sollten mögliche mechanische Hindernisse der Brustwirbelsäulenaufrichtung mit Hilfe folgender Tests und Übungen aufgespürt und gelöst werden. Wenn einer der folgenden Tests positiv ist, lassen Sie Ihren Patienten die entsprechende Übung machen und wiederholen dann die Übung „Brustwirbelsäulenaufrichtung". Löst sich nun hierbei die Spannung, haben Sie das mechanische Hindernis gefunden und beseitigt.

- Mit weniger Spannung versuchen und dabei gleichzeitig sämtliche Entspannungsübungen (S. 53 ff) machen.
- Dreh-Beweglichkeit (S. 102).
- Bein-, Rücken- und Kopfnerven-Beweglichkeit (S. 110).
- Übungsalternative in Rückenlage (▶ Abb. 7.11).
- Hypomobile Brustwirbel und Rippen manuell mobilisieren.

## Vorher-Nachher-Vergleich

Wie groß ist der Abstand zwischen der Wand und den Knöcheln der im Nacken verschränkten Finger des Patienten an der engsten Stelle (▶ Abb. 7.12)?

Die Patienten werden aufgefordert, ihre LWS beim Test ständig in Kontakt mit der Wand zu halten. Kann der Patient seine LWS aber schon zu Beginn des Tests nicht bis an die Wand bringen, wird dieser Abstand dazu addiert. Wenn also zum Beispiel der Abstand zwischen den Knöcheln im Nacken und der Wand beim Test 2 cm beträgt, während zusätzlich auch noch ein Abstand von 1 cm zwischen LWS und Wand bleibt, werden 3 cm notiert.

## Differenzialdiagnostik

Die BWS-Aufrichtung kann nicht nur durch eine Hypomobilität der BWS-Facettengelenke, sondern auch durch einen erhöhten Muskeltonus der Bauchmuskulatur oder des Zwerchfells eingeschränkt sein. Ist erhöhter Muskeltonus der Bauchmuskulatur oder des Zwerchfells ursächlich, lässt sich die BWS-Aufrichtung durch eine manuelle Triggerpunktbehandlung der betroffenen Muskeln oder durch

# Beweglichkeit

**Abb. 7.12** Abstand zwischen Fingerknöcheln und Wand.

## Biomechanik

Eine aufgerichtete Brustwirbelsäule beugt nicht nur lokalen Beschwerden der Brustwirbelsäule vor. Sie dekomprimiert auch den Bauchraum und erleichtert somit eine freie Atmung und eine normale Funktion der Bauchorgane. Schließlich ist die Brustwirbelsäulenaufrichtung ein wichtiger Teil der weiterlaufenden Bewegungskette bei Bewegungen der Schulter, Halswirbelsäule und Lendenwirbelsäule. Daher ist eine freie Brustwirbelsäulen-Aufrichtung die Voraussetzung für eine normale Funktion in diesen Bereichen.

### BWS-Schulter-Studie

Eine eingeschränkte Brustwirbelsäulen-Aufrichtung erhöht die Wahrscheinlichkeit eines glenohumeralen Impingements (Betz 2005).

## 7.3 Rückenmuskel-Dehnbarkeit

▶ **Ausgangsstellung** Sie knien auf dem Boden. Der Abstand zwischen Ihren Knien ist zwei Fäuste breit. Legen Sie Ihre Unterarme und Fußrücken flach auf dem Boden ab (▶ Abb. 7.13).

### Test

Können Sie mit Ihrer Nasenspitze ohne Spannung oder Schmerz erst Ihr linkes und dann Ihr rechtes Knie berühren (▶ Abb. 7.13)?

### Übung

Gehen Sie so weit in Richtung Testziel, bis Sie die erste Spannung spüren. Bleiben Sie so lange in dieser Position, bis sich die Spannung löst.

▶ **Test- und Übungsalternative** Ist Ihnen die Ausgangsstellung von ▶ Abb. 7.13 im Knie und Fußrücken unangenehm, helfen ein Kissen und ein aufgerolltes Handtuch (▶ Abb. 7.14). Machen Sie Ihr Kissen und Handtuch immer gerade so dick, dass Ihre Knie und Fußrücken in der Ausgangsstellung schmerzfrei sind. Je nach Ursache der Kniebeschwerden kann das Kissen dauerhaft nötig sein. Die Handtuchrolle im Fußrücken, lässt sich bei täglichem Üben dagegen in der Regel recht schnell verkleinern, bis sie gar nicht mehr nötig ist.

### Was tun, wenn's nicht klappt?

Wenn die Spannung beim Üben nicht nachlässt, sollten mögliche mechanische Hindernisse mit Hilfe folgender Tests und Übungen aufgespürt und gelöst werden. Wenn

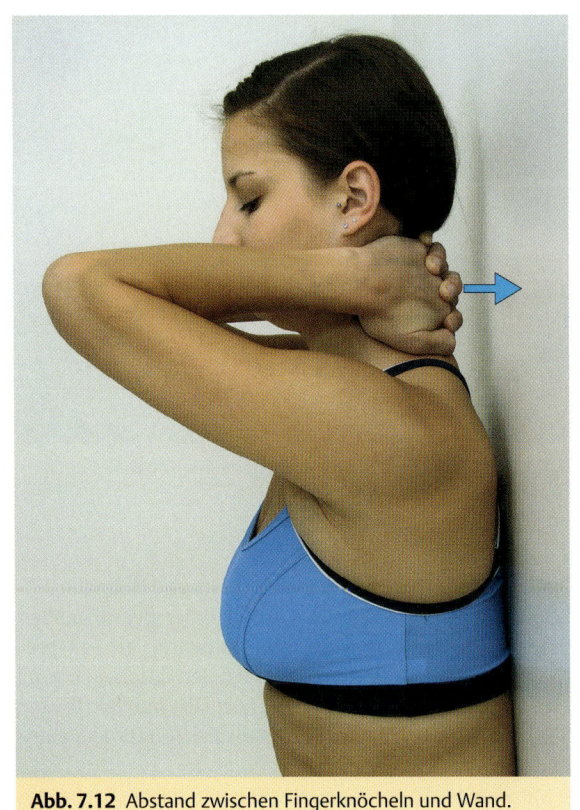

die Übungen „Dreh-Beweglichkeit" und „Bauchatmung" verbessern.

Liegt eine sternosymphyseale Belastungshaltung aufgrund einer habituell zusammengesunkenen Haltung vor, wird die so gereizte kostosternale Knorpelverbindung bei einer Aufrichtung der BWS gedehnt. Dies kann vorübergehend als schmerzhaftes Ziehen in diesem Bereich wahrgenommen werden, verliert sich aber zunehmend, wenn die aufrechten Haltung trotzdem beibehalten wird.

Liegt eine Verengung der intervertebralen Foramina im Bereich der BWS aufgrund eines Bandscheibenvorfalles oder „verdrehten" Wirbels in diesem Bereich vor, kann eine Aufrichtung der BWS lokale Beschwerden deutlich verstärken. Im Falle des Bandscheibenvorfalls lassen die Beschwerden in der alternativen Ausgangsstellung Rückenlage nach. Im Falle eines „verdrehten" BWS-Wirbels, repositiert dieser oft durch die Übung „Dreh-Beweglichkeit" oder indem im Laufe der BWS-Aufrichtung, wenn gleichzeitig auf eine rein diaphragmale Atmung geachtet wird.

Bei den Diagnosen Morbus Scheuermann und Morbus Bechterew ist die Effektivität der Übung „Brustwirbelsäulenaufrichtung" aufgrund irreversibler Einschränkungen begrenzt.

# Rückenmuskel-Dehnbarkeit

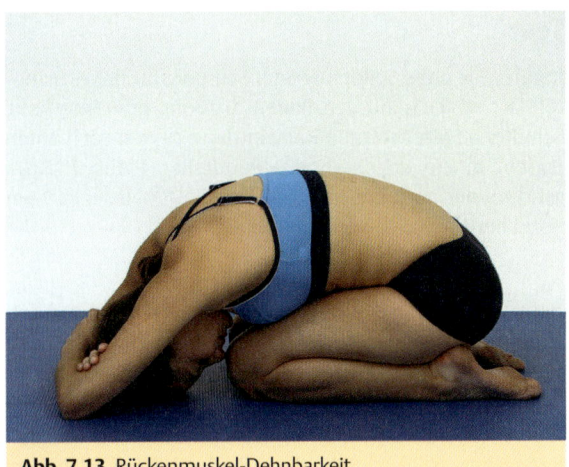

**Abb. 7.13** Rückenmuskel-Dehnbarkeit.

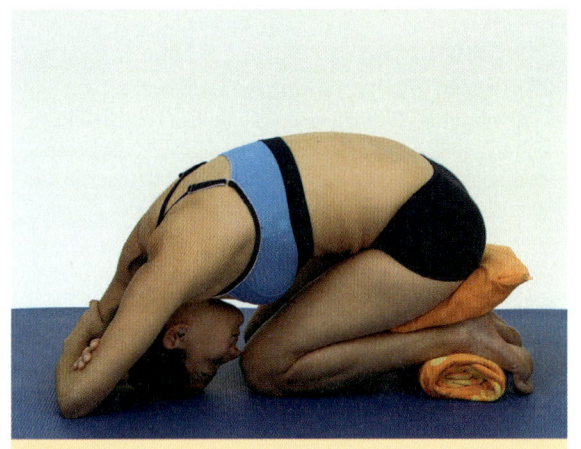

**Abb. 7.14** Test- und Übungsalternative mit Kissen und/oder Handtuch.

einer der folgenden Tests positiv ist, lassen Sie Ihren Patienten die entsprechende Übung machen und wiederholen dann die Dehnung der Rückenmuskeln. Löst sich nun die Spannung, haben Sie die Blockade gefunden und gelöst.
- Die Übungsalternative (▶ Abb. 7.14) versuchen.
- Mit weniger Spannung versuchen und dabei gleichzeitig alle Entspannungsübungen machen (S. 53 ff).
- Gesäßmuskel-Dehnbarkeit (S. 108).
- Oberschenkel-Rückseiten-Dehnbarkeit (S. 113).
- Bein-, Rücken- und Kopfnerven-Beweglichkeit (S. 110).
- Rückenmuskel-Kraft (S. 130).
- Oberschenkel-Vorderseiten-Dehnbarkeit (S. 125).

## Vorher-Nachher-Vergleich

Wie groß ist der Abstand an der engsten Stelle zwischen Nase und Knie (▶ Abb. 7.15)?

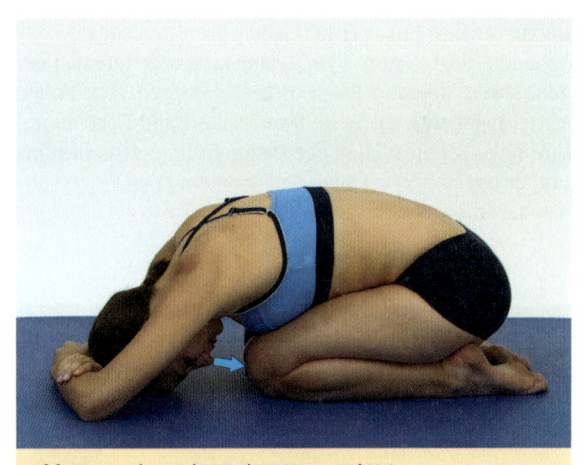

**Abb. 7.15** Abstand zwischen Nase und Knie.

## Differenzialdiagnostik

Bremst eine ISG-Blockade die Bewegung der Nase in Richtung Knie, wird dies meist lokal im ISG-Bereich als Schmerz spürbar. Die Nase wird dann weiter in Richtung Knie kommen nachdem das ISG manuell oder durch die Übung „Oberschenkel-Vorderseiten-Dehnbarkeit" (S. 125) reponiert wurde.

## Biomechanik

Die Sitzhaltung der meisten Menschen ist in der Regel eine zusammengesunkene Haltung mit flektierter Wirbelsäule in LWS, BWS und unterer HWS. Nur die mittlere und obere HWS wird kompensatorisch hyperextendiert gehalten um geradeaus schauen zu können. Diese Hyperextension führt auf Dauer zu einer Verkürzung und der Nackenmuskeln, die beim Test der Rückenmuskel-Dehnbarkeit als Spannung spürbar wird. Das Gleiche trifft auf alle reflektorischen und parafunktionell bedingten Tonuserhöhungen der Nackenmuskulatur zu (S. 53–63).

Im LWS und BWS-Bereich wird in den ersten 50 Lebensjahren beim Test der Rückenmuskel-Dehnbarkeit in der Regel keine Spannung spürbar, da die Muskeln in diesem Bereich haltungsbedingt meistens ohnehin überdehnt sind. Wird dennoch eine Spannung im LWS- und BWS-Bereich verspürt, deutet dies auf Verspannungen der Rückenstrecker hin. Typische Ursachen dieser Verspannungen sind langes statisches Sitzen (S. 64–67), längeres hyperextendiertes Stehen (S. 50 ff) oder reflektorische Verspannungen aufgrund von Instabilität, verdrehten Wirbeln, einer Spinalkanalstenose oder Schmerzen im Bereich der Bandscheiben, Wirbelgelenke oder Spinalnerven.

# Beweglichkeit

> **Abschlussübung**
>
> Die Dehnung der Rückenstreckmuskeln mit der Übung „Rückenmuskel-Dehnbarkeit" wird in Regel als besonders angenehm empfunden, da die Dehnung in einer entlastenden Haltung für die Wirbelsäule stattfindet, die im Bereich der HWS zudem eine sanfte Traktion bewirkt. Ihre ausgleichende und entspannende Wirkung macht sie zum geeigneten Abschluss eines Fitnessprogramms.

## 7.4 Schulterbeweglichkeit

▶ **Ausgangsstellung** Sie liegen auf Ihrem Rücken – solange Sie die Tests der Hals- und Brustwirbelsäulen-Aufrichtung (S. 82 und S. 85) nicht bestanden haben, mit einem Kopfkissen. Ihr rechter Arm liegt zunächst seitlich am Körper. Greifen Sie mit Ihrer linken Hand unter Ihrem Rücken durch, bis Ihre linke Mittelfingerspitze Ihren rechten Ellbogen berührt (▶ Abb. 7.16 ①), und lassen Sie ihn dort liegen. Lösen Sie dann Ihren rechten Ellbogen vom linken Mittelfinger und legen Sie Ihre rechte Hand flach so auf Ihre linke Schulter, dass der Daumen Ihren Hals berührt und Ihre gestreckten Finger den Boden mit den Fingerspitzen berühren (▶ Abb. 7.17).

### Test

Können Sie ohne Spannung oder Schmerz Ihr linkes Schulterblatt so flach auf den Boden drücken, dass Ihre linke Schulter an Ihrer rechten Hand entlang so weit nach unten rutscht, bis sie nicht mehr den Handteller (▶ Abb. 7.18 ②), sondern nur noch die Finger (▶ Abb. 7.19 ③) Ihrer rechten Hand berührt?

### Übung

Drücken Sie Ihr linkes Schulterblatt so weit in Richtung Boden, bis Sie die erste Spannung spüren. Bleiben Sie so lange in dieser Position, bis sich die Spannung löst. Die rechte Hand macht die Bewegungsrichtung und Übungsfortschritte spürbar. Sobald sie Beides im Gefühl haben, benötigen Sie die rechte Hand während der Übung nicht mehr und können Sie entspannt an Ihrer Seite liegen lassen (▶ Abb. 7.20).

▶ **Übungsalternative** Wenn schon die Ausgangsstellung mit der Hand unter dem Rücken schmerzhaft ist, sollten Sie stattdessen mit der Hand unter dem Gesäß beginnen (▶ Abb. 7.21). Mit zunehmender Beweglichkeit kann die Hand dann immer weiter nach oben in Richtung Testposition (▶ Abb. 7.20) verschoben werden.

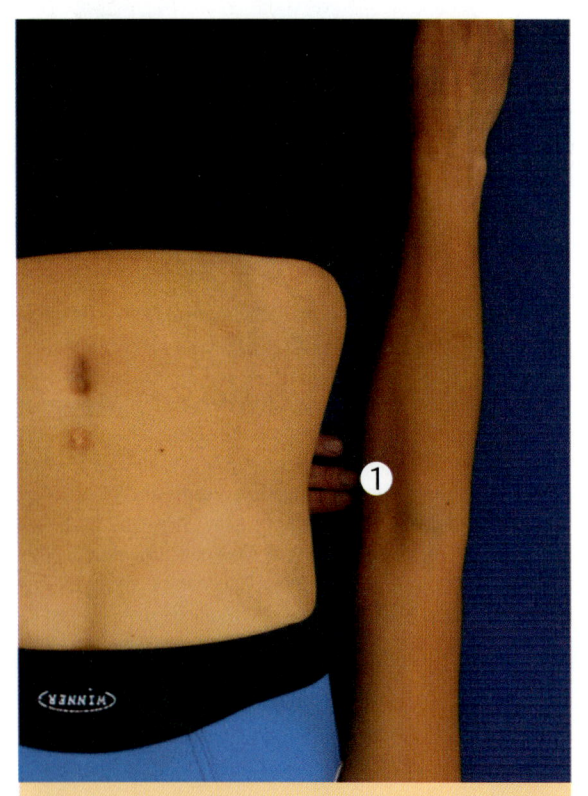

**Abb. 7.16** Schritt 1: Die Fingerspitzen der linken Hand berühren den rechten Ellbogen.

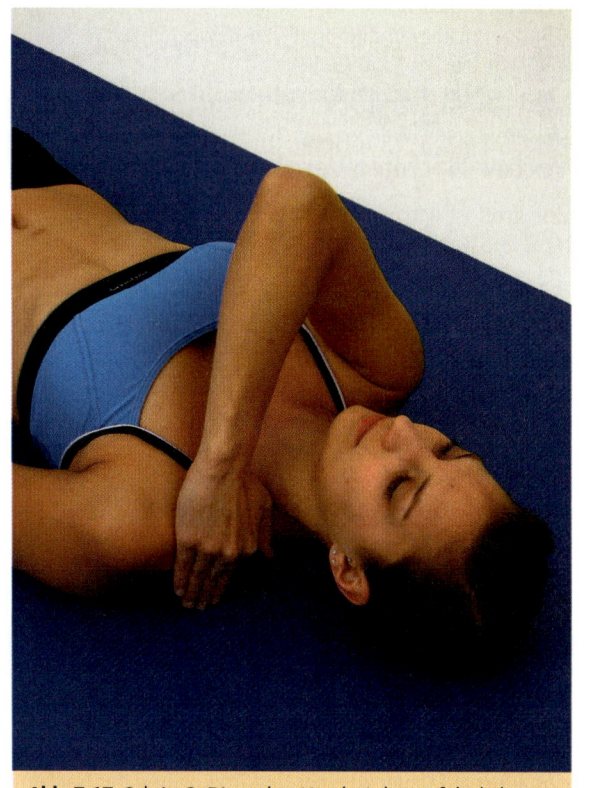

**Abb. 7.17** Schritt 2: Die rechte Hand wird so auf die linke Schulter gelegt, dass der Daumen den Hals und die Fingerspitzen den Boden berühren.

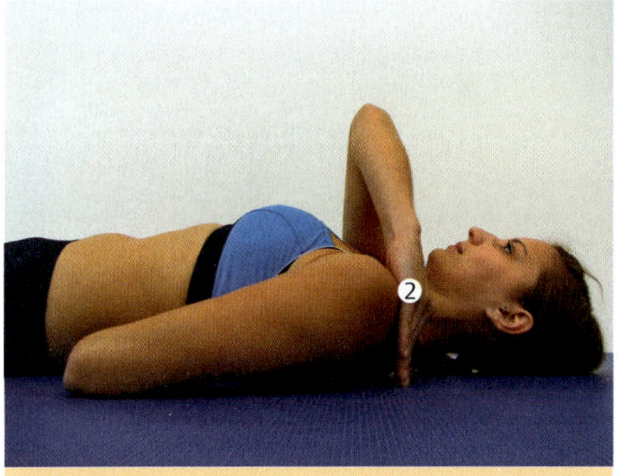

# Schulterbeweglichkeit

**Abb. 7.18** Der Test ist nicht bestanden, weil die Schulter den Handteller (②) berührt.

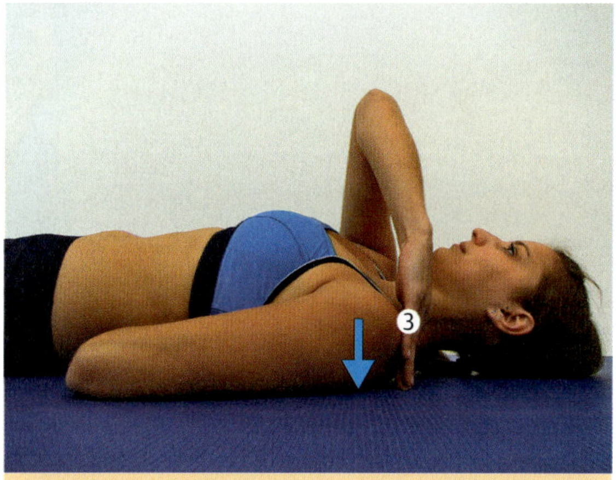

**Abb. 7.19** Der Test ist bestanden, weil die Schulter so flach auf den Boden gedrückt wurde, bis sie nur noch die Finger (③) berührt.

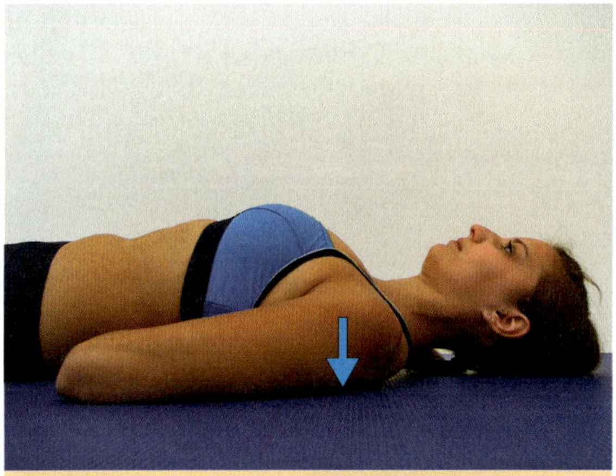

**Abb. 7.20** Übung der Schulterbeweglichkeit ohne die rechte „Spürhand".

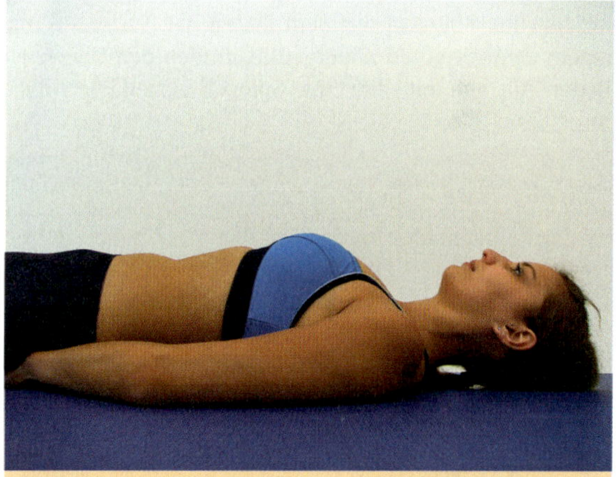

**Abb. 7.21** Ausgangsstellung mit der Hand unter dem Gesäß.

## Was tun, wenn's nicht klappt?

### Erst Retraktion dann Innenrotation

Patienten mit besonders stark eingeschränkter Schulterbeweglichkeit können ein unangenehmes Knacksen oder Rumpeln im Schultergelenk wahrnehmen, wenn sie ihre Hand unter den Rücken legen. Sie können dies in der Regel dadurch vermeiden, dass sie ihr Schulterblatt vorher drei Mal maximal in Richtung Wirbelsäule ziehen (adduzieren) und es dort halten, während sie ihre Hand unter den Rücken legen. Mit zunehmender Beweglichkeit verliert sich das Knacksen.

Wenn die Schulterspannung selbst bei der Übungsalternative mit der „Hand unter dem Gesäß" (▶ Abb. 7.21) nicht nachlässt, sollten mögliche Hindernisse mit Hilfe folgender Tests und Übungen aufgespürt und gelöst werden.

Wenn einer der folgenden Tests positiv ist, lassen Sie Ihren Patienten die entsprechende Übung machen und wiederholen dann die Übung „Schulterbeweglichkeit". Löst sich nun die Spannung, haben Sie die Blockade gefunden und gelöst.
- Mit weniger Spannung versuchen und dabei gleichzeitig sämtliche Entspannungsübungen machen (S. 53 ff).
- Dreh-Beweglichkeit (S. 102).
- Schulterblatt- und Oberarmmuskel-Kraft (S. 132).
- Armnerven-Beweglichkeit (S. 95).
- Brustwirbelsäulen-Aufrichtung (S. 85).

Kann der Patient seine rechte Hand während des Testens und Übens der linken Schulterbeweglichkeit aufgrund einer Bewegungseinschränkung nicht auf seine linke Schulter legen, ist folgende Testalternative möglich:

Kann der gesamte linke Oberarm vom Ellbogen bis zur Achselhöhle auf den Boden gedrückt werden (▶ Abb. 7.22)?

# Beweglichkeit

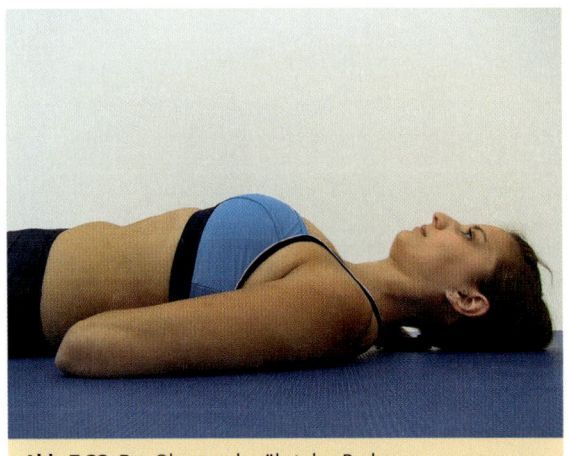

**Abb. 7.22** Der Oberarm berührt den Boden.

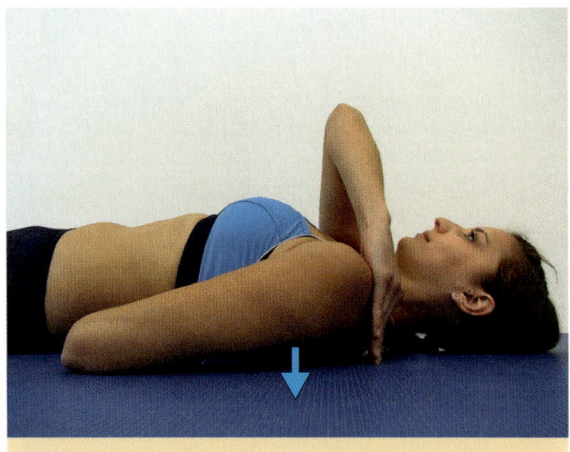

**Abb. 7.23** Abstand zwischen Achsel und Fußboden.

Patienten mit einem guten Körpergefühl spüren, wie viel Kontakt Ihr Oberarm mit dem Boden hat. Patienten mit einem weniger guten Köpergefühl können den Oberarm-Boden-Abstand mit Hilfe eines Spiegels visuell kontrollieren.

> **Straffe Haut**
> Diese Testalternative funktioniert aber nur, wenn die Haut des Oberarms straff ist. Ist die Haut hingegen schlaff, berührt sie den Boden auch schon bei protrahierter Schulter.

## Vorher-Nachher-Vergleich

Wie groß ist der Abstand zwischen dem Fußboden und dem Oberarm auf Höhe der Achsel (▶ Abb. 7.23)?

## Differenzialdiagnostik

Wenn die Muskeln der Rotatorenmanschette kontrakt oder hyperton sind, wird beim Üben der Schulterbeweglichkeit typischerweise ein Spannungsgefühl in der lateralen proximalen Oberarmhälfte wahrgenommen.

Bei einer Reizung der langen Bicepssehne hingegen lassen sich Schmerzen in der Regel durch eine manuellen Druck zwischen Tuberculum majus und minus (im Sulcus intertubercularis) sowie durch eine Kontraktions- oder Dehnspannung (▶ Abb. 7.24) des M. biceps brachii auslösen.

## Biomechanik

Nackenverspannungen, die sich mit einer lokalen Behandlung nur kurzfristig verbessern lassen, können die Kompensation einer anderen primären Dysfunktion darstellen. Primäre Dysfunktionen sind in diesem Fall neben einer kostosternalen Atmung (S. 61 ff) und eines hypomobilen

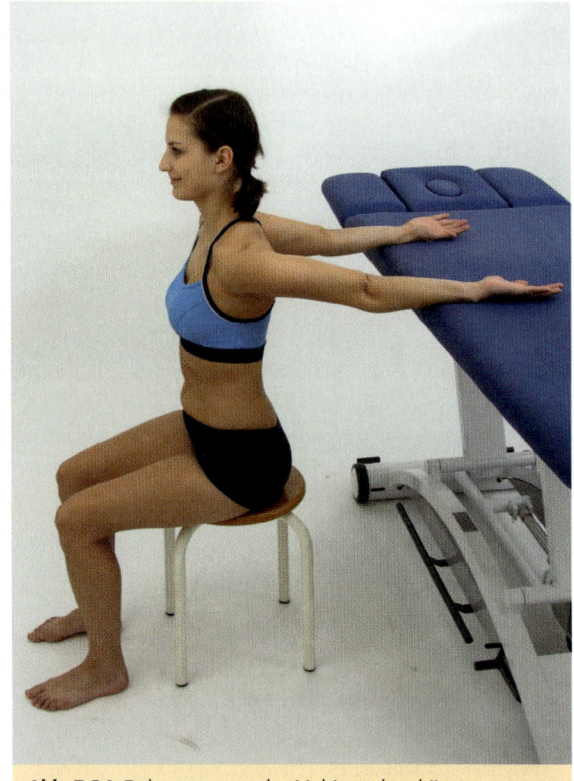

**Abb. 7.24** Dehnspannung des M. biceps brachii.

Plexus brachialis (S. 95 ff) oft eine eingeschränkte glenohumerale Innenrotationsbeweglichkeit.

Ist die glenohumerale Innenrotationsbeweglichkeit eingeschränkt, muss der ganze Schultergürtel protrahiert werden, damit sich die Hände in der Köpermitte treffen können. Diese Protraktion der Schulter und die weiterlaufende Kyphosierung der BWS sind wesentliche Ursachen von Nackenverspannungen und Schulterimpingements (Betz 2005).

Umgekehrt ermöglicht die Übung „Schulterbeweglichkeit", dass wieder in einer physiologischen Haltung von Schulter und BWS mit den Händen vor der Körpermitte gearbeitet werden kann. Dies, wie auch eine Kraftzunahme der Skapularetraktoren und eine verbesserte Durchblutung und Elastizität der Sehnen der Rotatorenmanschette mögen erklären, warum Impingement-Beschwerden mit Übungsfortschritten bei der „Schulterbeweglichkeit" nachlassen.

## 7.5 Fingerbeuger-Dehnbarkeit

▶ **Ausgangsstellung** Sie stehen in einer Armlänge Entfernung vor einer Ecke. Strecken Sie Ihren linken Arm horizontal nach vorne aus und drehen ihn so weit nach außen, dass Ihr Puls nach oben und Ihr Ellbogen unten zeigt. Dann winkeln Sie Ihr Handgelenk so ab, dass die Finger Ihrer linken Hand nach unten zeigen und die Wand vor Ihnen berühren, während Ihr linker Daumen und Ihre linke Schulter die Wand berühren, die links von Ihnen liegt (▶ Abb. 7.25).

### Test

Können Sie Handteller und Finger in dieser Stellung (ohne Spannung oder Schmerz) ganz flach gegen die Wand vor Ihnen drücken (▶ Abb. 7.26)?

### Übung

Gehen Sie so weit mit dem Handteller in Richtung Wand, bis Sie die erste Spannung spüren. Bleiben Sie so lange in dieser Position, bis sich die Spannung löst.

▶ **Test- und Übungsalternative** Die Ausgangsstellung in der Ecke eines Raumes verhindert durch den Kontakt der linken Schulter mit der Wand Ausweichbewegungen Ihres Rumpfes nach links oder rechts. Außerdem ermöglicht diese Ausgangsstellung einen nahtlosen Übergang zum Testen und Üben der Armnerven-Beweglichkeit.

Findet sich keine passende Ecke oder stehen für eine Übungsgruppe nicht genügend Ecken zur Verfügung, können der Test und die Übung der Fingerbeuger-Dehnbarkeit auch an einer Wand ohne Ecke durchgeführt werden (▶ Abb. 7.27).

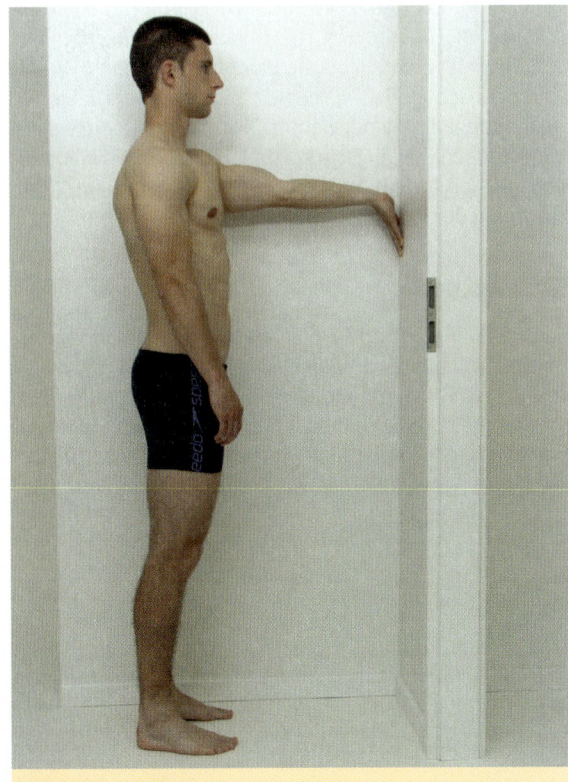

**Abb. 7.25** Mit horizontalem Arm ...

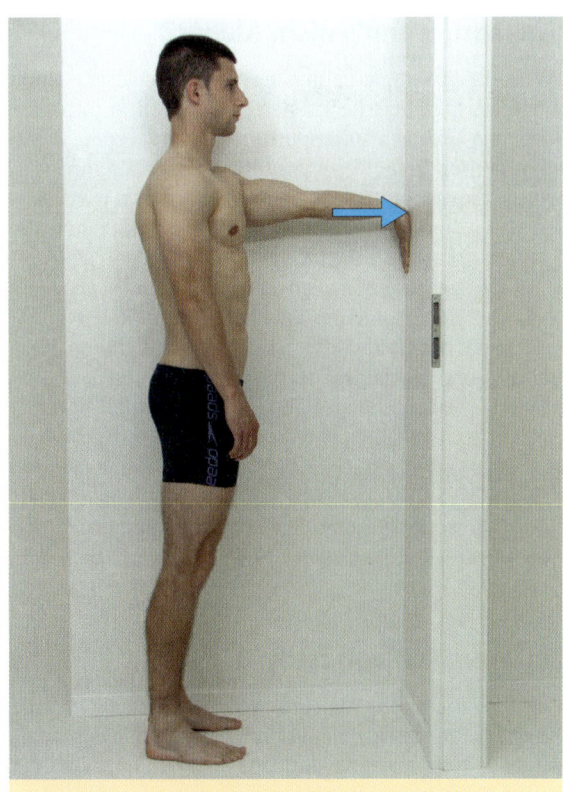

**Abb. 7.26** ... den Handballen flach gegen die Wand drücken.

# Beweglichkeit

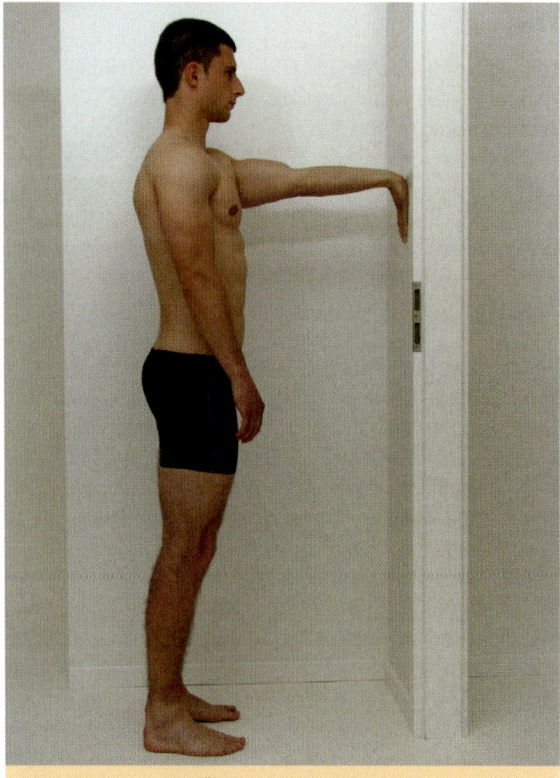

**Abb. 7.27** Test- und Übungsalternative ohne Ecke.

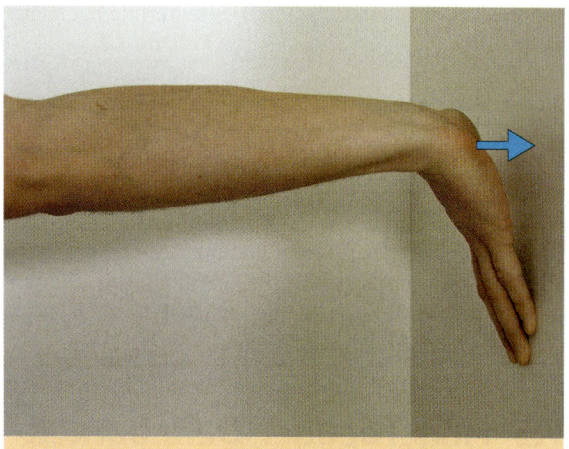

**Abb. 7.28** Abstand zwischen Wand und Os pisiforme.

## Was tun, wenn's nicht klappt?

Wenn die Spannung beim Üben nicht nachlässt, sollten mögliche mechanische Hindernisse mit Hilfe folgender Tests und Übungen aufgespürt und gelöst werden. Wenn einer der folgenden Tests positiv ist, lassen Sie Ihren Patienten die entsprechende Übung machen und wiederholen dann die Fingerbeuger-Dehnung. Löst sich nun die Spannung, haben Sie die Blockade gefunden und gelöst.
- Mit weniger Spannung versuchen und dabei gleichzeitig sämtliche Entspannungsübungen machen (S. 53 ff).
- Mobilität des Os lunatum in die palmare Richtung überprüfen und gegebenenfalls mobilisieren.
- Schulterbeweglichkeit (S. 90).

## Vorher-Nachher-Vergleich

Wie groß ist der Abstand zwischen der Wand und dem Kleinfingerballen auf der Höhe des Os pisiforme (▶ Abb. 7.28)?

## Differenzialdiagnostik

Falls Ihr Patient nicht mit seinem Handballen an die Wand kommt, kann dies an einer gelenkigen Blockade der Handgelenksextension oder einer mangelnden Dehnbarkeit der langen Fingerbeuger liegen.

Limitiert eine mangelnde Dehnbarkeit der langen Fingerbeuger die Beweglichkeit, wird dies als Ziehen auf der palmaren Seite der Finger, des Handtellers, des Handgelenks oder des Unterarms empfunden, welches bei sanfter Dehnung im Laufe der Übung nachlässt.

Die Blockade der Extension im Handgelenk wird dagegen in der Regel als Schmerz oder Druck in der Mitte der dorsalen Seite des Handgelenks empfunden. Ihre häufigste Ursache ist eine eingeschränkte Mobilität des Os lunatum nach palmar. Die Beweglichkeit im Handgelenk und der Schmerz im Handgelenk verbessern sich im Fall einer gelenkigen Blockade durch die Übung der „Fingerbeuger-Dehnbarkeit" nicht. Wird die Blockade hingegen manualtherapeutisch gelöst, verbessert sich die Dorsalextensionsmobilität im Handgelenk sofort. Die Übung ist dann mit deutlich weniger Druckgefühl und mehr Dorsalextension im Handgelenk möglich, was zu einer intensiveren Spannung der Fingerbeugersehnen führt.

## Biomechanik

Eine freie Fingerbeuger-Dehnbarkeit entspannt die Unterarmmuskulatur und dadurch weiterlaufend auch die Oberarm-, Schulter- und Nackenmuskulatur. Außerdem ermöglicht sie eine optimale Stützfunktion der Arme zur Entlastung der Wirbelsäule, um zum Beispiel wirbelsäulenschonend aus der Rückenlage zum Sitz kommen.

Armnerven-Beweglichkeit

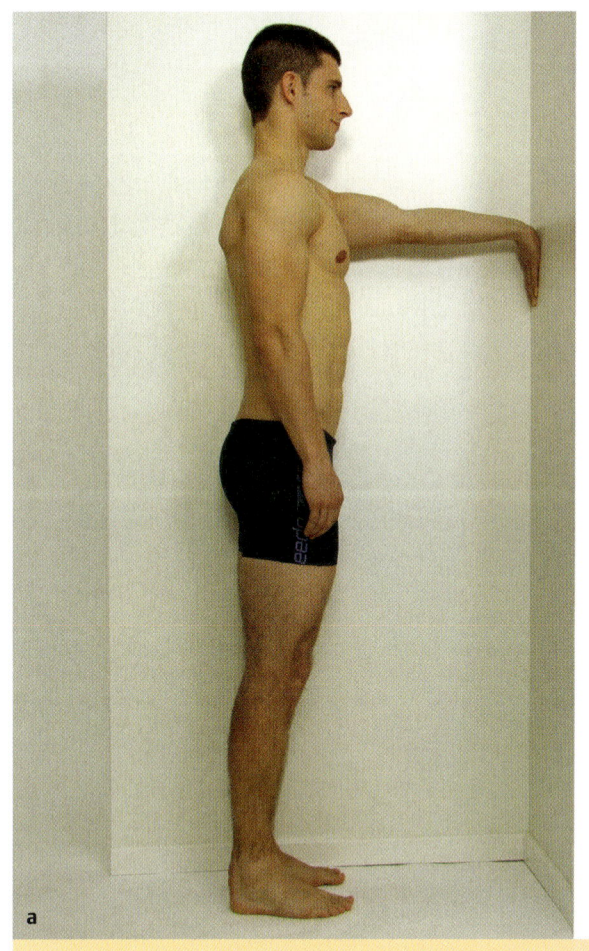

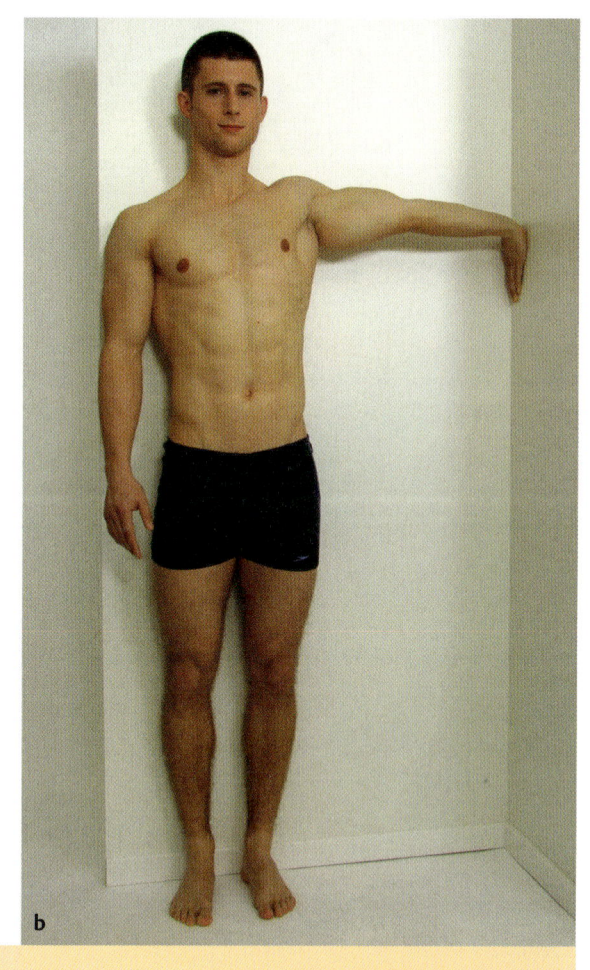

**Abb. 7.29** Armnerven-Beweglichkeit.

## 7.6 Armnerven-Beweglichkeit

▶ **Ausgangsstellung** Sie stehen wie beim Test der Fingerbeuger-Dehnbarkeit (▶ Abb. 7.29 a).

### Test

Können Sie Ihre Füße und den gesamten Rest Ihres Körpers so weit nach rechts drehen, bis beide Schultern die Wand berühren (▶ Abb. 7.29 b), ohne dass ein Schmerz oder eine zusätzliche Spannung in den Fingern Ihrer linken Hand, an einer anderen Stelle Ihres linken Armes oder in Ihrer linken Schulter entsteht?

### Übung

Gehen Sie so weit in Richtung Testziel, bis Sie die erste Spannung spüren. Bleiben Sie so lange in dieser Position, bis sich die Spannung löst.

> **Cave „Nervenüberreizung"**
> Bei dieser Übung sollten Sie besonders behutsam vorgehen, da Nerven empfindlich sind und Reizungen oft erst verzögert auftreten.

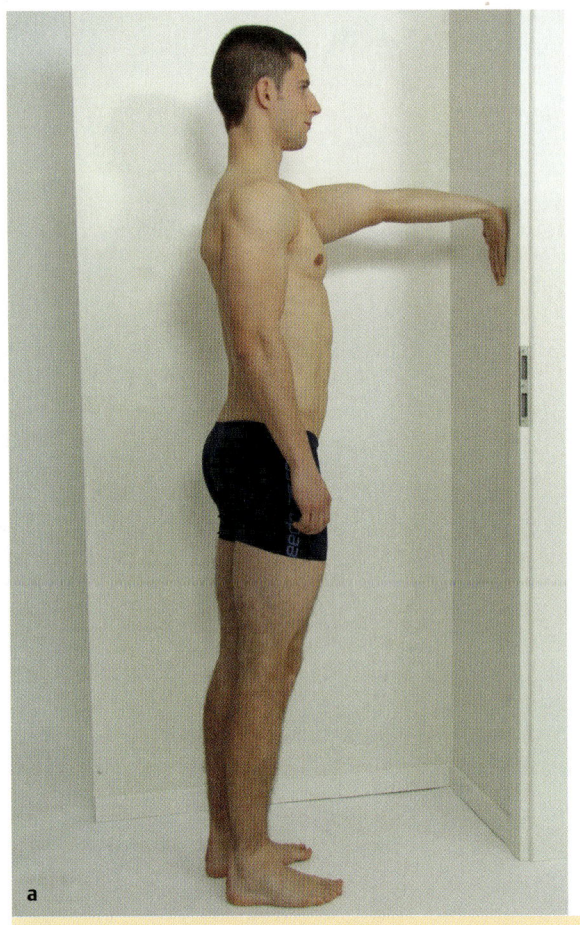

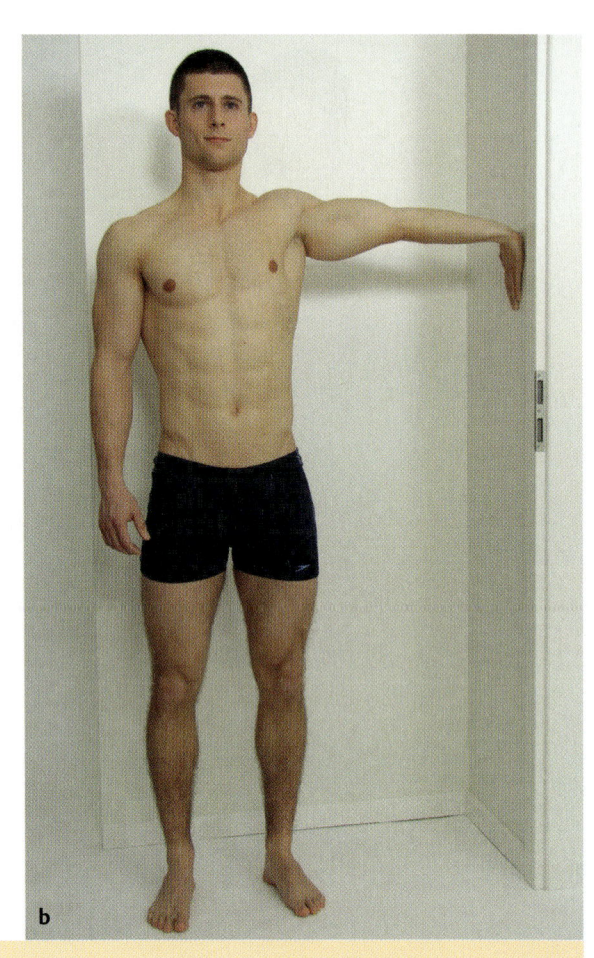

**Abb. 7.30** Übungsalternative ohne Ecke.

▶ **Übungsalternativen** Findet sich keine passende Ecke, oder stehen für eine Übungsgruppe nicht genügend Ecken zur Verfügung, kann die Übung auch an einer Wand ohne Ecke durchgeführt werden (▶ Abb. 7.30).

Das Übungsziel ist dann, die Füße und den gesamten Rest des Körpers eine Vierteldrehung nach rechts zu drehen (▶ Abb. 7.30b), ohne dass ein Schmerz oder eine zusätzliche Spannung in den Fingern der linken Hand, an einer anderen Stelle des linken Armes oder der linken Schulter entsteht.

Ist die Neurodynamik des Plexus Brachialis durch eine Bandscheibenprotrusion oder degenerative Veränderungen der Halswirbel eingeschränkt, gelingt eine Entspannung im Laufe der Übung oft erst mit nach vorne geneigtem Kopf (▶ Abb. 7.31) oder im Liegen mit einem dicken Kopfkissen für ausreichend HWS-Flexion (▶ Abb. 7.32).

# Armnerven-Beweglichkeit

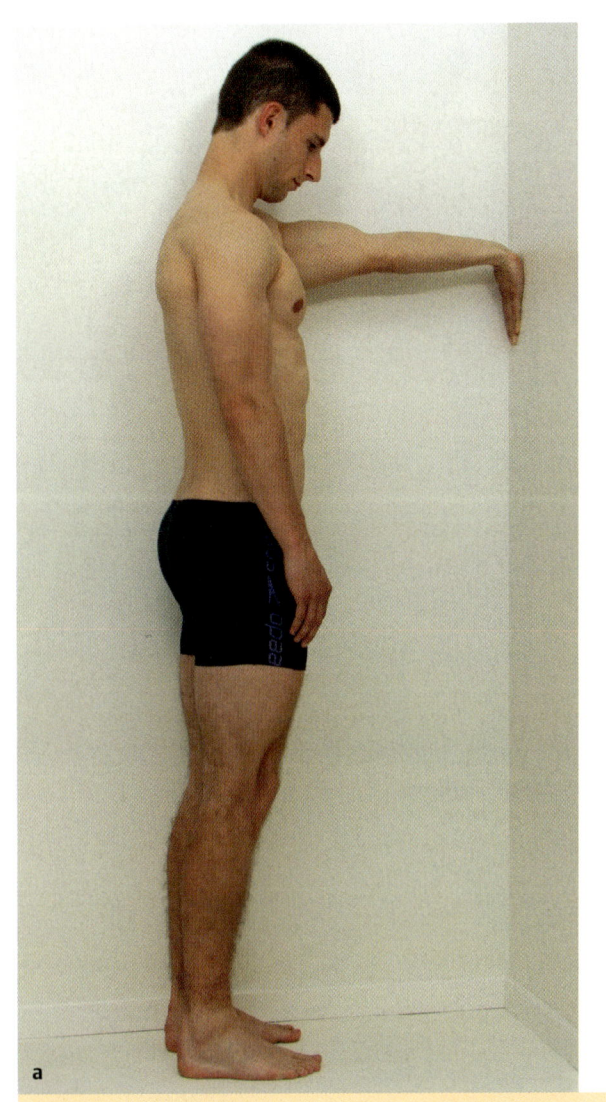

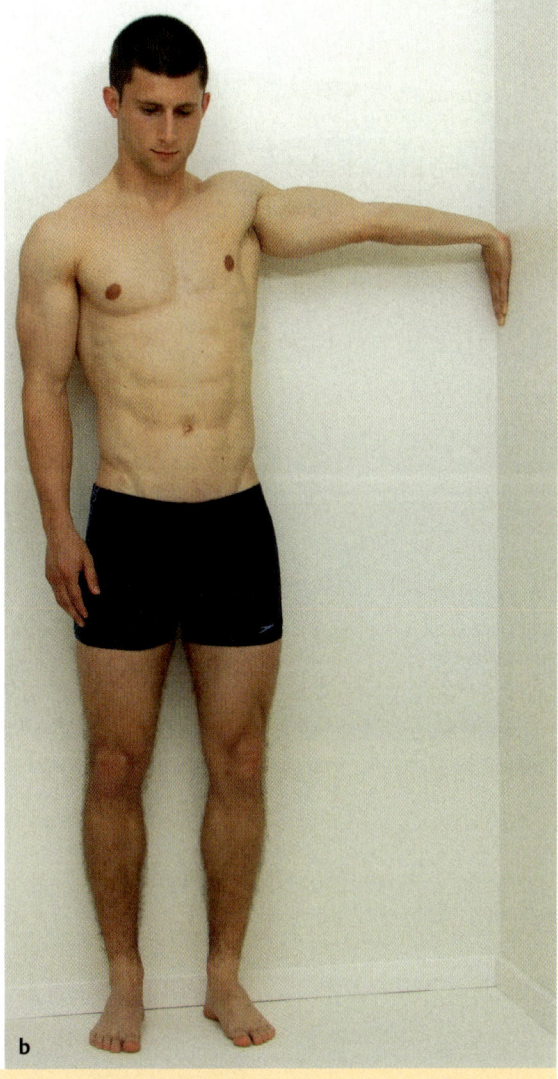

**Abb. 7.31** Übung der Armnerven-Beweglichkeit im Stehen mit nach vorne geneigtem Kopf.

## Statische Nervenmobilisation

Damit Übungen auch selbstständig vom Patienten durchgeführt werden können, müssen sie einfach sein. Deshalb wurde für die bislang gezeigten Übungen der Armnerven-Beweglichkeit eine *statische Form der Nervenmobilisation* gewählt. Hierbei werden die Nerven gestrafft, bis eine Spannung spürbar wird. Diese Position wird dann solange gehalten, bis das so erzeugte Spannungsgefühl wieder spürbar nachlässt.

## Dynamische Nervenmobilisation

Patienten mit entsprechendem Köpergefühl können unter Anleitung ihres Physiotherapeuten auch die dynamische Form der Nervenmobilisation erlernen. Sie wird auch als *Gleitmobilisation oder Slider-Mobilisation* bezeichnet. Dabei wird der Nerv in ständigem Wechsel an einem Ende auf Spannung gebracht, während er am anderen Ende gleichzeitig entspannt wird (▶ Abb. 7.33 und ▶ Abb. 7.34). Dadurch gleitet er – wie ein Stück Zahnseide zwischen den Zähnen – an seinen angrenzenden Geweben entlang, ohne in sich gespannt zu sein. Diese Variante ist für die Nerven besonders schonend und daher bei akut gereizten und leicht irritierbaren Nerven zu empfehlen.

# Beweglichkeit

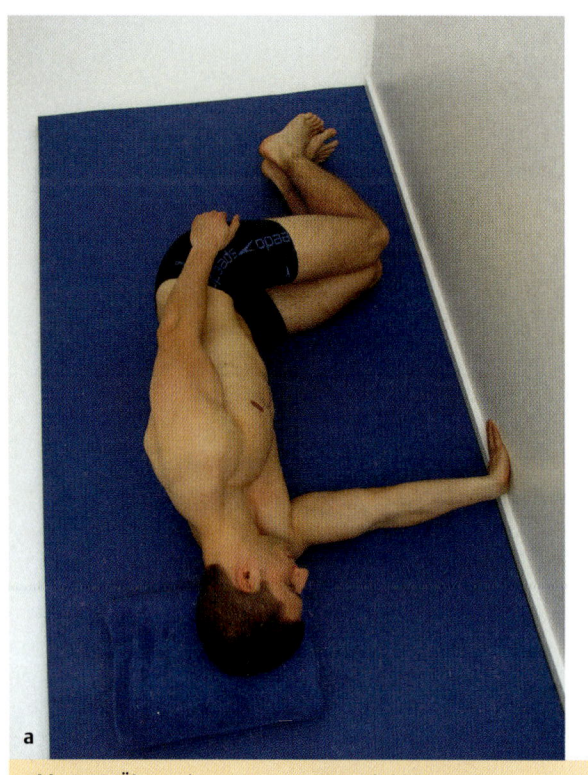

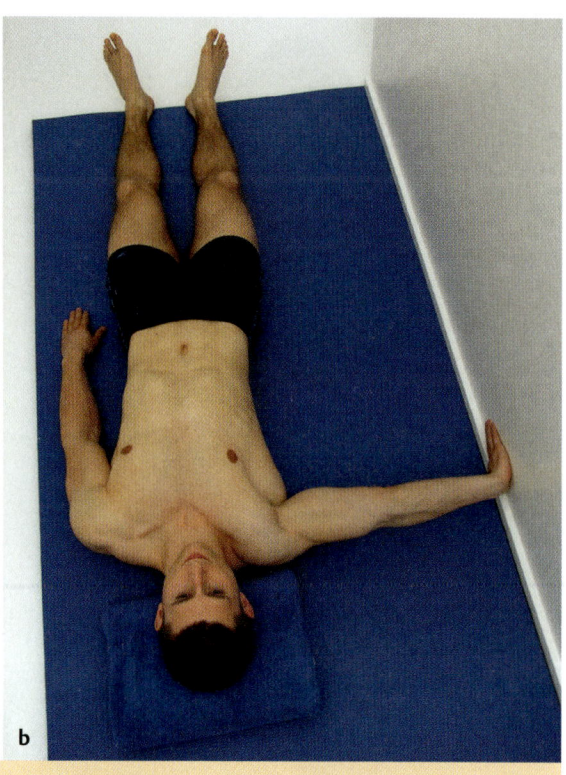

**Abb. 7.32** Übung der Armnerven-Beweglichkeit im Liegen mit einem dicken Kopfkissen.

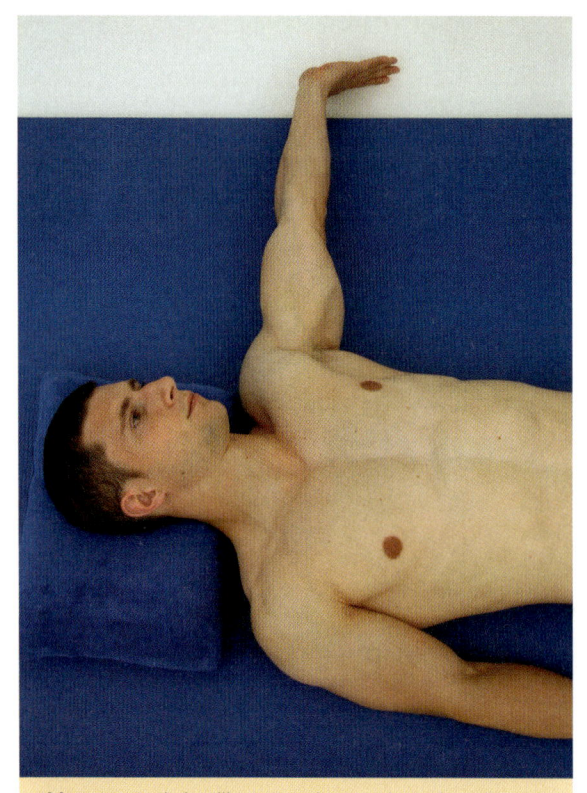

**Abb. 7.33** Der linke Ellbogen wird gestreckt, während sich der Kopf aus seiner Mittelstellung zum linken Ellbogen dreht.

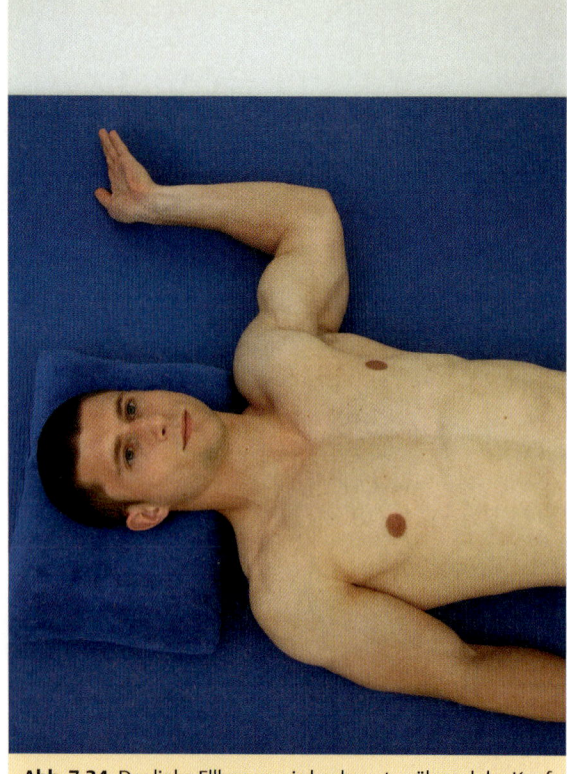

**Abb. 7.34** Der linke Ellbogen wird gebeugt, während der Kopf wieder in seine Mittelstellung zurückkehrt.

# Armnerven-Beweglichkeit

## Was tun, wenn's nicht klappt?

Wenn die Spannung nicht nachlässt, sollten mögliche mechanische Hindernisse der Nervenbeweglichkeit mit Hilfe folgender Tests und Übungen aufgespürt und gelöst werden. Wenn einer der folgenden Tests positiv ist, lassen Sie Ihren Patienten die entsprechende Übung machen und wiederholen dann die Übung „Armnerven-Beweglichkeit". Löst sich nun hierbei die Spannung, haben Sie das mechanische Hindernis gefunden und beseitigt.
- Mit weniger Spannung versuchen und dabei gleichzeitig alle Entspannungsübungen machen (S. 53 ff).
- Brustwirbelsäulen-Aufrichtung (S. 85).
- Dreh-Beweglichkeit (S. 102).
- Übungsalternativen mit HWS-Flexion und Rückenlage (▶ Abb. 7.31 bis ▶ Abb. 7.34).
- Erste Rippe mobilisieren (▶ Abb. 11.1).

## Vorher-Nachher-Vergleich

Der Test ist dann bestanden, wenn der Patient sich ohne Spannung so weit nach rechts drehen kann, dass beide Schultern die Wand berühren (▶ Abb. 7.36). Wird der Test nicht bestanden, wird für den Vorher-Nachher-Vergleich gemessen, welcher Abstand zwischen dem rechten medialen Skapula-Rand und der Wand bleibt (▶ Abb. 7.35). Kann ein Patient seinen Kleinfingerballen nicht bis zum Os pisiforme an die Wand drücken (▶ Abb. 7.28), wird dieser Abstand dazu addiert.

> **Abstand 1 + Abstand 2**
> Beträgt der Abstand zwischen dem Skapula-Rand und der Wand beim Test 4 cm, während zusätzlich auch noch ein Abstand von 1 cm zwischen Os pisiforme und Wand bleibt, werden 5 cm notiert.

Bei der Übungsalternative ohne Ecke (▶ Abb. 7.30) kann der Abstand zwischen dem Skapula-Rand und der Wand nicht gemessen werden. Der Vorher-Nachher-Vergleich der Oberkörper-Rotation muss dann über eine weniger genaue Einschätzung in Grad oder nach Stunden auf einem imaginären Uhren-Zifferblatt erfolgen.

## Differenzialdiagnostik

Lässt die durch die Testposition erzeugte Spannung (▶ Abb. 7.37) durch eine manuelle HWS-Traktion des Therapeuten nach (▶ Abb. 7.38), deutet dies auf ein Nerven-Impingement im Bereich der Bandscheibe oder des intervertebralen Foramens hin. In diesem Fall lohnt es sich zu probieren, ob sich die Symptome und die Neurodynamik des entsprechenden Patienten mit einer der Übungsalternativen aus den ▶ Abb. 7.31 bis ▶ Abb. 7.34 effektiver verbessern lassen.

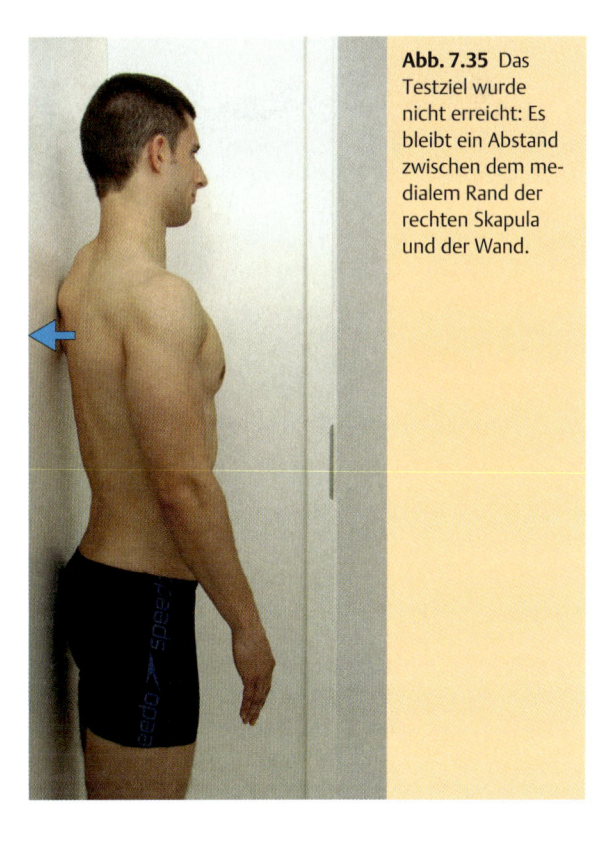

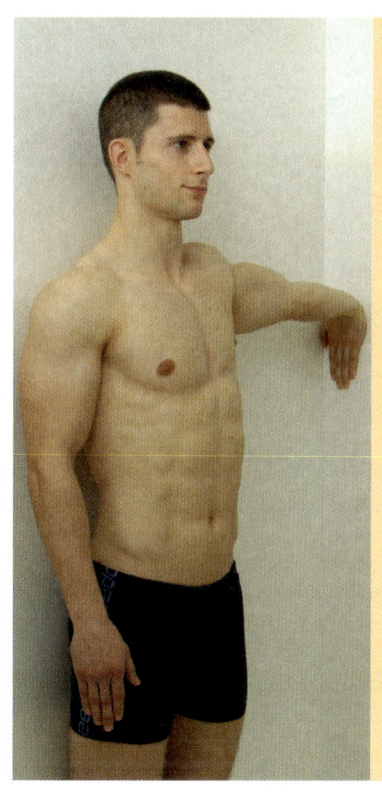

**Abb. 7.35** Das Testziel wurde nicht erreicht: Es bleibt ein Abstand zwischen dem medialem Rand der rechten Skapula und der Wand.

**Abb. 7.36** Das Testziel ist erreicht: beide Schultern berühren die Wand.

# Beweglichkeit

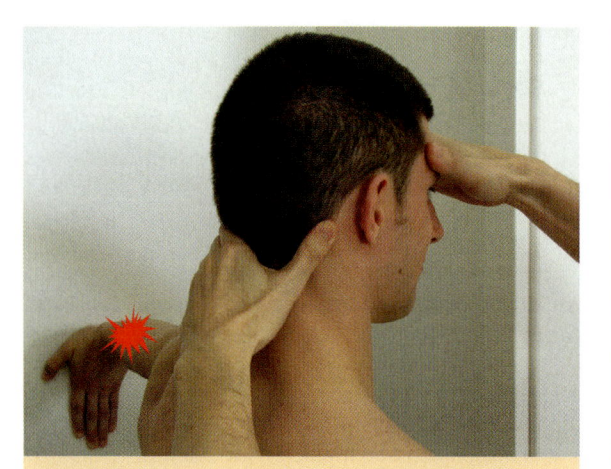

**Abb. 7.37** Spannung in der Testposition ohne Traktion.

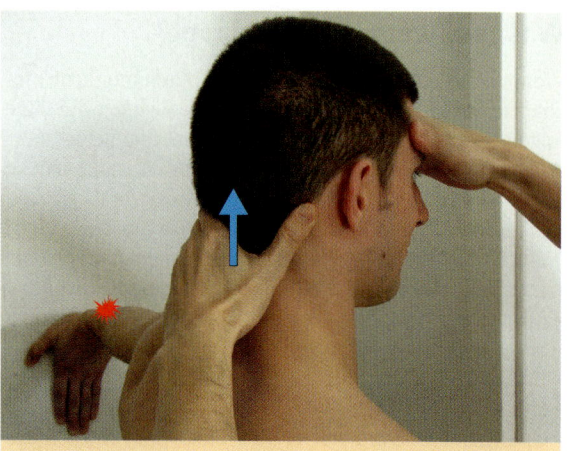

**Abb. 7.38** Nachlassen der Spannung durch eine Traktion der HWS.

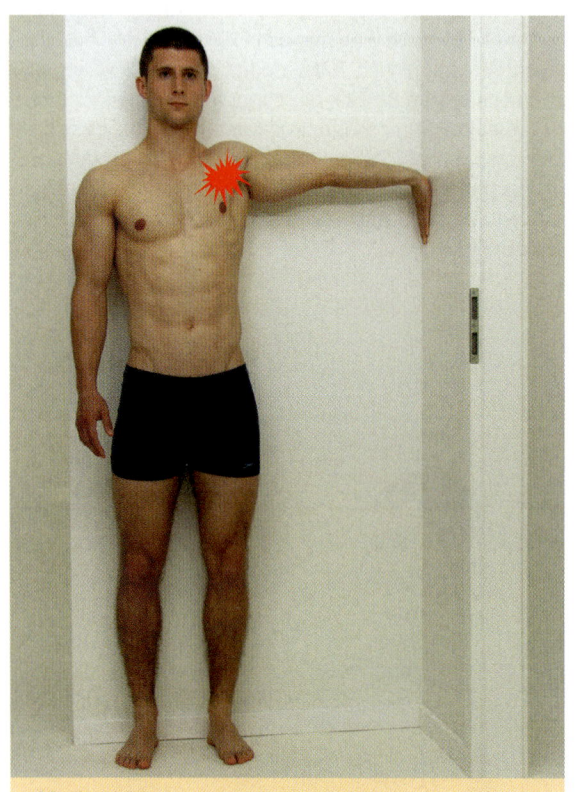

**Abb. 7.39** Spannung in der Testposition.

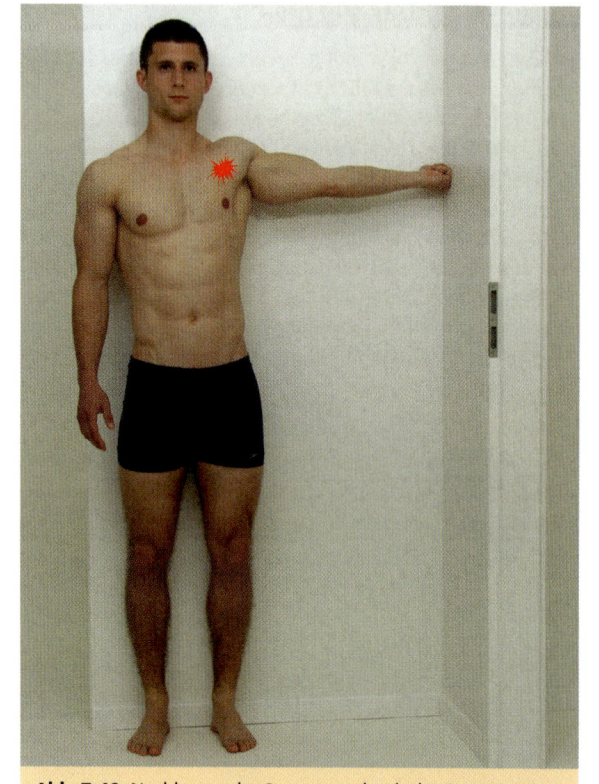

**Abb. 7.40** Nachlassen der Spannung durch das Formen einer Faust.

Wenn Sie sich sicher sein wollen, dass die durch den Test verursachten Symptome in einer bestimmten Region wirklich auf neuraler Spannung beruhen, können Sie den Nerv durch die Bewegung eines möglichst weit entfernten Körperbereichs entspannen, der mit der symptomatischen Region nur durch Nerven, nicht aber durch Muskeln, Knochen oder Gelenksstrukturen verbunden ist.

## Neural versus lokal

Wenn in der Position von ▶ Abb. 7.39 eine Spannung im Bereich des M. pectoralis minor spürbar wird, die durch das Formen einer Faust auf dieser Seite nachgibt (▶ Abb. 7.40), ist dies ein starkes Indiz für eine neurodynamische Ursache, weil die Nerven die einzige mechanische Verbindung zwischen Fingern und Brust sind. Entsprechend ließe sich ein neurodynamisch bedingtes Symptom im Bereich der Hand durch eine kontralaterale HWS-Lateralflexion verstärken.

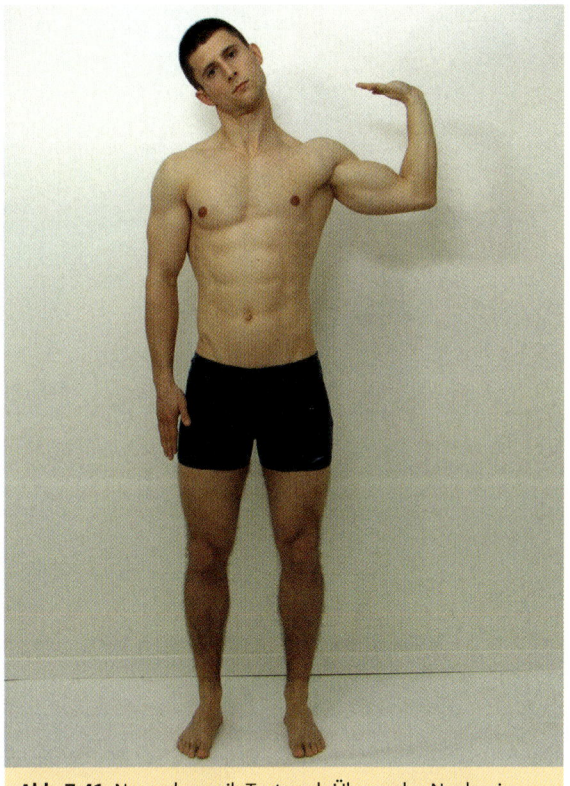

**Abb. 7.41** Neurodynamik-Test und -Übung des N. ulnaris.

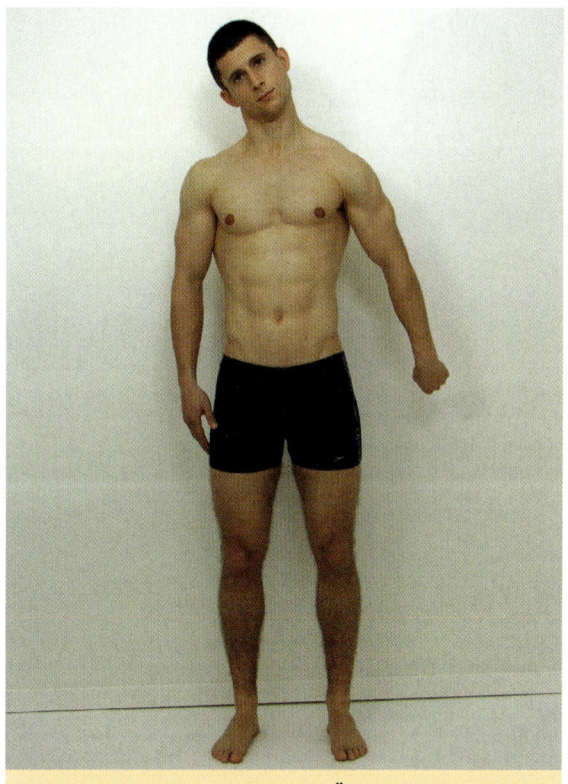

**Abb. 7.42** Neurodynamik-Test und -Übung des N. radialis.

Die bisher gezeigten Übungen der Armnerven-Beweglichkeit mobilisieren alle Anteile des Plexus brachialis unter Betonung der Plexusanteile des N. medianus und sind für die allermeisten Fälle eingeschränkter Armnerven-Beweglichkeit ausreichend.

Es können aber auch die seltener betroffenen Plexusanteile des N. ulnaris oder des N. radialis wie folgt betont werden:

- N. ulnaris (▶ Abb. 7.41)
  - HWS: kontralaterale Lateralflexion.
  - Schulter: Abduktion, Depression und Außenrotation.
  - Ellbogen: Flexion.
  - Unterarm: Pronation.
  - Handgelenk: Extension.
  - Finger: Maximale Streckung.

- N. radialis (▶ Abb. 7.42)
  - HWS: kontralaterale Lateralflexion.
  - Schulter: Depression, Innenrotation und nur so viel Abduktion, dass die Depression nicht verloren geht.
  - Ellbogen: Extension.
  - Unterarm: Pronation.
  - Handgelenk: Flexion und ulnare Deviation.
  - Finger: Faust.

## Biomechanik

### Neurodynamik
Eine freie Armnerven-Beweglichkeit verhindert neurodynamisch bedingte Schmerzen und Verspannungen in Kopf, Gesicht, Halswirbelsäule und Arm.

Oft verspannen sich Muskeln, um unbewegliche Nerven vor Zug zu schützen. Solche Muskelverspannungen (▶ Abb. 7.43) lassen sich nachhaltig nur durch die Wiederherstellung einer freien Nervenbeweglichkeit lösen.

Im Falle des Plexus Brachialis betrifft dies besonders die Schulterelevatoren (M. levator scapulae, M. trapezius descendens, M. scaleni) und die Schulterprotraktoren (Mm. pectoralis major und minor). Sind die Nervenwurzeln des N. medianus unter Spannung, sind zudem noch die Ellbogen-, Hand- und Fingerflexoren betroffen, im Falle des N. ulnaris der M. triceps brachii sowie die Hand- und Fingerflexoren und im Falle des N. radialis der M. triceps brachii sowie die Hand- und Fingerextensoren.

Lässt sich ein Hypertonus dieser Muskeln mit anderen Therapiemethoden nur kurzfristig senken, lohnt es sich daher, die Beweglichkeit der darunter liegenden Armnerven zu untersuchen und gegebenenfalls zu verbessern.

# Beweglichkeit

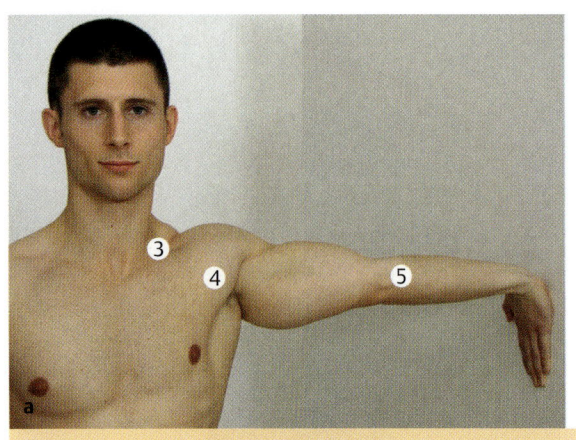

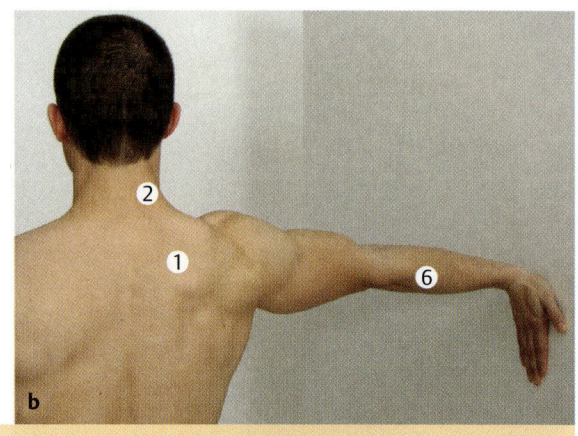

**Abb. 7.43** Gängige Muskelschmerzen aufgrund erhöhter Muskelspannung zum Schutz gespannter Nerven: Mm. levator scapulae ①, trapezius descendens ②, scaleni ③, pectoralis major & minor ④, Hand- und Fingerflexoren ⑤, Hand- und Fingerextensoren ⑥.

## 7.7 Dreh-Beweglichkeit

▶ **Ausgangsstellung** Rechte Seitenlage. Ihre linke Hand liegt unter Ihrem Kopf, sodass die Finger den Hinterrand Ihres rechten Ohres berühren. Solange Sie die Tests der Halswirbelsäulen- (S. 82) und Brustwirbelsäulen-Aufrichtung (S. 85) nicht bestanden haben, sollten Sie sich noch ein Kissen zwischen Ihren Kopf und Ihre linke Hand legen. Greifen Sie nun mit den Fingerspitzen Ihrer rechten Hand in die Mitte Ihrer linken Kniekehle und ziehen Sie Ihr linkes Bein so weit in Richtung Boden, bis Ihr rechter Ellenbogen den Boden berührt (▶ Abb. 7.44 ①).

### Test

Können Sie (ohne Spannung oder Schmerz) Ihr linkes Knie und Ihren rechten Ellbogen (▶ Abb. 7.44 ①) in dieser Position halten, während Sie gleichzeitig Ihren linken Ellbogen so weit nach hinten bringen, bis Ihr bis Ihr linker Arm den Boden berührt (▶ Abb. 7.44 ②)?

### Übung

Strecken Sie Ihren linken Ellbogen und lassen Sie Ihren Arm so weit in Richtung Boden sinken, bis Sie die erste Spannung spüren (▶ Abb. 7.45). Bleiben Sie so lange in dieser Position, bis sich die Spannung löst. Ist in dieser Stellung keine Spannung mehr spürbar, können Sie versuchen ob Sie noch weitere Verspannungen finden, wenn Sie mit Ihrem linken Arm auf dem Boden noch etwas weiter nach oben oder unten rutschen.

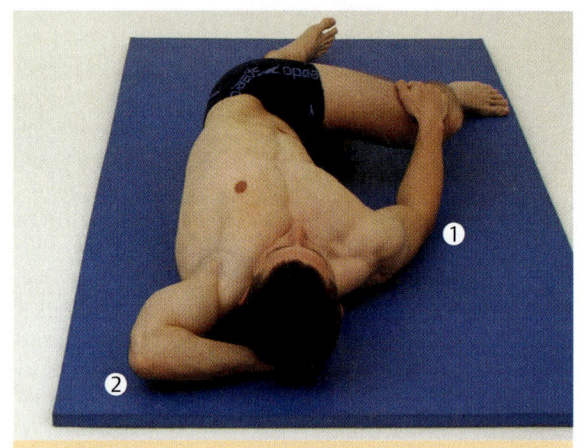

**Abb. 7.44** Test der Dreh-Beweglichkeit.

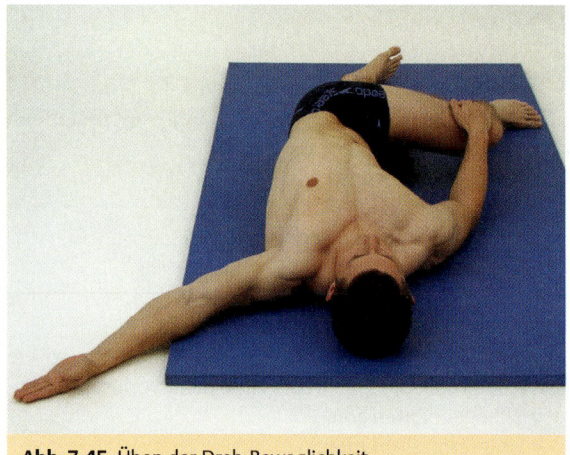

**Abb. 7.45** Üben der Dreh-Beweglichkeit.

# Dreh-Beweglichkeit

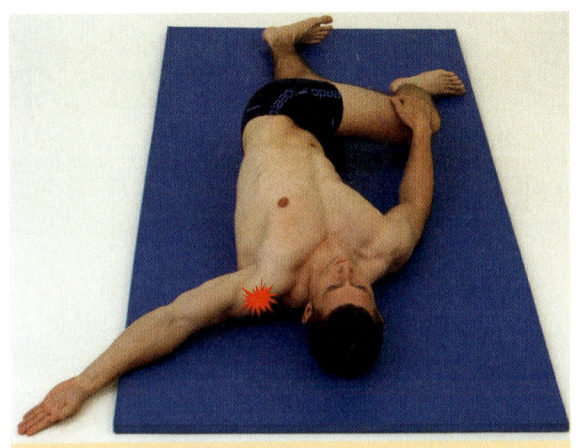

**Abb. 7.46** Bei Schmerzen auf der Schulteroberseite ...

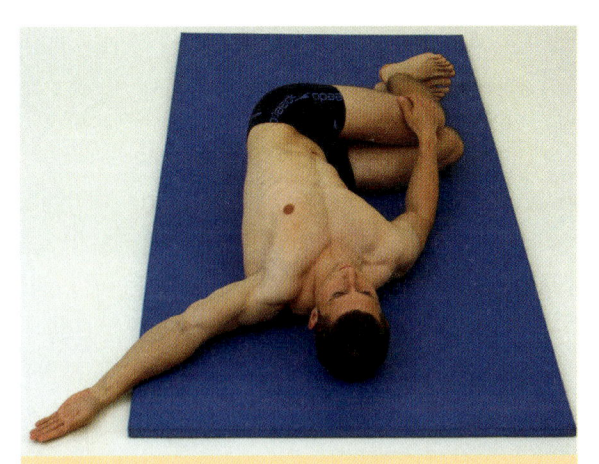

**Abb. 7.48** Übungsalternative mit aufeinander liegenden Knien.

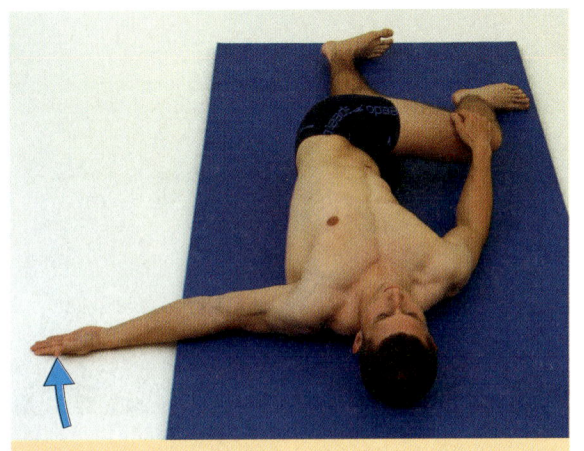

**Abb. 7.47** ... den Arm so weit auf dem Boden nach unten rutschen lassen, bis sie weg sind.

▶ **Übungsalternativen** Bei Fehlstellungen des Schultergelenks können verschiedene Sehnen beim Üben der „Dreh-Beweglichkeit" im linken Schultergelenk eingeklemmt werden. Diese Einklemmung wird auch als Impingement bezeichnet und verursacht typischerweise an der Stelle Schmerzen, wo bei Jackett, Pullover oder Bluse die Schulterpolster sitzen (▶ Abb. 7.46). Dies ist kontraproduktiv, weil die Sehnen dadurch zunehmend gereizt werden. Daher sollten Sie in diesem Fall mit Ihrem linken Arm so weit auf dem Boden nach unten rutschen (▶ Abb. 7.47), bis der Schmerz verschwindet.

Wenn Ihnen die Übung Beschwerden im Bereich Ihrer Wirbelsäule oder Ihres Kreuzbeins macht, sollten Sie sich darauf konzentrieren, jeden einzelnen Brustwirbel und jede Rippe in die Drehrichtung mitgehen und auch den linken Arm mit der Schwerkraft fallen zu lassen. Beseitigt dies die Beschwerden nicht, sollte Sie versuchen, ob dies durch ein Anbeugen beider Beine gelingt (▶ Abb. 7.48).

## Was tun, wenn's nicht klappt?

Das typische Ungleichgewicht in der Bewegungskette „Wirbelsäulenrotation" sieht so aus, dass die Brustwirbelsäule hypomobil wird, während die untere LWS und das ISG sowie die mittlere HWS hypermobil und symptomatisch werden. Beschwerden, die bei der Übung im ISG- oder LWS-Bereich entstehen, verlieren sich daher oft sofort, wenn der Patient unbewusste En-Bloc-Spannungen im Bereich des Brustkorbs löst. Dies kann der Patient erreichen, indem er bewusst jeden einzelnen Brustwirbel und jede Rippe in die Drehrichtung mitgehen und auch den linken Arm mit der Schwerkraft fallen lässt.

Wenn die Spannung im Schulter-Arm-Bereich dennoch nicht nachlässt, sollten mögliche mechanische Hindernisse mit Hilfe folgender Tests und Übungen aufgespürt und gelöst werden. Wenn einer der folgenden Tests positiv ist, lassen Sie Ihren Patienten die entsprechende Übung machen und wiederholen dann die Übung der „Dreh-Beweglichkeit". Kommen Sie nun weiter, haben Sie eine Blockade gefunden und gelöst.

- Mit weniger Spannung versuchen und dabei gleichzeitig alle Entspannungsübungen machen (S. 53 ff).
- Schulterbeweglichkeit (S. 90).
- Schulterblatt- und Oberarmmuskel-Kraft (S. 132).
- Manuelle Detonisierung des M. pectoralis minor (▶ Abb. 11.3).
- Manuelle posteriore Gleit-Mobilisation des Humeruskopfes auf der fixierten Skapula (▶ Abb. 11.2).

# Beweglichkeit

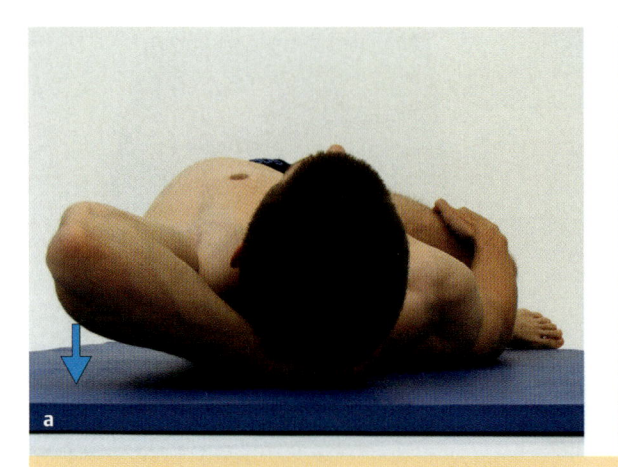

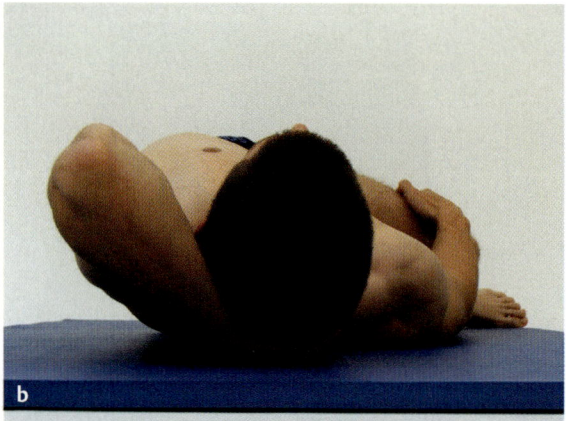

**Abb. 7.49** Kleiner Abstand zwischen Fußboden und Unterarm (a). Großer Abstand zwischen Fußboden und Unterarm (b).

## Vorher-Nachher-Vergleich

Wie groß ist der Abstand zwischen dem Fußboden und dem Punkt des linken Unterarms der den Boden bei freier Drehbeweglichkeit zuerst berühren würde (▶ Abb. 7.49 a)?

Ist die Entfernung zwischen Unterarm und Boden groß (▶ Abb. 7.49 b), wird es schwer abzuschätzen, welcher Punkt dies sein könnte. Er lässt sich dann leicht definieren, indem sich der Patient unmittelbar vor dem Test mit dem ganzen Körper so weit nach links dreht, bis der linke Unterarm den Boden berührt (▶ Abb. 7.50). Der Punkt des linken Unterarms der nun zuerst den Boden berührt, ist der Punkt von dem aus beim Test die Entfernung zum Boden gemessen wird.

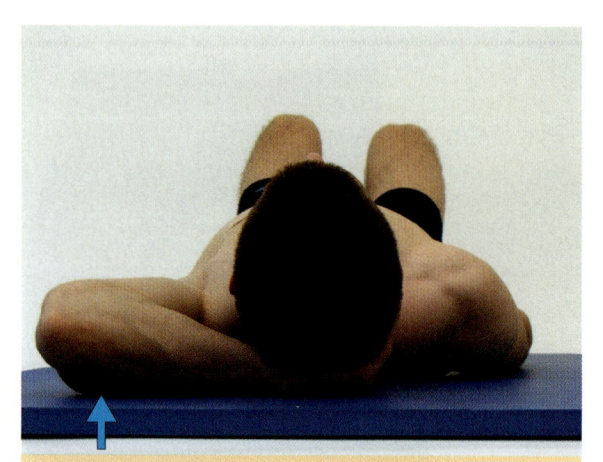

**Abb. 7.50** Welcher Punkt des Unterarms berührt den Boden zuerst?

## Differenzialdiagnostik

Die Übung „Dreh-Beweglichkeit" (▶ Abb. 7.45) mobilisiert vor allem die Muskeln und Faszien der linken Hüftabduktoren, der Wirbelsäule, des Brustkorbes und des linken Arms. Eine Möglichkeit herauszufinden, ob Symptome die im Bereich des linken Arms bei dieser Übung auftreten durch eine neurodynamische oder eine myofasziale Spannung ausgelöst werden, ist der Test der „Armnerven-Beweglichkeit" (S. 95, ▶ Abb. 7.29). Verstärken sich die Symptome bei diesem Test, ist dies ein Indiz für eine neurodynamische Dysfunktion. Ist der Test der „Armnerven-Beweglichkeit" hingegen negativ, spricht dies gegen eine mangelnde Mobilität des Plexus brachialis.

## Biomechanik

Die Übung der „Dreh-Beweglichkeit" ist eine unspezifische Mobilisationstechnik, die vom Ansatz des Tractus iliotibialis an der Tibia und dem patellofemoralen Gelenk bis zu Halswirbelsäule wirkt. Sie mobilisiert den Plexus brachialis, das muskuloskeletale und das viszerale System, sowie die Grenzflächen zwischen diesen Systemen. So trainiert diese Übung zum Beispiel auch die Verschieblichkeit zwischen Thorax und Lunge im Pleuraspalt. Eine weitere Grenzfläche von Bedeutung ist der Durchtritt des Plexus brachialis und der Blutgefäße des Armes unter dem M. Pectoralis minor. Eine erhöhte Spannung der Mm. Pectoralis minor und major kann neben einer normalen Schulter- und Wirbelsäulenfunktion auch die unter ihr laufenden Nerven und Blutgefäße behindern.

Eine solche Kompression der Armnerven und -blutgefäße durch einen hypertonen oder kontrakten Brustmuskel verursacht im Alltag typischerweise ein Kribbeln in Hand und Unterarm, wenn der verspannte Brustmuskel zusätzlich anspannt oder gedehnt wird. Dies geschieht zum Beispiel beim Schlafen mit dem Arm über dem Kopf oder bei der Übung der „Dreh-Beweglichkeit". Wenn das Kribbeln bei der Übung zu unangenehm wird, sollte eine kurze Pause eingelegt werden, bis es verschwunden ist. Danach kann wieder weitergeübt werden. Entspannt sich der

Brustmuskel durch die Übung, entlastet dies die darunter liegenden Nerven und Blutgefäße. Wird durch beständiges Üben das Testziel (▶ Abb. 7.44) erreicht, sollte das Kribbeln im Alltag und beim Üben nicht mehr auftauchen.

> **Parästhesien**
>
> Parästhesien in Hand und Arm die während der Übung auftreten sind keine Kontraindikation, sondern im Gegenteil eine Indikation für das Üben der „Dreh-Beweglichkeit".

Schließlich kommt es mit der Entspannung des Brustmuskels oft zu einer Reposition verdrehter Wirbel im Bereich von C7 bis T2. Eine Erklärung hierfür könnte sein, dass ein verspannter Brustmuskel das Schulterblatt protrahiert und dadurch weiterlaufend eine Spannung in den Mm. Romboidei (C7-T4) und dem Pars transversus des M. trapezius (C7-T3) erzeugt, welche schließlich durch ihren Ansatz an den Dornfortsätzen eine Verdrehung der Wirbel bewirken. Mit der Entspannung des Brustmuskels löst sich diese Anspannungskette und damit auch die Verdrehung der entsprechenden Wirbel wieder auf.

## 7.8 Hebetechnik

▶ **Ausgangsstellung** Sie stehen vor einer Wasserflasche mit 1,5 Litern Inhalt, die vor Ihnen auf dem Boden steht.

**Abb. 7.51** Hebetechnik.

### Test

Können Sie die Flasche (ohne Spannung oder Schmerz) aus dem Stand mit stabilisierter neutraler Wirbelsäulenschwingung (S. 37) aufheben, ohne Ihre Fersen vom Boden abzuheben (▶ Abb. 7.51)?

### Übung

Gehen so weit in Richtung Testziel, bis Sie die erste Spannung spüren. Bleiben Sie so lange in dieser Position, bis sich die Spannung löst.

▶ **Übungsalternative** Am sinnvollsten ist es, wenn die richtige „Hebetechnik" immer dann geübt wird, wenn im Alltag ohnehin etwas angehoben werden muss. Bestehen Sie den Test nicht, sollte Sie Dinge die Sie im Alltag regelmäßig heben nur so tief abstellen, dass Sie sie mit stabilisierter neutraler Wirbelsäulenschwingung (S. 37) aufheben können. Zum Beispiel könnten Sie unter der zu hebenden Getränkekiste eine zweite Kiste stehen lassen.

### Was tun, wenn's nicht klappt?

Wenn die Spannung beim Üben nicht nachlässt, sollten mögliche mechanische Hindernisse mit Hilfe folgender Tests und Übungen aufgespürt und gelöst werden. Wenn einer der folgenden Tests positiv ist, lassen Sie Ihren Patienten die entsprechende Übung machen und wiederholen dann die Hebetechnik. Geht es nun leichter, haben Sie die Blockade gefunden und gelöst.

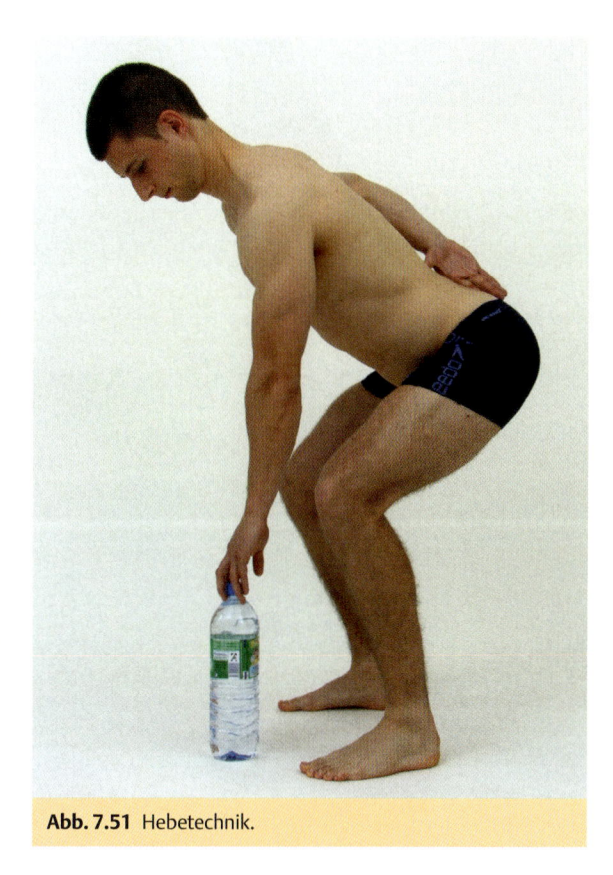

Kann Ihr Patient die Flasche nicht mit stabilisierter Wirbelsäule erreichen, probieren Sie, um wie viel sich der Abstand zwischen Hand und Flasche im Vorher-Nachher-Vergleich durch die folgenden Übungen verringern lässt.
- Oberschenkel-Rückseiten-Dehnbarkeit (S. 113).
- Hüftbeuge-Beweglichkeit (S. 107).
- Gesäßmuskel-Dehnbarkeit (S. 108).
- Oberschenkel-Vorderseiten-Dehnbarkeit (S. 125).
- Bein-, Rücken- und Kopfnerven-Beweglichkeit (S. 110).

Proniert Ihr Patient beim Greifen nach der Flasche sein unteres Sprunggelenk, sollten Sie ihm beibringen auf diese Ausweichbewegung zu verzichten und sein Fußgewölbe während der Bewegung aktiv zu stabilisieren. Wenn Ihr Patient dazu nicht in der Lage ist oder beim Versuch die Flasche zu erreichen seine Ferse abhebt, sollten Sie die Mobilität seiner oberen Sprunggelenke untersuchen. Im Falle einer Einschränkung kann der Bewegungsablauf dann mit Hilfe einer manuellen Mobilisation des oberen Sprunggelenks (S. 154) wieder normalisiert werden.

# Beweglichkeit

**Abb. 7.52** Abstand zwischen Hand und Flasche.

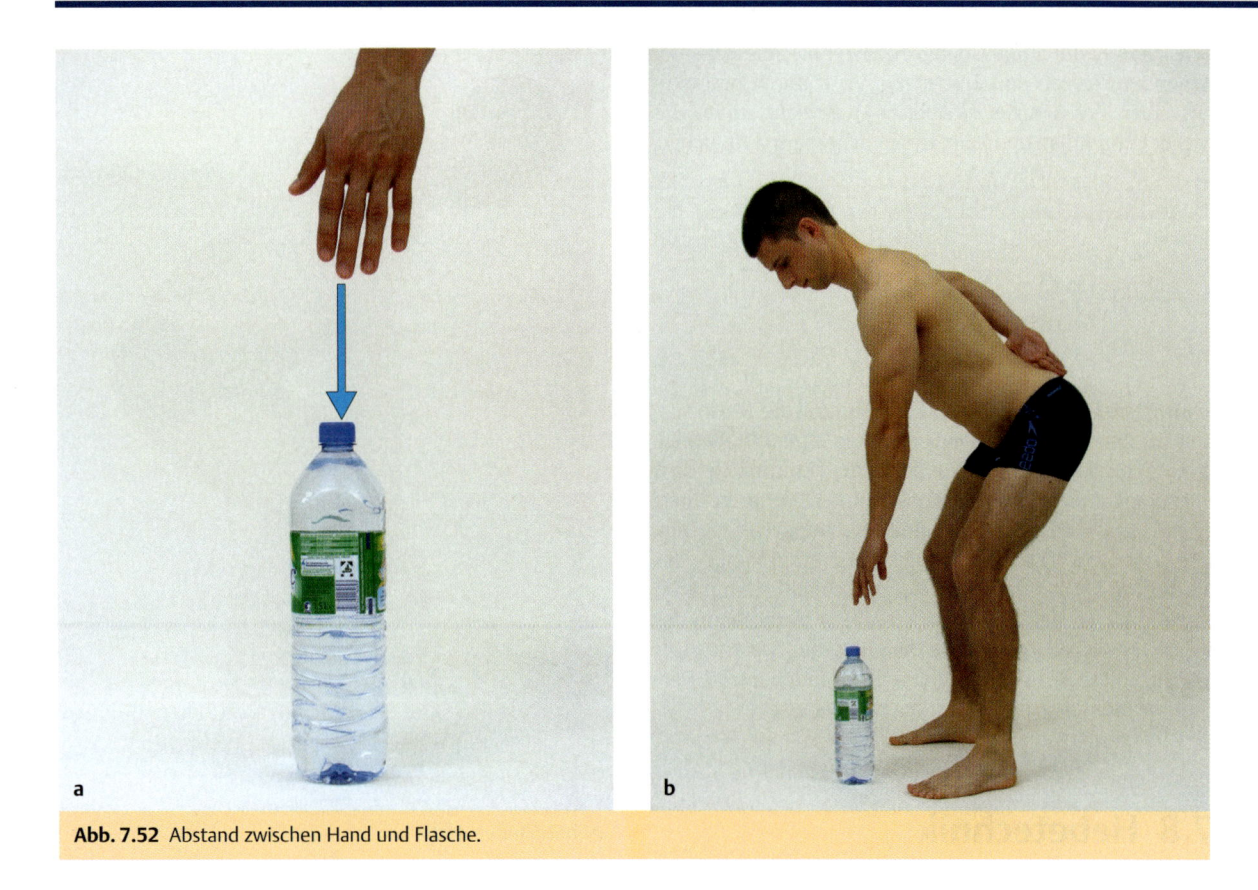

## Vorher-Nachher-Vergleich

Wie groß ist der Abstand zwischen der Hand und der Flasche (▶ Abb. 7.52)?

## Differenzialdiagnostik

Wenn die Flasche nicht erreicht werden kann ohne die Fersen abzuheben, kann die Ursache muskulär oder gelenkig sein. Ist die Dorsalextension im oberen Sprunggelenk (OSG) eingeschränkt, wird der Patient einen Druck im vorderen Bereich des oberen Sprunggelenks verspüren. Ist primär die Dehnbarkeit des M. soleus eingeschränkt, wird er eine Spannung im Bereich dieses Muskels oder der Achillessehne spüren. Dies ist allerdings nur selten und bei deutlich kontraktem M. soleus der Fall.

In beiden Fällen wird der Patient dazu neigen, die fehlende Dorsalextension durch eine ausweichende Pronation zu kompensieren.

> **OSG-Blockade**
> Oft wird eine muskuläre Einschränkung erst nach der Lösung einer primär gelenkigen Blockade spürbar.

## Biomechanik

Die richtige Hebetechnik verhindert Verletzungen der Bandscheiben beim Heben, indem die Lordose der Lendenwirbelsäule stabil gehalten wird und die Bewegung aus den Beinen kommt. Die richtige Hebetechnik erfordert und trainiert daher eine freie Hüftbeuge-Beweglichkeit (S. 107). Neben akuten Rückenverletzungen beugt sie außerdem degenerativen Verschleißerscheinungen vor, die aus dem typischen Ungleichgewicht von hypomobiler Hüfte und hypermobiler LWS entstehen. Zur Vermeidung dieses Ungleichgewichts ist die beschriebene Hebetechnik auch beim Heben von leichten Gegenständen sinnvoll, bei denen kein akutes Verletzungsrisiko besteht. Das Heben ist in diesem Fall als eine kurze praxisnahe LWS-Stabilisations- und Hüftflektionsübung zu betrachten, die ohne extra Zeitaufwand in den Alltag zu integrieren ist und einen kleinen Beitrag zum Ausgleich der vorwiegend zusammengesunken Haltung unserer Sitzgesellschaft leistet.

## 7.9 Hüftbeuge-Beweglichkeit

▶ **Ausgangsstellung** Sie sitzen mit dem Gesicht zur Wand, lassen eine Unterarmlänge Abstand zwischen Ihren Knien (▶ Abb. 7.53), einen zwei Fäuste breiten Abstand zwischen Knien und Wand (▶ Abb. 7.54) und rutschen auf Ihrem Sitz so weit nach vorne oder hinten, dass Ihre Unterschenkel senkrecht stehen.

Rutschen Sie nun mit Ihrem Kinn auf Ihrer Faust nach hinten, bis Sie eine leichte Nackenspannung spüren (S. 84) und halten diese Stellung während Sie sich mit stabilisierter neutraler Wirbelsäulenschwingung nach vorne neigen (S. 37).

### Test

Können Sie sich (ohne Spannung oder Schmerz) auf diese Weise so weit nach vorne beugen, dass Ihr Kopf die Wand berührt (▶ Abb. 7.55)?

### Übung

Gehen so weit in Richtung Testziel, bis Sie einen ersten Widerstand spüren. Bleiben Sie so lange in dieser Position, bis der Widerstand nachlässt.

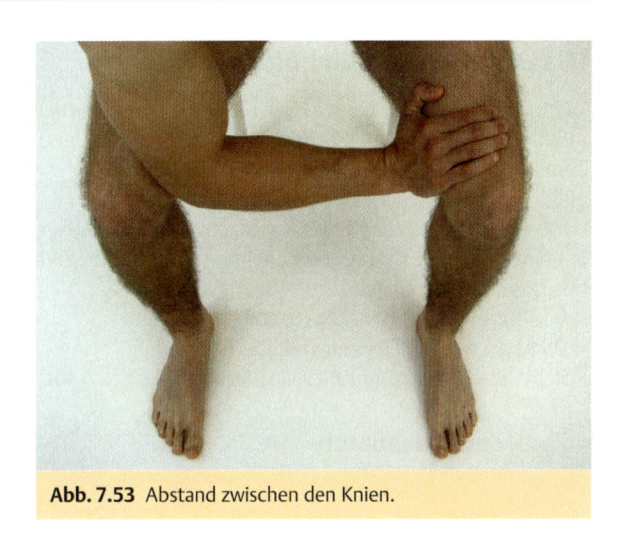

**Abb. 7.53** Abstand zwischen den Knien.

▶ **Übungsalternative** Sie sollten während der Übung so weit im Hohlkreuz bleiben, wie es unter neutrale Wirbelsäulenschwingung (S. 26) beschrieben ist. Gelingt Ihnen dies im Sitzen mit senkrechtem Oberköper (S. 39) nicht, sollten Sie Ihre Sitzhöhe im Alltag und beim Üben der Hüftbeuge-Beweglichkeit so weit erhöhen, bis ein Hohlkreuz möglich wird. Ist Ihr Stuhl nicht höhenverstellbar, kann die nötige Sitzhöhe mit Hilfe eines Kissens oder dem Wechsel auf eine höhere Sitzgelegenheit erreicht werden.

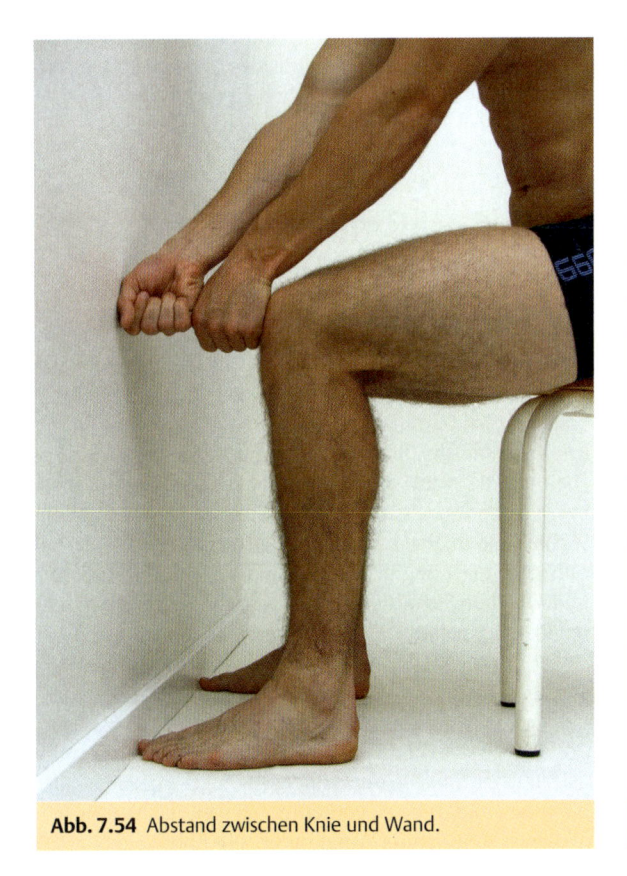

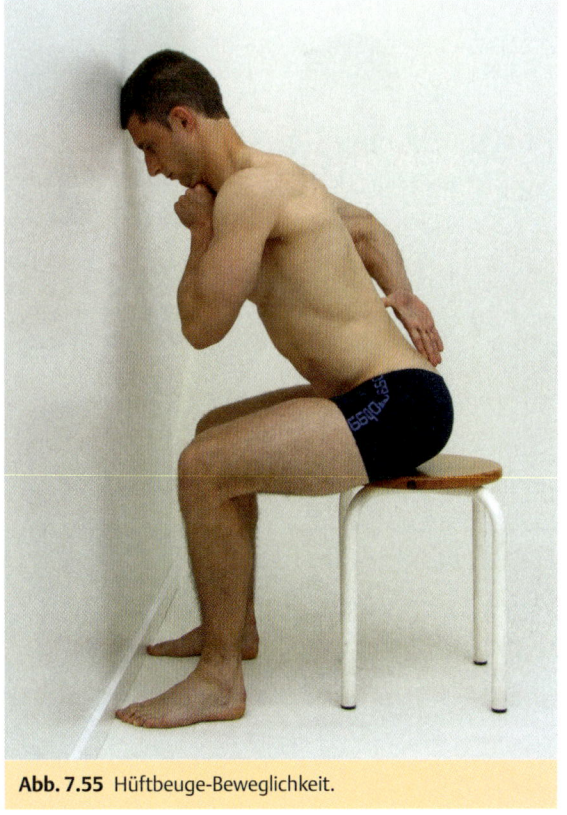

**Abb. 7.54** Abstand zwischen Knie und Wand.

**Abb. 7.55** Hüftbeuge-Beweglichkeit.

# Beweglichkeit

## Was tun, wenn's nicht klappt?

Wenn die Spannung beim Üben nicht nachlässt, sollten mögliche mechanische Hindernisse mit Hilfe folgender Test und Übungen aufgespürt und gelöst werden. Wenn einer der folgenden Tests positiv ist, lassen Sie Ihren Patienten die entsprechende Übung machen und wiederholen dann den Test. Geht es nun leichter, haben Sie die Blockade gefunden und gelöst.
- Gesäßmuskel-Dehnbarkeit (S. 108).
- Oberschenkel-Rückseiten-Dehnbarkeit (S. 113).
- Bein-, Rücken- und Kopfnerven-Beweglichkeit (S. 110).

### Zu enger Hosenbund

Ist seine Hose zu eng (siehe Differenzialdiagnostik), sollte Ihr Patient sie als Sofortmaßnahme für alle weiteren Übungen im Sitzen offen lassen oder ausziehen. Als Nächstes empfiehlt sich der Kauf einer weiteren Hose, von der sich Ihr Patient noch in der Umkleidekabine versichern sollte, dass sie seine Hüftbeuge-Beweglichkeit nicht einschränkt.

## Vorher-Nachher-Vergleich

Wie groß ist der Abstand an der engsten Stelle zwischen Kopf und Wand (▶ Abb. 7.56)?

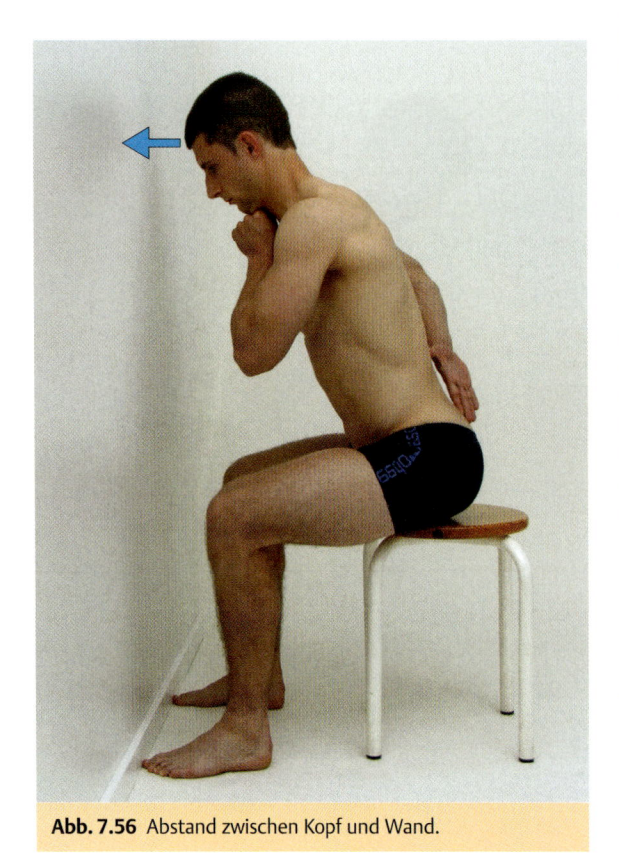

**Abb. 7.56** Abstand zwischen Kopf und Wand.

## Differenzialdiagnostik

Ein hypomobiles Hüftgelenk macht sich bei endgradiger Hüftbeugung in der Regel als „Einklemmgefühl" in der Mitte der Leiste bemerkbar. Verstärkt sich der Leistenschmerz beim Husten oder ist in diesem Bereich eine Vorwölbung sichtbar sollte eine Leistenhernie ausgeschlossen werden.

Ist die Limitation muskulär oder neurodynamisch bedingt, wird sich die Hüftbeuge-Beweglichkeit durch die Übung der „Hüftbeuge-Beweglichkeit" (S. 107), „Gesäßmuskel-Dehnbarkeit" (S. 108), „Oberschenkel-Rückseiten-Dehnbarkeit" (S. 113) oder „Bein-, Rücken- und Kopfnerven-Beweglichkeit" (S. 110) entsprechend verbessern.

Nicht selten ist aber auch eine zu enge Hose das primäre Hindernis für eine freie Hüftbeuge-Beweglichkeit. Liegt eine solche „textile Kontraktur" vor, fällt die Hüftbeugung mit offenem Gürtel, Hosenknopf und Reißverschluss spürbar leichter.

## Biomechanik

Erst eine freie Hüftbeuge-Beweglichkeit ermöglicht eine neutrale Wirbelsäulenschwingung (▶ Abb. 3.4, S. 26), indem sie dem Becken die Freiheit gibt, sich beim Sitzen, Heben und Vorbeugen aufzurichten. Ist sie eingeschränkt, müssen die angrenzenden Gelenke der Flexions-Bewegungskette (ISG und L5/S1) dies durch eine entsprechende Hypermobilität kompensieren. Somit begünstigt ein Hüftbeugungsdefizit eine Instabilität des ISG sowie den Verschleiß der Bandscheibe zwischen L5 und S1.

# 7.10 Gesäßmuskel-Dehnbarkeit

▶ **Ausgangsstellung** Sie sitzen auf einem Stuhl oder Hocker mit dem Gesicht zur Wand. Ihre rechte Fußspitze und Ihr rechtes Knie berühren die Wand. Legen Sie Ihren linken Fuß auf Ihren rechten Oberschenkel, sodass Ihr linkes Knie und Ihre linken Zehen mit der Zehennagelseite ebenfalls die Wand berühren. Ihr linkes Knie lassen Sie dabei entspannt nach außen fallen. Bringen Sie Ihre Lendenwirbelsäule in eine natürliche Hohlkreuzstellung mit 75% Aufrichtung (S. 26). Legen Sie Ihre Faust auf Ihr Brustbein und rutschen Sie mit Ihrem Kinn auf Ihrer Faust nach hinten ins „Doppelkinn" (S. 84, ▶ Abb. 7.5).

## Test

Können Sie sich (ohne Spannung oder Schmerz) mit stabilisierter neutraler Wirbelsäulenschwingung (S. 37) – also ohne Ihr Hohlkreuz zu verlieren – so weit nach vorne lehnen, dass Ihr Kopf die Wand berührt (▶ Abb. 7.57)?

# Gesäßmuskel-Dehnbarkeit

**Abb. 7.57** Gesäßmuskel-Dehnbarkeit.

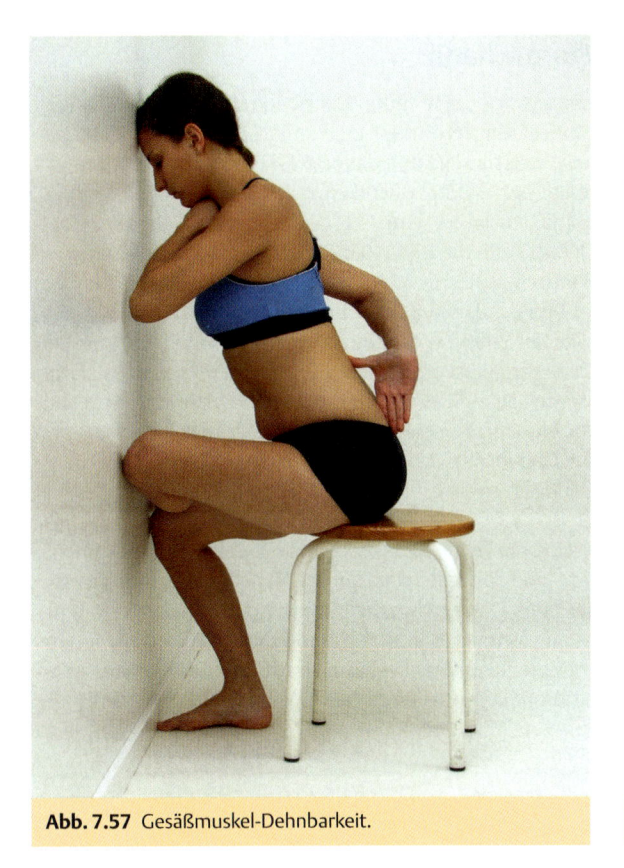

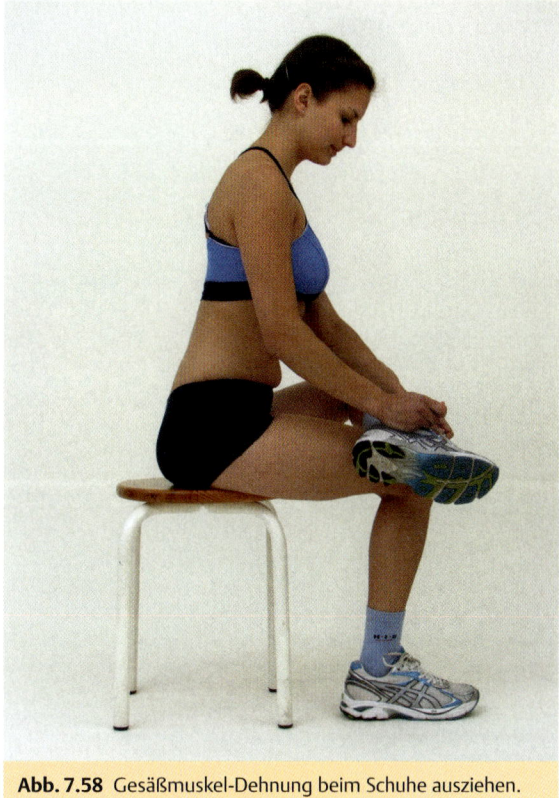

**Abb. 7.58** Gesäßmuskel-Dehnung beim Schuhe ausziehen.

## Übung

Gehen Sie so weit, bis Sie die erste Spannung spüren. Bleiben Sie so lange in dieser Position, bis sich die Spannung löst.

▶ Übungsalternativen
- Im Sitzen
  Die Gesäßmuskel-Dehnbarkeit lässt sich auch ohne Wand üben. Integrieren Sie zum Beispiel die Gesäßmuskel-Dehnung in Ihren Alltag, indem Sie die oben gezeigte Dehnstellung ohne Wand halten, während Sie Ihre Schuhe und Socken an- und ausziehen (▶ Abb. 7.58). Solange Sie dabei das natürliche Hohlkreuz der neutralen Wirbelsäulenschwingung (S. 26) nicht stabilisieren können (S. 37) und in den Rundrücken fallen, sollten Sie Ihre Sitzhöhe so weit erhöhen, bis ein Hohlkreuz möglich wird. Ist Ihr Stuhl nicht höhenverstellbar, kann die nötige Sitzhöhe mit Hilfe eines Kissens oder dem Wechsel auf eine höhere Sitzgelegenheit erreicht werden.
- Im Vierfüßlerstand
  Legen Sie zur Dehnung Ihres linken Gesäßmuskels Ihre rechte Leiste auf Ihre linke Ferse. Kippen Sie dann Ihr Becken ins Hohlkreuz und schieben es nach links, ohne dass Ihre rechte Leiste dabei den Kontakt mit Ihrer linken Ferse verliert. Gehen Sie so weit, bis Sie eine Spannung in Ihrem linken Gesäßmuskel spüren (▶ Abb. 7.59). Halten Sie diese Position, bis die Spannung nachgibt.

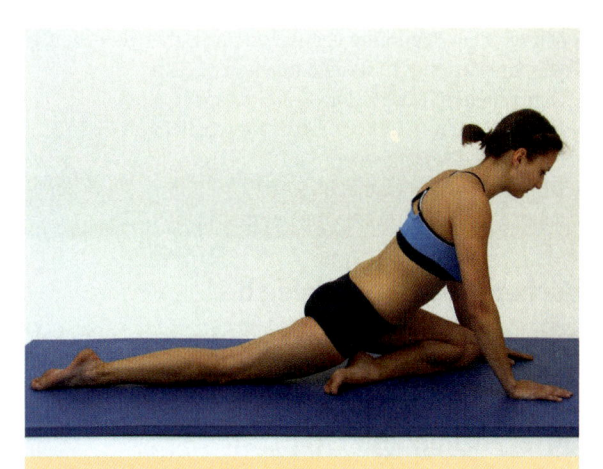

**Abb. 7.59** Gesäßmuskel-Dehnung im Vierfüßlerstand.

## Was tun, wenn's nicht klappt?

Wenn die Spannung beim Üben nicht nachlässt, sollten mögliche mechanische Hindernisse mit Hilfe folgender Tests und Übungen aufgespürt und gelöst werden. Wenn einer der folgenden Tests positiv ist, lassen Sie Ihren Patienten die entsprechende Übung machen und wiederholen dann die Gesäßmuskel-Dehnung. Löst sich nun die Spannung, haben Sie die Blockade gefunden und gelöst.

# Beweglichkeit

**Abb. 7.60** Abstand zwischen Kopf und Wand.

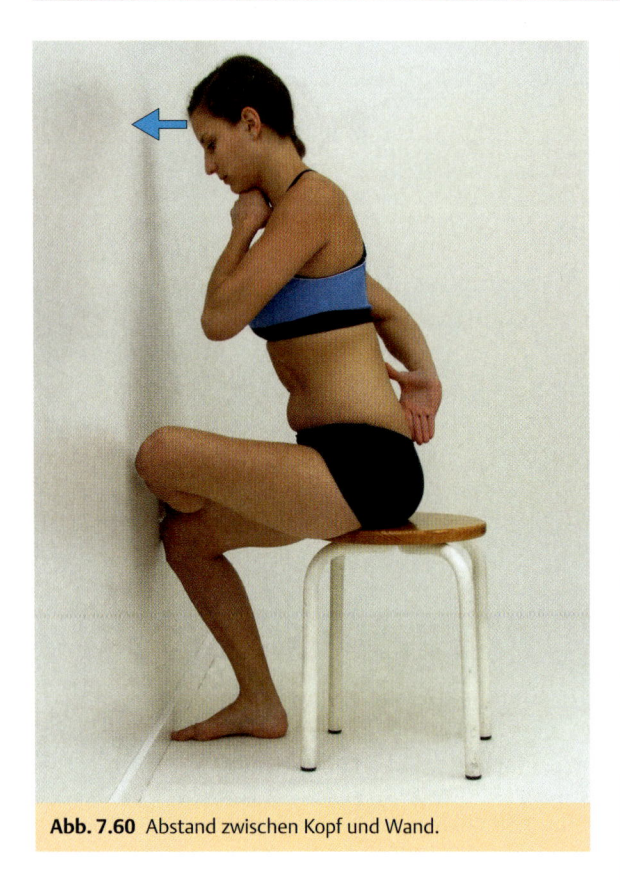

- Mit weniger Spannung versuchen und dabei gleichzeitig alle Entspannungsübungen machen (S. 53 ff).
- Oberschenkel-Rückseiten-Dehnbarkeit (S. 113).
- Bein-, Rücken- und Kopfnerven-Beweglichkeit (S. 110).
- Hüftbeuge-Beweglichkeit (S. 107).
- Hüftstreck-Beweglichkeit (S. 121).
- Oberschenkel-Vorderseiten-Dehnbarkeit (S. 125).

## Vorher-Nachher-Vergleich

Wie groß ist der Abstand an der engsten Stelle zwischen Kopf und Wand (▶ Abb. 7.60)?

## Differenzialdiagnostik

Einklemmschmerzen in der Leiste, die bei der Gesäßmuskel-Dehnung auftreten, können durch eine Hüftarthrose, eine anteriore Verlagerung des Hüftkopfes oder eine Fehlstellung im ISG bedingt sein. Ist die Ursache eine anteriore Verlagerung des Hüftkopfes, verringern sich die Einklemmschmerzen nach der Übungsalternative im Vierfüßlerstand (▶ Abb. 7.59), der Übung der „Hüftstreck-Beweglichkeit" (S. 121) oder der Übung der „Oberschenkel-Vorderseiten-Dehnbarkeit" (S. 125).

## Biomechanik

Ebenso wie eine gute Dehnbarkeit der ischiokruralen Muskulatur verhindert eine volle Gesäßmuskel-Dehnbarkeit, dass das ISG und das L5/S1-Segment als folgende Gelenke der Flexions-Bewegungskette hypermobil werden. Somit entlastet eine Verbesserung der Gesäßmuskel-Dehnbarkeit die L5/S1-Bandscheibe, die von den lumbalen Bandscheiben mit 58 % weitaus häufiger von Vorfällen betroffen ist als die Bandscheiben L4/5 (36 %) und L3/4 (5 %) (Schäfer 2005). Voraussetzung ist eine volle Gesäßmuskel-Dehnbarkeit insbesondere für eine aufrechte Haltung der Wirbelsäule (S. 26) bei flektierter und außenrotierter Hüfte, wie zum Beispiel im Schneidersitz oder beim An- und Ausziehen der Schuhe und Socken im Sitzen mit überschlagenem Bein.

Weiterhin ermöglicht eine volle Gesäßmuskel-Dehnbarkeit eine normale Funktion des N. ischiadicus, welcher unter dem – und bei manchen Menschen auch durch den – M. piriformis verläuft. Aufgrund dieses Verlaufs kann eine erhöhte Spannung des M. piriformis den N. ischiadicus irritieren, komprimieren und in seiner Neurodynamik behindern (Fishman 2004).

> **M. piriformis**
>
> Die Dehnung des M. piriformis erfolgt durch eine Hüftadduktion und -flexion. Bei flektierter Hüfte wie im Falle der Übung Gesäßmuskeldehnbarkeit auch noch durch eine Hüftaußenrotation, da der Muskel ab 60° Flexion von einem Außen- zum Innenrotator der Hüfte wird (Snijders 2006).

## 7.11 Bein-, Rücken- und Kopfnerven-Beweglichkeit

▶ **Ausgangsstellung** Sie sitzen auf der Vorderkante eines Stuhles mit Ihrem Gesicht zur Wand. Ihre Zehen sind eine Fußlänge entfernt von der Wand. Ihre Unterschenkel stehen senkrecht. Setzen Sie Ihren linken Fuß – wie beim Treten der Kupplung eines Autos – mit der Ferse auf den Boden und dem Großzehenballen gegen die Wand (▶ Abb. 7.61 ①).

## Test

Können Sie sich (ohne Spannung oder Schmerz) aus dieser Stellung (behutsam und langsam, da Nerven empfindlich sind) nach vorne beugen, bis beide Hände flach auf dem Boden aufgestützt sind und Sie die Unterseite Ihres Sitzes (▶ Abb. 7.61 ②) sehen können?
Dies setzt voraus, dass die Unterseite Ihres Stuhles flach ist. Ist sie hingegen am vorderen Ende nach unten gebogen, müssen Sie sich diese Biegung wegdenken.

# Bein-, Rücken- und Kopfnerven-Beweglichkeit

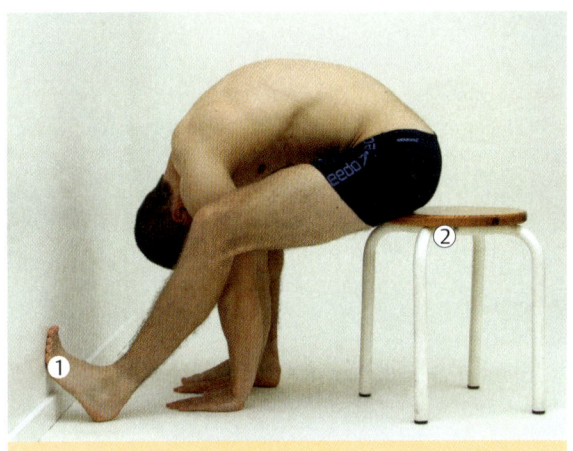

**Abb. 7.61** Bein-, Rücken- und Kopfnerven-Beweglichkeit.

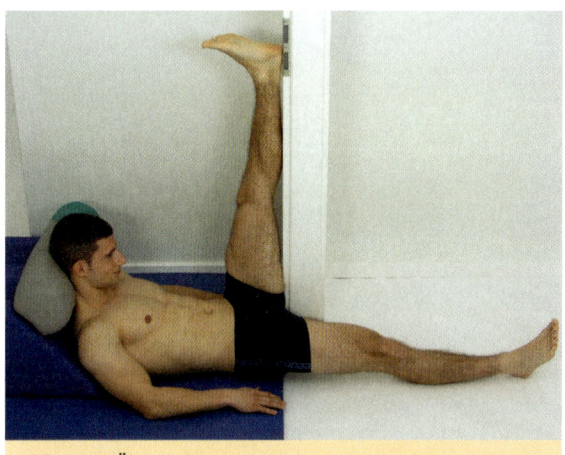

**Abb. 7.62** Übung der Bein-, Rücken- und Kopfnerven-Beweglichkeit in Rückenlage.

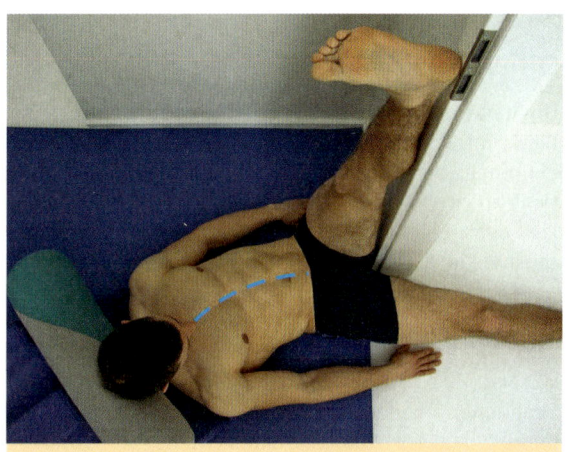

**Abb. 7.63** Übung der Bein-, Rücken- und Kopfnerven-Beweglichkeit in Rückenlage mit Seitneigung.

## Übung

Gehen Sie so weit, bis Sie die erste Spannung spüren. Bleiben Sie so lange in dieser Position, bis sich die Spannung löst.

▶ **Übungsalternativen** Die Übung der Bein-, Rücken- und Kopfnerven-Beweglichkeit sollte keine Beschwerden im Bereich der Lendenwirbelsäule verursachen. Kommt es bei der Übung im Sitzen (▶ Abb. 7.61) zu Beschwerden im Bereich der Lendenwirbelsäule, sollte versucht werden, ob sie durch die Übungsalternative in Rückenlage vermieden werden können. Sie funktioniert wie die Übung Oberschenkel-Rückseiten-Dehnbarkeit (S. 113), nur dass die Hals- und Brustwirbelsäule mit Hilfe von Kissen, so weit wie angenehm möglich in Beugung gelagert werden (▶ Abb. 7.62).

Wenn Ihr Therapeut feststellt, dass das Nachlassen der Spannung während der Übungsalternative in Rückenlage (▶ Abb. 7.62) durch eine Einklemmung der Nervenwurzeln des Nervus ischiadicus im Bereich der Lendenwirbelsäule verhindert wird, ist es sinnvoll zu versuchen, diese Einklemmung durch eine Seitneigung der Lendenwirbelsäule zur anderen Seite zu lösen (▶ Abb. 7.63).

## Was tun, wenn's nicht klappt?

Wenn die Spannung beim Üben nicht nachlässt, sollten mögliche mechanische Hindernisse mit Hilfe folgender Tests und Übungen aufgespürt und gelöst werden. Wenn einer der folgenden Tests positiv ist, lassen Sie Ihren Patienten die entsprechende Übung machen und wiederholen dann die Bein-, Rücken- und Kopfnerven-Dehnung. Löst sich nun die Spannung, haben Sie die Blockade gefunden und gelöst.
- Mit weniger Spannung versuchen und dabei gleichzeitig alle Entspannungsübungen machen (S. 53 ff).
- Übungsalternativen in Rückenlage (▶ Abb. 7.62 und ▶ Abb. 7.63).
- Oberschenkel-Rückseiten-Dehnbarkeit (S. 113).
- Gesäßmuskel-Dehnbarkeit (S. 108).
- Oberschenkel-Vorderseiten-Dehnbarkeit (S. 125).
- Waden-Dehnbarkeit (S. 115).
- Rückenmuskel-Kraft (S. 130).

## Vorher-Nachher-Vergleich

Mit dem Zeigefinger einer Hand von unten am hinteren Stuhlbein hochfahren, bis er aus der Sicht des Patienten (gestrichelte Linie) verschwindet: Wie groß ist der Abstand zwischen der Unterseite des Zeigefingers (▶ Abb. 7.64①) und der Unterseite des Stuhls (▶ Abb. 7.64②)? Oder in anderen Worten: wie lang ist der Teil des hinteren Stuhlbeins, den der Patient nicht sehen kann (▶ Abb. 7.64① – ②).

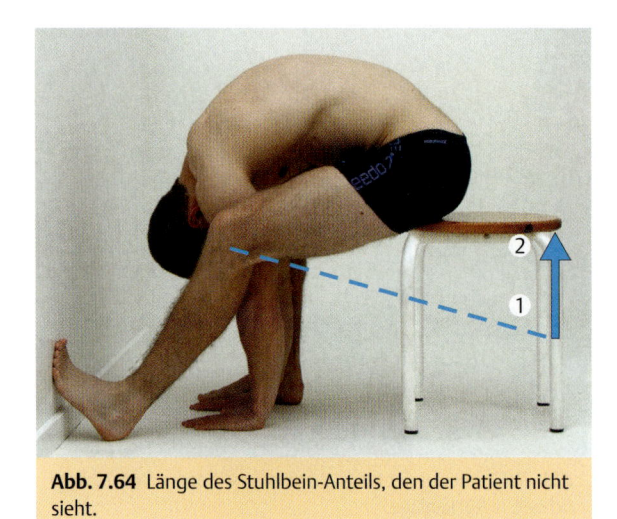

# Beweglichkeit

**Abb. 7.64** Länge des Stuhlbein-Anteils, den der Patient nicht sieht.

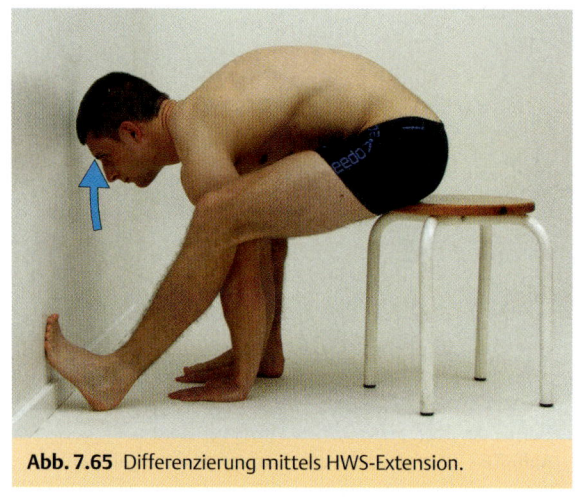

**Abb. 7.65** Differenzierung mittels HWS-Extension.

## Differenzialdiagnostik

Um herauszufinden ob Symptome, die bei der Übung der Bein-, Rücken- und Kopfnerven-Beweglichkeit auftreten neurodynamisch bedingt sind, sollte die neuronale Spannung an einer Stelle verringert werden, die keine muskuläre oder gelenkige Verbindung mit dem symptomatischen Bereich hat.

Wird bei der Übung zum Beispiel eine Spannung am dorsalen Oberschenkel spürbar, sollte nur die HWS extendiert werden (▶ Abb. 7.65). Reduziert die HWS-Extension diese Spannung, war der entsprechende Anteil der Spannung neurodynamisch bedingt. Wenn nicht, war sie myofaszial bedingt.

Verursacht die Übung hingegen Spannungen im Bereich des Kopfes oder der Wirbelsäule, kann die neuronale Spannung zur Differenzierung dadurch verringert werden, dass der gegen die Wand gestellte Fuß zurückgenommen und neben den anderen Fuß gestellt wird (▶ Abb. 7.66). Lässt die Spannung dann nach, war der entsprechende Anteil der Spannung neurodynamisch bedingt. Bleibt sie bestehen, ist dies ein Hinweis auf myofasziale Ursachen.

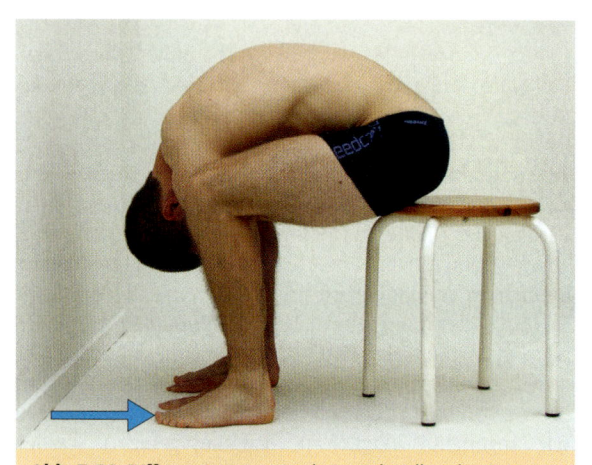

## Biomechanik

- Folgen eingeschränkter Neurodynamik:
  Die Dura mater ist mechanisch mit dem Sakrum, den Schädelknochen, den Hirn- und Spinalnerven und über die duralen Bänder auch mit den Wirbelkörpern und dem Foramen Magnum verbunden. Auf diesem Wege überträgt sich eine Verspannung der Dura auf die gesamte Wirbelsäule sowie die Hirn- und Spinalnerven, was zu Dysfunktionen und Schmerzen führen kann. Typische Beispiele dafür sind frontale oder parietale Kopfschmerzen die bei dem Test der Bein-, Rücken- und

**Abb. 7.66** Differenzierung mittels Zurückstellens des Beines.

Kopfnerven-Beweglichkeit deutlich zum Vorschein treten; dumpfe, schwer lokalisierbare Schmerzen im Bereich der BWS, Koordinationsstörungen der Augen (positiver Test der „Augenmuskel-Koordination" S. 79) oder verdrehte Wirbel.
Weiterhin führt eine eingeschränkte Dynamik der Dura zu einem reflektorischen Hypertonus der Nackenextensoren. Die nachhaltige Entspannung der Extensoren ist dann nur über die Wiederherstellung einer freien Dura-Beweglichkeit möglich.

### Dura mater
Eine Entspannung der Dura führt in der Regel zu einer sofortigen Verbesserung all der genannten Befunde.

- Neurodynamik in Abhängigkeit von der Bandscheibenhöhe:
Die Spannung der Dura und des N. ischiadicus variiert stark mit der Bandscheibenhöhe, da diese im Verlauf ihrer vertikalen Ausdehnung liegen.
Die Bandscheibenhöhe variiert im Tagesverlauf um circa 1 % der Gesamtkörpergröße. Bei einer Körpergröße von 180 cm also um etwa 18 mm. Im Alltag führen Gewichtsbelastung und Muskelanspannung zu einer Reduktion der Bandscheibenhöhe. Beim entspannten Liegen hingegen können die Bandscheiben aufgrund ihres osmotischen Druckes Flüssigkeit aufsaugen, wodurch ihre Höhe wieder zunimmt und somit auch die neuronale Spannung. Daher ist es normal, dass der Test der Bein-, Rücken- und Kopfnerven-Beweglichkeit direkt nach dem Aufstehen deutlich schwerer zu bestehen ist, als am Ende eines Arbeitstages. Um auch schon am Morgen über eine volle neurodynamische Beweglichkeit zu verfügen sollte die Neurodynamik so weit trainiert werden, dass der Test auch morgens schon bestanden werden kann.

### Cave „Bandscheiben-Vorfall"

*Bei Vorschädigung der Lumbalen Bandscheiben* sollte nach dem Aufstehen mindestens eine Stunde mit der Übung gewartet werden, damit der Druck und die Steifigkeit der Bandscheibe und damit auch ihre Verletzungsanfälligkeit abnehmen. Treten bei der Übung dennoch Schmerzen im Bereich der LWS auf, sollte geprüft werden, ob die Übungsvarianten in Rückenlage (▶ Abb. 7.62 und ▶ Abb. 7.63) eine schmerzfreie Alternative bieten.

## 7.12 Oberschenkel-Rückseiten-Dehnbarkeit

▶ **Ausgangsstellung** Legen Sie sich so auf Ihren Rücken, dass Ihre linke Gesäßhälfte (▶ Abb. 7.67 ①) und Ihre linke Ferse den Rahmen einer geöffneten Tür berühren. Solange Sie die Tests der Hals- und Brustwirbelsäulen-Aufrichtung (S. 82, S. 85) nicht bestanden haben, benutzen Sie ein Kopfkissen.

## Test

Können Sie (ohne Spannung oder Schmerz) Ihre Ferse am Türrahmen so weit nach oben schieben (und somit Ihr linkes Bein so weit ausstrecken), dass Ihre linke Wade den Türrahmen berührt (▶ Abb. 7.67 ②), während Ihr rechtes Bein so flach auf dem Boden liegt, dass Ihre rechte Wade den Boden berührt (▶ Abb. 7.67 ③)?

## Übung

Strecken Sie Ihr linkes Knie, bis Sie die erste Spannung spüren. Bleiben Sie so lange in dieser Position, bis sich die Spannung löst.

▶ **Übungsalternativen** Wenn eine Einklemmung der Nervenwurzeln des N. ischiadicus in der Lendenwirbelsäule verhindert, dass die Spannung während des Übens nachlässt, ist es sinnvoll, diese Einklemmung durch eine Seitneigung der Lendenwirbelsäule zur Gegenseite zu lösen (▶ Abb. 7.68).

### Aktives Widerlager

Die Lendenwirbelsäule in der Übungsposition aktiv so weit in Richtung Hohlkreuz zu bewegen, bis sie gerade beginnt sich von der Matte zu lösen, kann eingesetzt werden um:
1. Die Spannung im Bereich der Oberschenkel-Rückseite zu verstärken.
2. Den hinteren Teil der Lendenwirbelsäulen-Bandscheiben zu entlasten und überbewegliche Anteile Ihrer Lendenwirbelsäule und des gleichseitigen Iliosakralgelenks muskulär zu stabilisieren.

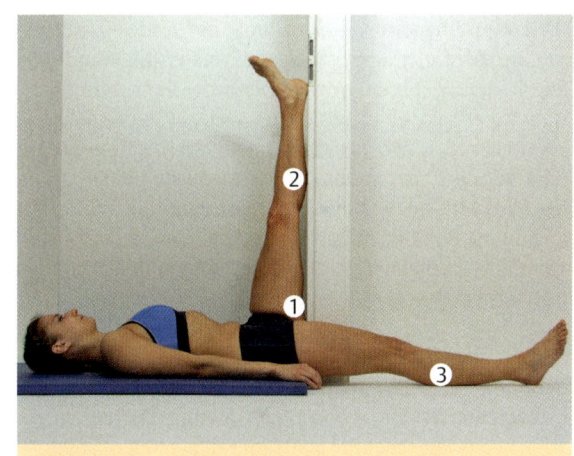

**Abb. 7.67** Oberschenkel-Rückseiten-Dehnbarkeit.

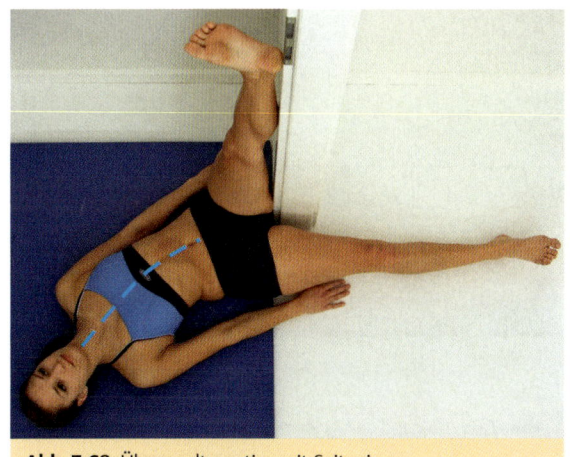

**Abb. 7.68** Übungsalternative mit Seitneigung.

# Beweglichkeit

## Was tun, wenn's nicht klappt?

Wenn die Spannung beim Üben nicht nachlässt, sollten mögliche mechanische Hindernisse mit Hilfe folgender Tests und Übungen aufgespürt und gelöst werden. Wenn einer der folgenden Tests positiv ist, lassen Sie Ihren Patienten die entsprechende Übung machen und wiederholen dann die Oberschenkel-Rückseiten-Dehnung. Löst sich nun die Spannung, haben Sie die Blockade gefunden und gelöst.

- Mit weniger Spannung versuchen und dabei gleichzeitig alle Entspannungsübungen machen (S. 53 ff).
- Gesäßmuskel-Dehnbarkeit (S. 108).
- Bein-, Rücken- und Kopfnerven-Beweglichkeit (S. 110).
- Hüftstreck-Beweglichkeit (S. 121).
- Oberschenkel-Vorderseiten-Dehnbarkeit (S. 125).
- Waden-Dehnbarkeit (S. 115).
- Rückenmuskel-Kraft (S. 130).
- Übungsalternative mit Lateralflexion (▶ Abb. 7.68).

## Vorher-Nachher-Vergleich

Wie groß ist der Abstand zwischen der linken Wade und dem Türrahmen und wie groß ist der Abstand zwischen der rechten Wade und dem Fußboden (▶ Abb. 7.69)?

Die Entfernung wird von dem Punkt der Wade aus gemessen, der bei freier Beweglichkeit als erster die Wand oder den Boden berühren würde. Wenn die Entfernung groß ist, wird es schwer abzuschätzen, welcher Punkt dies sein könnte. Er lässt sich dann leicht definieren, indem der Patient vor dem Test in der Rückenlage beide Beine zusammen auf dem Boden ausstreckt. Der Punkt der Wade der nun zuerst den Boden berührt (▶ Abb. 7.70), ist der Punkt von dem aus beim Test die Entfernung zum Türrahmen oder zum Boden gemessen wird.

Addieren Sie den Abstand der linken Wade vom Türrahmen und den Abstand der rechten Wade vom Fußboden. Dokumentieren Sie neben dieser Summe außerdem die am Türrahmen gedehnte Seite. Im Fall der Test-Abbildung (▶ Abb. 7.67) also als „L0", da das linke Bein (L) am Türrahmen ist und beide Waden ganz anliegen (0). Läge das rechte Bein am Türrahmen und beide Waden wären jeweils 2 Finger breit vom Ziel entfernt, würde dies als „R4F" notiert werden.

## Differenzialdiagnostik

Eine Möglichkeit herauszufinden, ob Symptome die bei dieser Übung auftreten durch eine neurodynamische oder eine myofasziale Spannung ausgelöst werden, ist unter „Differenzialdiagnostik" des Tests „Bein-, Rücken- und Kopfnerven-Beweglichkeit" (S. 110) beschrieben.

Ein Indiz dafür, dass der Nerv bei der Dehnung der linken Oberschenkel-Rückseite noch vor der Muskulatur unter Spannung kommt, ist ein Spannungsgefühl im Bereich der LWS oder des linken Schienbeins. Eine Verringerung dieser Symptome durch die Übungsalternative mit einer Lateralflexion der LWS nach rechts (▶ Abb. 7.68) deutet auf eine Blockade der Neurodynamik im Bereich der linken LWS-Foramina hin.

Wenn die rechte Wade beim Dehnen der linken Oberschenkel-Rückseite den Boden nicht berührt und/oder dabei ein Ziehen im Bereich der rechten Leiste spürbar wird, kann die Ursache hierfür eine mangelnde Dehnbarkeit des rechten M. iliopsoas sein. Ob dies der Fall ist, lässt sich durch den Test „Hüftstreck-Beweglichkeit" (S. 121) herausfinden.

## Biomechanik

Eine freie ischiokrurale Beweglichkeit verhindert, dass das Iliosakralgelenk und das Segment L5/S1 als nachfolgende Gelenke der Flexions-Bewegungskette hypermobil werden. Somit kann auch die Bandscheibe im Segment L5/S1 entlastet werden, die von den lumbalen Bandscheiben mit 58 % weitaus häufiger von Vorfällen betroffen ist, als die Bandscheiben der Segmente L4/L5 (36 %) und L3/L4 (5 %) (Schäfer 2005).

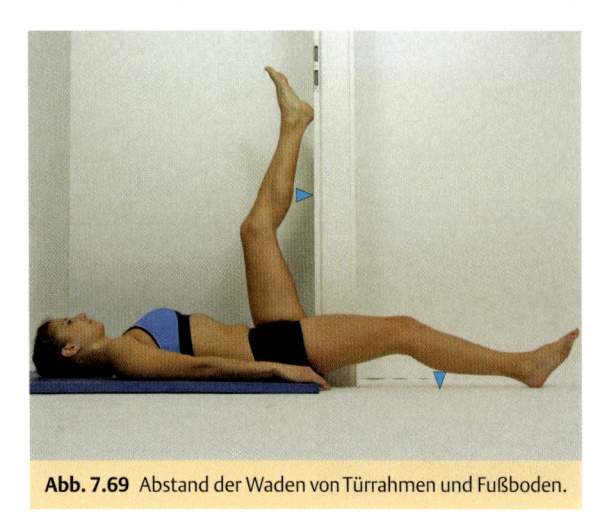

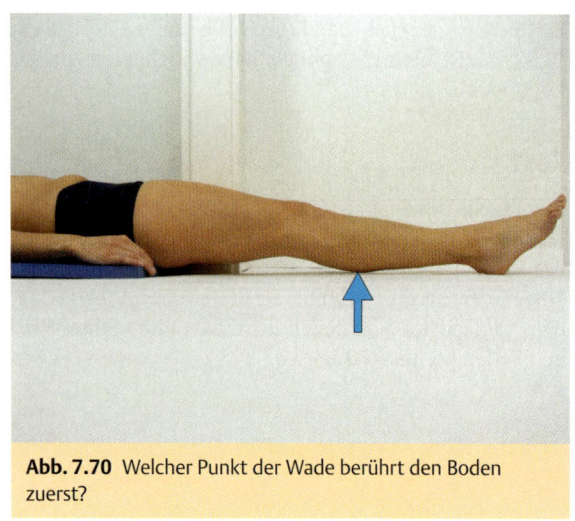

**Abb. 7.69** Abstand der Waden von Türrahmen und Fußboden.

**Abb. 7.70** Welcher Punkt der Wade berührt den Boden zuerst?

## 7.13 Waden-Dehnbarkeit

▶ **Ausgangsstellung** Sie stehen barfuss mit Blick zu einer Wand auf einem harten Boden (ohne Gymnastikmatte). Ihre Füße befinden sich zwei Fußlängen entfernt von der Wand. Ihre Zehen schauen ganz gerade nach vorne (▶ Abb. 7.72). Machen Sie mit Ihrem rechten Bein einen Schritt nach vorne, sodass die Zehen und das Knie Ihres rechten Beines die Wand berühren (▶ Abb. 7.71 ①). Wenn Sie alles richtig gemacht haben, beträgt der Abstand zwischen Ihrer rechten Ferse und Ihren linken Zehen jetzt eine Fußlänge (▶ Abb. 7.71 ②). Drehen Sie Ihren linken Fuß so weit nach innen, dass die Außenkante Ihres linken Fußes senkrecht zur Wand steht. Legen Sie nun Ihre verschränkten Unterarme gegen die Wand und lehnen Sie Ihren Kopf mit der Stirn gegen die Unterarme. Halten Sie Ihr Becken parallel zur Wand. Ohne mit Ihrer linken Fußsohle auf dem Boden zu verrutschen, drehen Sie schließlich Ihr linkes Knie so weit wie möglich nach außen. Wenn Sie dies richtig machen, hebt sich der Innenrand Ihres linken Fußes, während das Gewicht auf die Außenkante des Fußes verlagert wird. Die Zehen des linken Fußes schauen immer noch unverändert nach vorne.

### Test

Können Sie Ihr linkes Knie (ohne Spannung oder Schmerz) ganz durchstrecken (▶ Abb. 7.71 ③), während das Gewicht auf der Außenkante Ihres linken Fußes bleibt?

> **Fußgewölbe stabilisieren**
>
> Eine effektive Wadendehnung und eine Stärkung des Fußgewölbes setzten beide vorraus, dass das Fußgewölbe während der Übung aufrecht gehalten wird.

### Übung

Strecken Sie Ihr linkes Knie, bis Sie die erste Spannung spüren. Bleiben Sie so lange in dieser Position, bis sich die Spannung löst.

▶ **Übungsalternativen** Neben der Außendrehung des linken Knies und der Gewichtsverlagerung auf die Außenkante des linken Fußes kann das Fußgewölbe muskulär noch effektiver gehalten werden, wenn Sie sich zusätzlich vorstellen, Sie würden mit den Zehen ein Handtuch greifen.

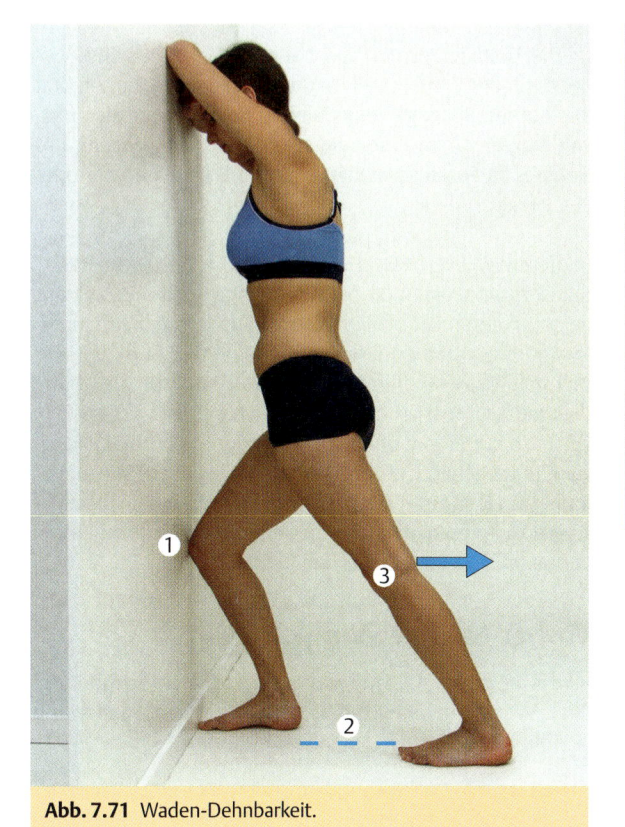

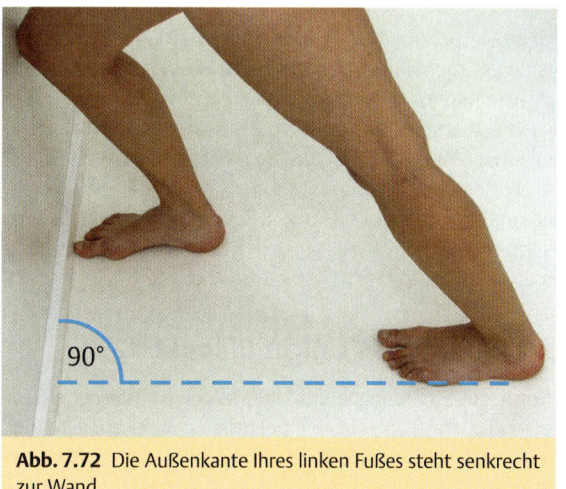

**Abb. 7.72** Die Außenkante Ihres linken Fußes steht senkrecht zur Wand.

**Abb. 7.71** Waden-Dehnbarkeit.

# Beweglichkeit

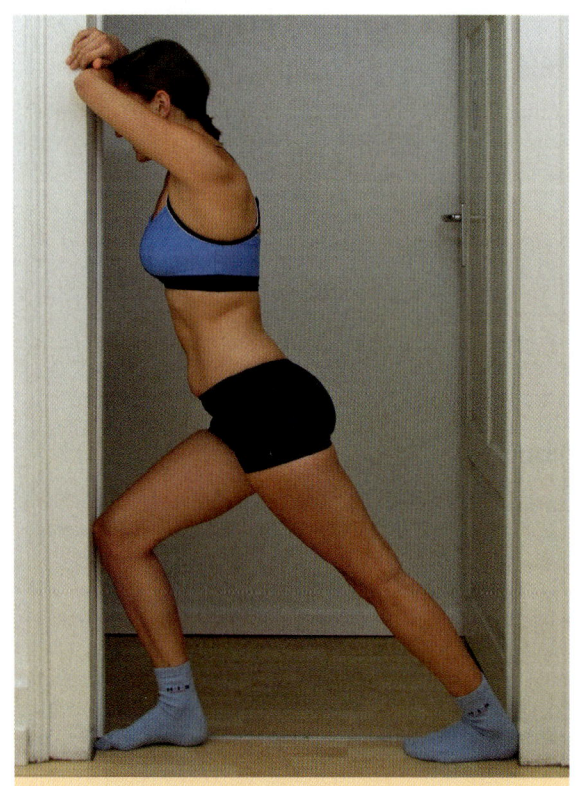

**Abb. 7.73** Die Wadendehnung im Türrahmen verhindert, dass die Socken auf glattem Boden rutschen.

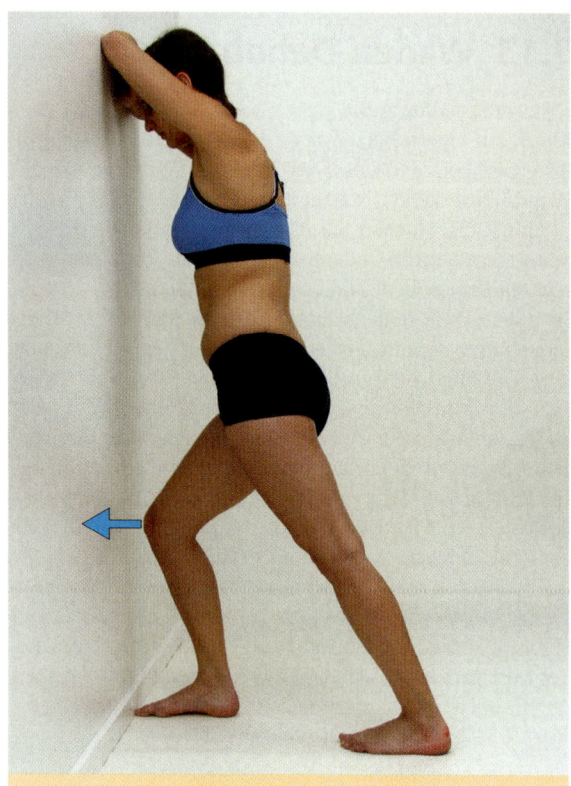

**Abb. 7.74** Abstand zwischen Knie und Wand.

Wenn Sie auf einem glatten Boden stehen und Ihre Socken trotzdem nicht ausziehen möchten, können Sie die Übung auch in einem Türrahmen machen (▶ Abb. 7.73). Dabei berührt das vordere Knie die Innenseite des Tührrahmens auf einer Seite, während die Ferse des nach hinten gestellten Fußes den Türrahmen auf der anderen Seite berührt. So rutschen Sie trotz glattem Boden nicht weg. Zudem entspricht die Türweite normaler Zimmertüren meistens in etwa der Ausgangsstellung des Tests.

## Was tun, wenn's nicht klappt?

Wenn die Spannung beim Üben nicht nachlässt, sollten mögliche mechanische Hindernisse mit Hilfe folgender Tests und Übungen aufgespürt und gelöst werden. Wenn einer der folgenden Tests positiv ist, lassen Sie Ihren Patienten die entsprechende Übung machen und wiederholen dann die Waden-Dehnung. Löst sich nun die Spannung, haben Sie die Blockade gefunden und gelöst.
- Mit weniger Spannung versuchen und dabei gleichzeitig alle Entspannungsübungen machen (S. 53 ff).
- Oberschenkel-Vorderseiten-Dehnbarkeit (S. 125).
- Gesäßmuskel-Dehnbarkeit (S. 108).
- Bein-, Rücken- und Kopfnerven-Beweglichkeit (S. 110).
- Oberschenkel-Rückseiten-Dehnbarkeit (S. 113).

Ist die Dorsalextension nicht durch den elastischen Widerstand der Wade, sondern aufgrund eine Hypomobilität des oberen Sprunggelenks eingeschränkt, liegt die Ursache hierfür oft in einer degenerativen Veränderung des Gelenks in Folge von Überlastung, Verstauchungen oder einer Fraktur.

In diesem Fall verbessert die Übung „Waden-Dehnbarkeit" die Dorsalextension oft nicht und kann sogar Reizzustände provozieren. Sinnvoller ist dann zunächst eine manuelle Mobilisation in Entlastung (S. 154, ▶ Abb. 11.6). Verbessert sich so die Mobilität, kann dem Patient nun die Übung „Waden-Dehnbarkeit" – soweit schmerzfrei möglich – zum Erhalt der gewonnenen Dorsalextenion als Hausaufgabe mitgegeben werden. Oftmals ist das obere Sprunggelenk nach Frakturen oder schweren Distorsionen allerdings so stark vorgeschädigt, dass nur eine partielle Bewegungsverbesserung erreicht werden kann.

## Vorher-Nachher-Vergleich

Wie groß ist der Abstand zwischen dem rechten Knie und der Wand beim Erreichen der ersten Spannung (▶ Abb. 7.74)?

## Differenzialdiagnostik

▶ **Gelenkblockade** Ist die Dorsalextension nicht durch eine elastische Spannung der Wadenmuskulatur sondern durch eine Blockierung des linken oberen Sprunggelenks limitiert, wird dies in der Regel durch ein eng begrenztes Einklemmgefühl im anterioren Gelenksspalt spürbar. Nach einer erfolgreichen manuellen Mobilisation der Blockade verschwindet das Einklemmegefühl und es wird aufgrund der vermehrten Dorsalextension wieder eine elastische Spannung in der Wade spürbar.

▶ **M. soleus / M. gastrocnemius** Provoziert die Testposition „Waden-Dehnbarkeit" Symptome im Bereich der linken Wade, kann über eine Beugung und Streckung des linken Knies ermittelt werden, ob sie durch eine Spannung des M. soleus oder des M. gastrocnemius verursacht werden:
- Verstärken sich die Symptome durch eine *Kniestreckung*, liegt die Ursache in der Spannung des *M. gastrocnemius*.
- Liegt die Ursache mehr in der Spannung des *M. soleus*, verstärken sich die Symptome wenn das *Knie gebeugt* wird, ohne die Ferse abzuheben (▶ Abb. 7.75).

> **M. soleus**
> Ist der M. soleus zu kurz, wird dies auch beim Test der „Hebetechnik" (S. 105) durch ein Abheben der Ferse oder ein Ausweichen in die Pronation evident.

Eine weitere Möglichkeit zur Unterscheidung von M. gastrocnemius und M. soleus: äußert der Patient in der Testposition der Wadendehnbarkeit (▶ Abb. 7.71) eine Spannung in der linken Wade (hinteres Bein mit gestrecktem Knie), weist dies auf eine mangelnde Dehnbarkeit des M. gastrocnemius hin. Spürt er eine Spannung in der Wade des rechten (vorderen, gebeugten) Beines, ist eine mangelnde Dehnbarkeit des M. soleus die wahrscheinlichere Ursache.

> **M. gastrocnemius**
> Der M. gastrocnemius ist deutlich häufiger verkürzt als der M. soleus.

▶ **Reflektorische Tonuserhöhung** Schmerzen im Bereich der Wade können durch eine reflektorische Tonuserhöhung bedingt sein. Ursachen hierfür kann eine Störung im Elektrolythaushalt oder eine Irritation des versorgenden N. tibialis (L4–S3) sein. *Störungen im Elektrolythaushalt* kommen am ehesten bei Stoffwechselstörungen oder bei anhaltendem starken Schwitzen vor. Weitaus häufiger in der physiotherapeutischen Praxis sind Nervenirritationen.

▶ **Nervenirritationen** Nervenirritationen können durch Spannung oder Kompression entstehen. Eine erhöhte Spannung oder Empfindlichkeit des N. tibialis als Ursache

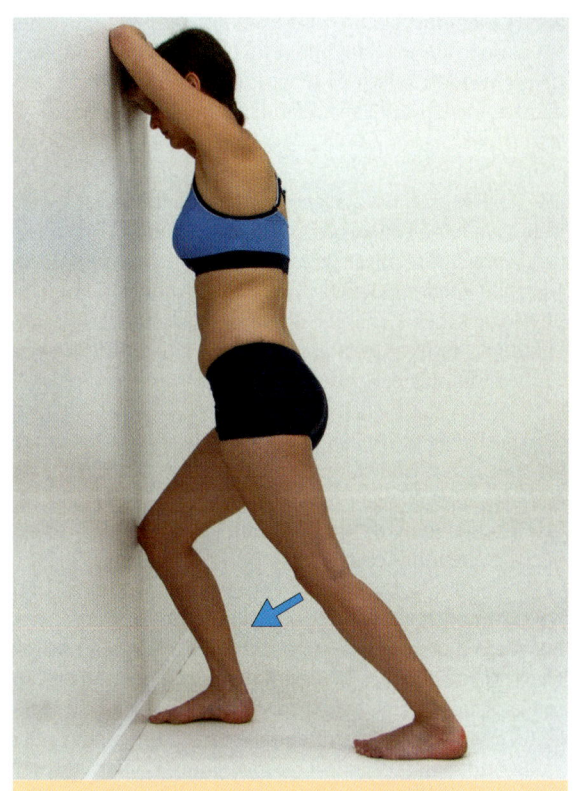

**Abb. 7.75** Beugung des linken Knies, während die linke Ferse auf dem Boden bleibt.

liegt vor, wenn Wadensymptome in der Testposition der „Bein-, Rücken- und Kopfnerven-Beweglichkeit" (S. 110) mit einer Extension der HWS nachlassen. In diesem Fall sollte die „Bein-, Rücken- und Kopfnerven-Beweglichkeit" geübt und wiederhergestellt werden.

Engstellentellen an denen Nervenfasern aus L4–S3 häufig komprimiert werden, sind in den intervertebralen Foramina L4/5 und L5/S1, im Spinalkanal oder unter dem M. piriformis. Eine fünfminütige axiale Traktion der Wirbelsäule wird die Symptome eines *foraminalen Impingements* spürbar reduzieren, nicht aber die eines zu engen Spinalkanals. *Impingements im Spinalkanal*, und bestimmte Impingements in den Foramina, lassen im Sitzen sofort nach. Im Stehen lassen Sie sich ganz allmählich von Monat zu Monat in dem Maße verbessern, wie die Notwendigkeit einer kompensatorischen Hyperlordose der LWS durch eine Verbesserung der „Hüftstreck-Beweglichkeit" (S. 121) und „Brustwirbelsäulen-Aufrichtung" (S. 85) entfällt. Symptome aufgrund einer Nerveneinklemmung unter einem hypertonen oder verkürzten M. piriformis, lassen in dem Moment nach in dem die Spannung beim Üben der „Gesäßmuskel-Dehnbarkeit" (S. 108) nachlässt.

▶ **Überlastung von Wade und Achillessehne** Ursachen für eine Überlastung von Wade und Achillessehne können neben einem reflektorischen Hypertonus eine Verkürzung

## Beweglichkeit

der Wadenmuskulatur, Übertraining, Vorfußlaufen oder ein außenrotiertes Gangbild sein. Letzteres sollte nur korrigiert werden sofern es nicht knöchern durch eine vermehrte Torsion der Tibia oder des Schenkelhalses bedingt ist.

Die Korrektur eines außenrotiertes Gangbilds setzt eine freie „Waden-Dehnbarkeit" und „Gesäßmuskel-Dehnbarkeit" voraus. Sind diese gegeben, wird ein physiologisches Gangbild wieder möglich. Während manche Patienten ihr physiologisches Gangbild dann spontan wieder finden, benötigen andere Gehtraining, um die alten kompensatorischen Gehmuster wieder aufzulösen.

Sind Beschwerden im Bereich der Achillessehne das Resultat sportlicher Überlastung, findet sich in der Regel eine tastbare Verdickungen oder Einkerbungen im Verlauf der Sehne oder eine verminderte laterale Verschieblichkeit der Bursa tendinis calcanei.

▶ **Beinvenenthrombose** Schließlich sollte bei Schmerzen im Wadenbereich auch eine Thrombose ausgeschlossen werden. Indizien hierfür sind eine Schwellung und Erwärmung distal der Thrombose sowie eine Druckempfindlichkeit im Verlauf der betroffenen Vene, häufig an der Fußsohle und zwischen den Gastrocnemius-Köpfen. Besteht der Verdacht einer akuten Thrombose, sollte der Arzt des Patienten sofort zur Absprache des weiteren Vorgehens kontaktiert werden. Erst nach Freigabe durch den Arzt sollte dann mit einer Mobilisierung der Wade begonnen werden. In der Regel ist dies 2 Wochen nach der Thrombose, wenn der Thrombus sich fest mit der Gefäßwand verbunden hat und keine Embolie mehr verursachen kann.

▶ **Kompartment-Syndrom** Seltener als in der Loge des M. tibialis anterior kann es nach einem lokalen Trauma oder einer Überlastung auch zu einem Kompartment-Syndrom im Wadenbereich mit einer Druckschmerzhaftigkeit und Spannung der betroffenen Loge kommen. Auch beim Verdacht auf Kompartment-Syndrom sollte sofort der Arzt des Patienten informiert werden.

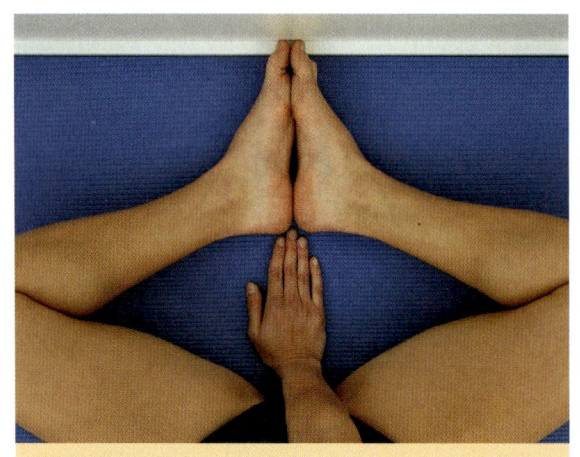

**Abb. 7.76** Abstand Ferse-Schritt.

### Biomechanik

Eine freie Waden-Dehnbarkeit entlastet die Wirbelsäule, indem sie eine entspannte Gehbewegung und die richtige Hebetechnik ermöglicht. Bei der Übung „Waden-Dehnbarkeit" soll das typische Ungleichgewicht „verkürzte Wade und „eingefallenes Fußgewölbe" ausgeglichen werden, indem die Wade gedehnt und das Fußgewölbe gleichzeitig aufgerichtet wird. Diese aktive Aufrichtung kräftigt die stützende Muskulatur des Fußgewölbes, verhindert eine Überdehnung der stützenden Bänder des Gewölbes während der Übung und reduziert den elastischen Widerstand in genau den Faseranteilen der Wade, deren Spannung eine freie Aufrichtung des Fußgewölbes erschweren.

## 7.14 Oberschenkel-Innenseiten-Dehnbarkeit

▶ **Ausgangsstellung** Zunächst sitzen Sie mit dem Gesicht zur Wand, die Fußsohlen gegeneinander, der Abstand zwischen Ihrem Schritt und Ihren Fersen beträgt eine Handlänge (▶ Abb. 7.76). Ihre Fußspitzen berühren die Wand. Nun legen Sie sich auf den Rücken (▶ Abb. 7.77). Solange Sie die Tests der Hals- und Brustwirbelsäulen-Aufrichtung (S. 82, S. 85) nicht bestanden haben, legen Sie Ihren Kopf auf ein Kopfkissen.

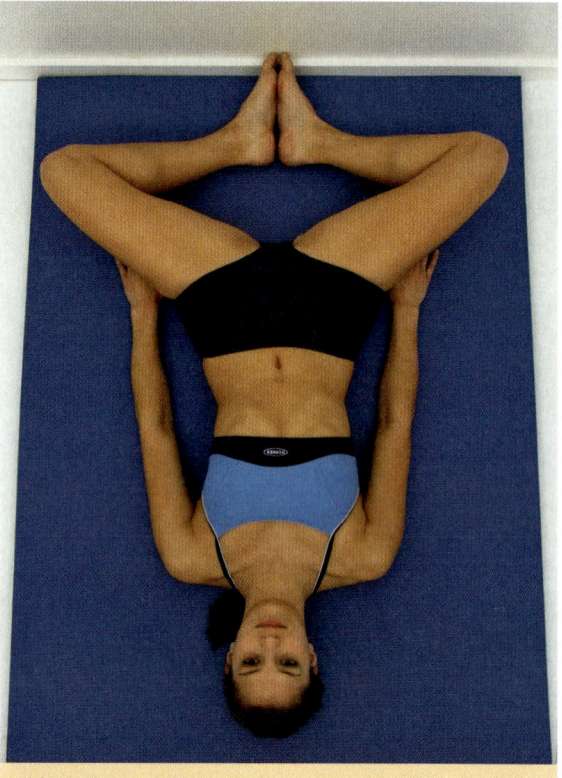

**Abb. 7.77** Test-Stufe 1.

# Oberschenkel-Innenseiten-Dehnbarkeit

**Abb. 7.78** Test-Stufe 2 und 3.

## Übung

Gehen Sie bei den Stufen 1–3 jeweils so weit, bis Sie die erste Spannung spüren. Bleiben Sie so lange in dieser Position, bis sich die Spannung löst.

▶ **Übungsalternative** Wenn die Muskeln auf der Innenseite der Oberschenkel so stark verkürzt sind, dass die Knie beim zweiten Teil des Tests nicht gestreckt werden können (▶ Abb. 7.79). sollten Sie so weit von der Wand wegrutschen bis dies möglich ist. Mit zunehmender Beweglichkeit, kann der Abstand dann wieder verringert werden.

## Was tun, wenn's nicht klappt?

Wenn die Spannung beim Üben nicht nachlässt, sollten mögliche mechanische Hindernisse mit Hilfe folgender Tests und Übungen aufgespürt und gelöst werden. Wenn einer der folgenden Tests positiv ist, lassen Sie Ihren Patienten die entsprechende Übung machen und wiederholen dann die Oberschenkel-Innenseiten-Dehnung. Löst sich nun die Spannung, haben Sie die Blockade gefunden und gelöst.

- Mit weniger Spannung versuchen und dabei gleichzeitig alle Entspannungsübungen machen (S. 53 ff).
- Hüftstreck-Beweglichkeit (S. 121).
- Brustwirbelsäulen-Aufrichtung (S. 85)
- Oberschenkel-Vorderseiten-Dehnbarkeit (S. 125).
- Stehhaltung mit senkrechtem Oberkörper (S. 50).
- Sitzhaltung mit senkrechtem Oberkörper (S. 39).

## Vorher-Nachher-Vergleich

Stufe 1: Wie groß ist der Abstand zwischen den Außenknöcheln und dem Boden auf der linken und rechten Seite? Der Abstand des linken und rechten Außenknöchels vom Boden wird addiert.

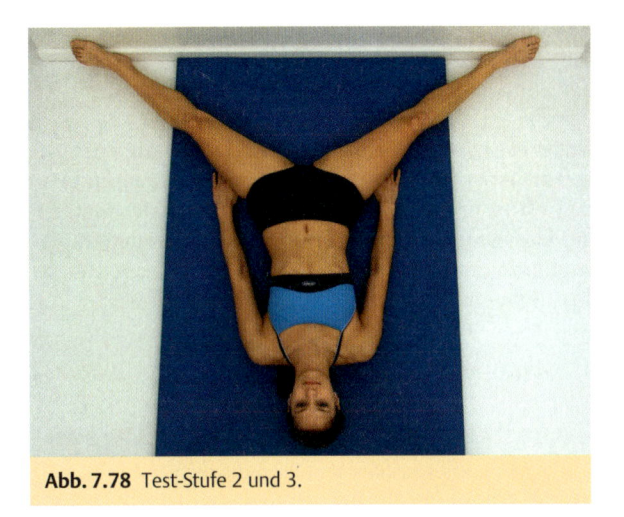

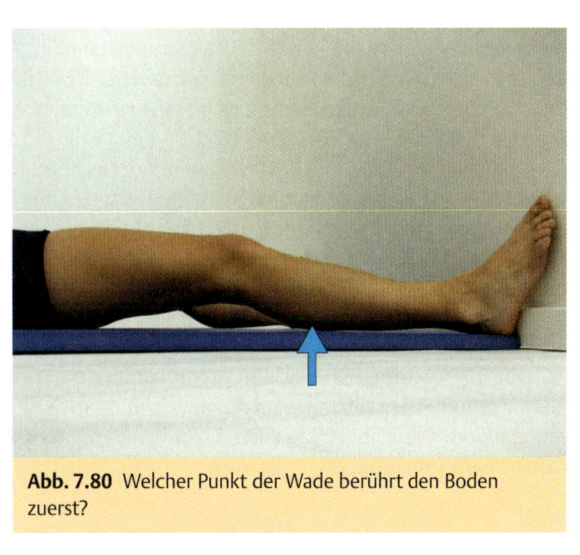

## Test

> **Schmerzfrei**
> Wie immer sollten Sie bei den folgenden Stufen 1–3 des Tests stets im schmerzfreien Bereich bleiben und nur bis zur ersten Spannung gehen.

Stufe 1: Können Sie Ihre Knie so weit auseinander fallen lassen, dass beide Fußaußenknöchel den Boden berühren (▶ Abb. 7.77) ohne dass Sie dabei mit Ihrem Oberkörper weiter von der Wand weg rutschen?

Stufe 2: Können Sie nun Ihre Beine gestreckt auf den Boden und mit den Fersen gegen die Wand legen (▶ Abb. 7.78)?

Stufe 3: Können Sie in dieser Stellung (▶ Abb. 7.78) Ihre Lendenwirbelsäule nach unten drücken, bis sie den Boden berührt?

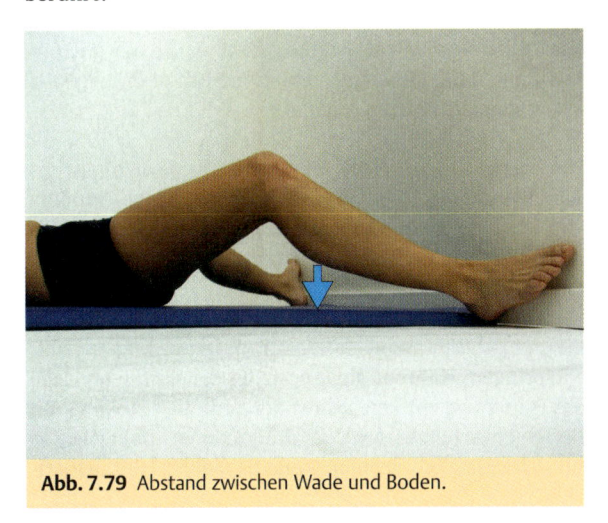

**Abb. 7.79** Abstand zwischen Wade und Boden.

**Abb. 7.80** Welcher Punkt der Wade berührt den Boden zuerst?

# Beweglichkeit

Stufe 2: Wie viele Finger breit passen auf der linken und rechten Seite an der engsten Stelle zwischen die Wade und den Boden (▶ Abb. 7.79)?

Der Abstand zwischen Wade und Boden wird von dem Punkt der Wade aus gemessen, der bei freier Beweglichkeit als erster den Boden berühren würde. Wenn die Entfernung groß ist, wird es schwer abzuschätzen, welcher Punkt dies sein könnte. Er lässt sich dann leicht definieren, indem der Patient vor dem Test in der Rückenlage ohne Kontakt zur Wand beide Beine zusammen auf dem Boden ausstreckt. Der Punkt der Wade, der nun zuerst den Boden berührt, ist der Punkt, von dem aus beim Test die Entfernung zum Boden gemessen wird (▶ Abb. 7.80).

Stufe 3: Berührt die Lendenwirbelsäule den Boden oder nicht?

## Differenzialdiagnostik

▶ **Einklemmgefühl** Ein Einklemmgefühl bei Stufe 1 der Übung, deutet auf eine Arthrose oder Dysfunktion des Hüftgelenks hin. Die häufigste Dysfunktion ist eine anteriore Verlagerung des Hüftkopfes. Wenn Ihr Patient bei Stufe 1 der Oberschenkel-Innenseiten-Dehnung (▶ Abb. 7.77) ein Einklemmgefühl in der Leiste wahrnimmt und Sie herausfinden wollen, ob eine anteriore Verlagerung des Hüftkopfes die Ursache dieser Einklemmung ist, stoppen Sie die Übung und lassen Ihren Patienten die Übung „Hüftstreck-Beweglichkeit" (S. 121) machen. Wenn Sie nun die Oberschenkel-Innenseiten-Dehnung wiederholen, ist das durch eine Vorverlagerung des Hüftkopfes bedingte Einklemmgefühl in der Leiste sofort spürbar geringer oder weg.

Kehrt das Einklemmgefühl bei der Oberschenkel-Innenseiten-Dehnung kurz darauf zurück, haben Sie die Ursache der anterioren Hüftkopfverlagerung noch nicht behoben. Als weitere Ursache kommt dann eine Haltung mit Anspannung der vorderen Muskelkette einschließlich des M. iliopsoas infrage, z.B durch eine Stehhaltung mit nach vorne verschobenem Becken (S. 50ff) oder der eine Sitzhaltung mit nach hinten geneigtem Oberkörper (S. 39f). Ursache dieser Haltung wiederum ist oft eine verminderte Brustwirbelsäulen-Aufrichtung (S. 85).

Weitere Ursachen sind regelmäßiges langes Sitzen (S. 65), eine zu tiefe Sitzhaltung (S. 42), eine Sitzhaltung bei der die Fersen in der Luft gehalten werden (S. 44f) oder häufige Arbeit mit einem Fußpedal, wie bei Berufskraftfahrern oder Zahnärzten.

Ist eine dieser Ursachen für ein wiederkehrendes Einklemmgefühl in der Leiste verantwortlich, sollte ihre konsequente Korrektur im Alltag eine allmähliche und nachhaltige Besserung bringen.

▶ **Spannung** Eine Spannung auf der Oberschenkelinnenseite bei Stufe 2 spricht für eine mangelnde Dehnbarkeit der Hüftadduktoren.

Ist der elastische Widerstand der Hüftadduktoren bei Stufe 2 auf einer Seite deutlich stärker, sollte überprüft werden, ob sie im Alltag asymmetrisch eingesetzten werden. Ein klassisches Beispiel hierfür ist die verbreitete Angewohnheit, ein Bein über das andere zu schlagen, was im Test „Knie- und Fußabstand" (S. 43) überprüft wird.

> ### Symphyse
> Besonders nach einem Sturz, einem Schlag auf das Becken oder vaginalen Geburten sollte auch überprüft werden, ob es zu einer Verschiebung der Rami ossis pubis in der Symphyse gekommen ist.

## Biomechanik

▶ **Anterior-Verlagerung des Hüftkopfes** Ein typisches Muskelungleichgewicht in der Hüfte besteht aus schwachen Glutäen und einem hypertonen und verkürzten M. iliopsoas. Es führt unter anderem dazu, dass der Hüftkopf bei gestreckter Hüfte aus seiner zentrischen Position heraus nach vorne verlagert wird. Diese exzentrische Position führt zu einem frühen Gelenksverschleiß und macht sich bei Stufe 1 der „Oberschenkel-Innenseiten-Dehnbarkeit" als Einklemmgefühl in der Leiste bemerkbar. Die Übung „Hüftstreck-Beweglichkeit" korrigiert dieses Ungleichgewicht kurzfristig, indem es die Glutäen tonisiert und den Tonus des M. iliopsoas vorübergehend senkt.

Zwei typische Ursachen des Muskelungleichgewichts zwischen schwachen Glutäen und einem hypertonen und verkürzten M. iliopsoas, sind eine Stehhaltung mit nach vorne verschobenem Becken und eine Sitzhaltung mit nach hinten geneigtem Oberkörper. Weil das Schwerelot des Oberkörpers in diesen beiden Haltungen hinter dem Drehpunkt „Hüftgelenke" veräuft, erzeugt es ein Hüftextensions-Drehmoment, welches durch eine dauernde Anspannung der Hüftbeuger – einschließlich des M. ilipsoas – kompensiert werden muss.

Eine weitere Ursache des Muskelungleichgewichts ist regelmäßiges langes Sitzen, weil die Glutaen dabei hypoton und elongiert sind, während der M. iliopsoas angenähert ist und sich dadurch leicht verkürzt.

▶ **Adduktoren-Dehnung durch Hüftextension** Da die meisten Adduktoren relativ weit anterior am Os pubis entspringen, während ihr Ansatz an der dorsalen Fläche des Femurs ist, wirken sie aus der neutralen Stellung des Hüftgelenks heraus auch als Hüftflexoren. Daher lassen sie sich zusätzlich dehnen, wenn neben der Hüftabduktion in Stufe 2 über die Beckenkippung in Stufe 3 noch die Hüftextension hinzukommt.

## 7.15 Hüftstreck-Beweglichkeit

▶ **Ausgangsstellung** Sie stehen mit Ihrem Rücken gegen die Innenseite eines Türrahmens gelehnt. Ihr linker Fuß ist einen Schritt nach hinten versetzt, sodass Ihre linke Ferse und Ihr linker Fußinnenknöchel seitlich *neben* dem Türrahmen stehen (▶ Abb. 7.81 ①). Ihr rechter Fuß steht entspannt einen Schritt nach vorne versetzt auf einem Stuhl. Während beide Fersen unverändert auf dem Boden stehen bleiben, kippen Sie Ihr Becken nun so, dass Ihre Lendenwirbelsäule fest gegen den Türrahmen gepresst wird (▶ Abb. 7.81 ②).

### Test

Können Sie (ohne Spannung oder Schmerz) Ihr linkes Knie ganz nach hinten durchstrecken (▶ Abb. 7.81 ③), während Sie Ihre Lendenwirbelsäule unverändert fest gegen den Türrahmen gepresst halten (▶ Abb. 7.81 ②)?

### Übung

Halten Sie Ihre Lendenwirbelsäule fest gegen den Türrahmen gepresst (▶ Abb. 7.81 ②), während Sie Ihr linkes Knie so weit strecken (▶ Abb. 7.81 ③), bis Sie die erste Spannung in Ihrer linken Leiste spüren. Bleiben Sie so lange in dieser Position, bis sich die Spannung in Ihrer linken Leiste löst. Ihr linker Oberschenkel hingegen muss angespannt bleiben um die Dehnposition zu halten.

▶ **Übungsalternative** Sobald Sie den Bewegungsablauf der Übung sicher beherrschen, können Sie die Übung auch ohne Wand machen. Es genügt dann, wenn Sie sich die Wand nur noch vorstellen. Ihren rechten Fuß könnten Sie in diesem Fall z. B. auch auf die zweite Stufe einer Treppe stellen.

### Was tun, wenn's nicht klappt?

Wenn die Spannung beim Üben nicht nachlässt, sollten mögliche mechanische Hindernisse mit Hilfe folgender Tests und Übungen aufgespürt und gelöst werden. Wenn einer der folgenden Tests positiv ist, lassen Sie Ihren Patienten die entsprechende Übung machen und wiederholen dann die Übung „Hüftstreck-Beweglichkeit". Löst sich nun die Spannung, haben Sie die Blockade gefunden und gelöst.
- Mit weniger Spannung versuchen und dabei gleichzeitig alle Entspannungsübungen machen (S. 53 ff).
- Oberschenkel-Vorderseiten-Dehnbarkeit (S. 125).
- Manuelle Detonisierung des M. psoas und des M. iliacus (S. 154, ▶ Abb. 11.4 und ▶ Abb. 11.5).

Leistenschmerzen die durch eine Inguinal-Hernie bedingt sind, ändern sich durch die die Übung „Hüftstreck-Beweglichkeit" in der Regel nicht. Falls Leistenbeschwerden nach der Übung dennoch verstärkt sind, sollte die Spannung so

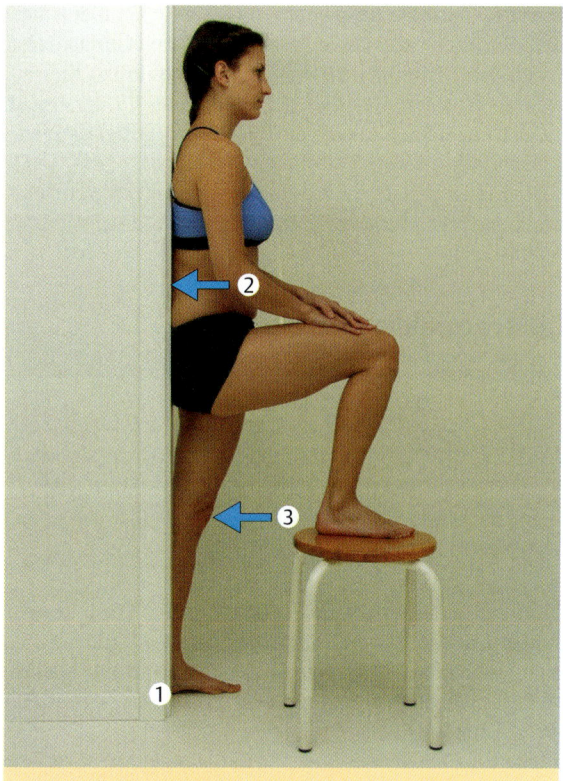

**Abb. 7.81** Hüftstreck-Beweglichkeit.

weit reduziert werden, dass dies nicht mehr geschieht. In der Regel bringt die Übung aber auch bei Inguinal-Hernien eine Erleichterung der Hüftbeschwerden, vermutlich weil ein Teil der Beschwerden auf anderen (unter „Differenzialdiagnostik" beschriebenen) Ursachen beruht, die sich durch die Übung ausgleichen lassen. Bei operierten Inguinal-Hernien sollte mit dem Operator besprochen werden, ob und wie weit an der Hüftstreck-Beweglichkeit gearbeitet werden kann.

Bei starker Hüftarthrose, Neigung zur entzündlichen Reaktion und einem Alter von 80 Jahren kann die Hüftstreckbeweglichkeit oft nicht mehr verbessert werden. Weil es aber immer Ausnahmen gibt, lohnt sich auch hier ein sanfter Versuch, bei dem der Patient zuvor darüber aufgeklärt wird, dass die Übung eine vorübergehende Verstärkung seiner Hüftbeschwerden provozieren kann.

### Vorher-Nachher-Vergleich

Lassen Sie Ihren Patienten die Ausgangsstellung der Übung „Hüftstreck-Beweglichkeit" einnehmen ohne dass er die Lendenwirbelsäule gegen die Wand drückt. Stattdessen fordern Sie ihn auf, beide Unterarme auf sein rechtes Bein zu stützen und sein linkes Knie maximal nach hinten durchzustrecken (▶ Abb. 7.82). Nun legen Sie Ihre rechte gestreckte Hand mit den Fingerspitzen gegen den Türrahmen und mit der radialen Seite des Zeigefingers gegen die Kniekehle des Patienten (▶ Abb. 7.83). Dann fordern Sie Ihren Patienten auf, seine Lendenwirbelsäule fest gegen den Türrahmen zu pressen und sein linkes Knie so weit zu strecken, wie dies ohne Spannung in der Leiste möglich ist und ohne dass der Anpressdruck der Lendenwirbelsäule an den Türrahmen nachlässt (▶ Abb. 7.84). Wie groß ist nun der Abstand zwischen der radialen Seite des Zeigefingers und der linken Kniekehle des Patienten (▶ Abb. 7.85)?

## Differenzialdiagnostik

▶ M. iliopsoas

> **M. iliopsoas**
> Eine Verkürzung oder ein Hypertonus des M. iliopsoas ist die häufigste behandelbare Ursache eingeschränkter Hüftgelenks-Extensionsbeweglichkeit.

Typische Ursachen seiner Verkürzung und Verspannung sind ein Alltag mit wenig Bewegung und viel Sitzen (S. 65), eine Stehhaltung mit nach vorne verschobenem Becken (S. 50 ff), eine Sitzhaltung mit überschlagenen oder adduzierten Beinen (S. 43), eine zu tiefe Sitzhaltung (S. 42), eine Sitzhaltung bei der die Fersen in der Luft gehalten werden (S. 44 f), eine Sitzhaltung mit nach hinten geneigtem Oberkörper (S. 39 f) oder häufige Arbeit mit einem Fußpedal, wie bei Berufskraftfahrern oder Zahnärzten.

Wird der Muskel auf diese Weise fehl- oder überlastet, kann er schmerzhaft werden. Zudem führt eine mangelnde Dehnbarkeit des M. iliopsoas zu einer anterioren Verlagerung des Hüftkopfes. Die resultierende Dysfunktion des Hüftgelenks verursacht dann ebenfalls oft Leistenschmerzen, die sich mit Stufe 1 des Tests der „Oberschenkel-Innenseiten-Dehnbarkeit" (▶ Abb. 7.77) provozieren lassen.

▶ **Hernien** Leistenschmerzen aufgrund einer Inguinal- oder Femoral-Hernie hingegen lassen sich durch diesen Test nicht beeinflussen. Sie können aber aufgrund einer reflektorischen Schutzspannung sekundär zu einer mangelnden Dehnbarkeit des M. iliopsoas führen.

Die Inguinal-Hernie ist die häufigste Hernie und tritt zu 90 % beim Mann auf. Dabei treten Bauchinhalte wie das Peritoneum oder Teile des Darms in den Kanal des Samenleiters ein. Die Durchtrittstelle liegt in diesem Fall unmittelbar *oberhalb* des Leistenbandes, wobei die Bauchinhalte bis in den Hoden vordringen können. Dies kann neben Leistenbeschwerden auch zu Schmerzen und einer sichtbaren Vergrößerung des ipsilateralen Hodens führen. Weitaus seltener treten Hernien bei Frauen auf, dann meistens als Hernia femoralis. Dabei liegt die Durchtrittsstelle direkt *unterhalb* des Leistenbandes und medial der Vena femoralis.

Tritt die Hernie sichtbar als Vorwölbung auf, die bei Aktivitäten mit Bauchpresse wie Niesen, Valsalva-Manöver oder Anheben des Kopfes in Rückenlage zunimmt, ist die Diagnose leicht. Oft sind Hernien aber weder sichtbar noch tastbar, was die Diagnose erschwert. In diesem Fall helfen Zeichen wie die Zunahme von Beschwerden beim Niesen, die aber je nach der aktuellen Lage der Bauchgewebe auch nicht immer reproduzierbar sind.

Im schlimmsten Fall kommt es zu einer Einklemmung des Bauchinhalts in der Hernie. In diesem Fall kann es zur Ischämie und Nekrose des Gewebes kommen. Die Schmerzen nehmen dabei – manchmal auch von Fieber begleitet – rapide zu und es besteht Lebensgefahr. Daher sollte bei dieser Symptomatik sofort ein Arzt kontaktiert werden.

## Biomechanik

Ist die Hüftstreck-Beweglichkeit eingeschränkt, führt dies weiterlaufend zu einer kompensatorischen Hyperextension und Überlastung der LWS (Piper 2005, Link 1990).

Daher ist die Verbesserung von Hüftstreck-Defiziten besonders bei solchen Patienten wichtig, deren LWS-Beschwerden bei gestreckter Hüfte, also im Stehen, in der Rückenlage mit ausgestreckten Beinen oder in der Bauchlage zunehmen, während sie im Sitzen oder im Liegen mit gebeugten Beinen abnehmen. Ein präventives Üben der „Hüftstreck-Beweglichkeit" ist dann unmittelbar vor all den Aktivitäten sinnvoll, die eine wiederholte oder lang anhaltende Hüftextension erfordern.

Neben der Hüftstreck-Beweglichkeit verbessert diese Übung auch die Kraft der Bauchmuskeln und Hüftstrecker, die dabei das Becken kippen. Somit korrigiert sie das typische Ungleichgewicht von einem verkürzten und hypertonen M. iliopsoas auf der einen und schwachen und überdehnten Hüftstreckern und Bauchmuskeln auf der anderen Seite.

> **Schwache Antagonisten**
> Bei einer ausgeprägten Dysbalance kann es einige Trainingseinheiten lang dauern, bis die Bauchmuskeln und Hüftstrecker kräftig genug geworden sind um eine spürbare Dehnung des starken M. iliopsoas zu erzeugen.

# Hüftstreck-Beweglichkeit

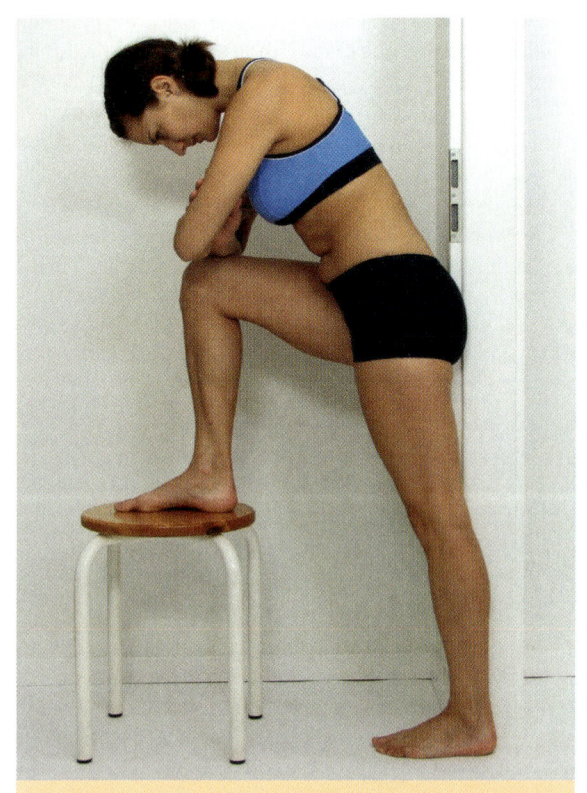

**Abb. 7.82** Der Patient stützt sich mit seinen Unterarmen auf seinem rechten Knie ab und streckt sein linkes Knie vollständig.

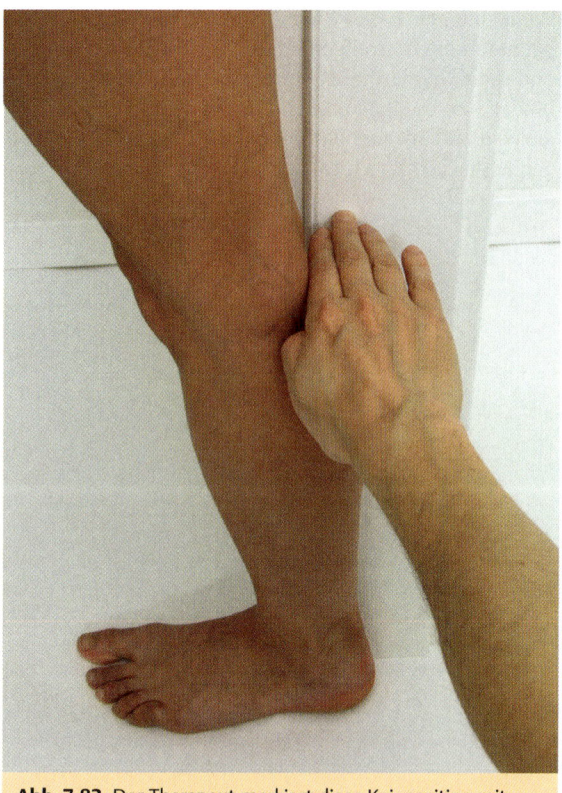

**Abb. 7.83** Der Therapeut markiert diese Knieposition mit seiner Hand.

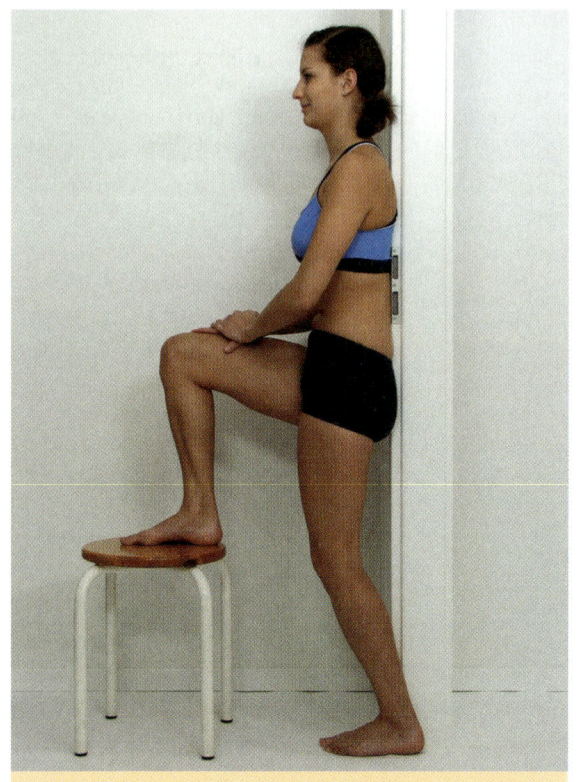

**Abb. 7.84** Beim anschließenden Test der Hüftstreckbeweglichkeit, ...

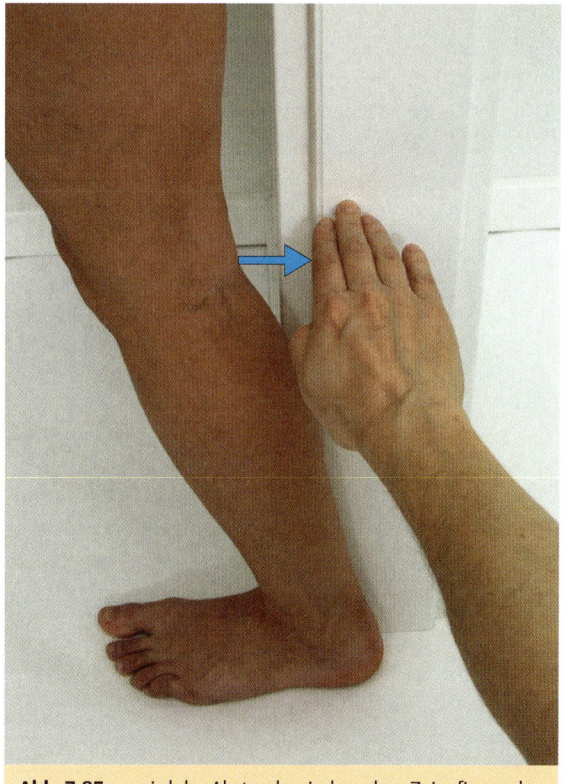

**Abb. 7.85** ... wird der Abstand zwischen dem Zeigefinger des Therapeuten und der Kniekehle des Patienten gemessen.

## Beweglichkeit

Wenn anfänglich kein Übungseffekt spürbar ist, kann dies beim Patienten Zweifel an der Wirksamkeit hervorrufen und seine Übungsmotivation schwächen. Um dies zu verhindern ist es sinnvoll, den Effekt durch folgenden Vergleich direkt vor und nach dem erstmaligen Üben auf folgende Weise deutlich zu machen.

### Spürübung „LWS-Entlastung"

Legen Sie sich mit ausgestreckten Beinen auf Ihren Rücken. Spüren Sie nun – ohne Zuhilfenahme Ihrer Hände, sondern mit der Lendenwirbelsäule selbst – wie sich Ihre Lendenwirbelsäule anfühlt: Ob sie sich wohl und entspannt anfühlt, oder ob Sie noch eine unangenehme Spannungen wahrnehmen. Versuchen Sie sich auch vorzustellen wie groß der Abstand zwischen Ihrer Wirbelsäule und dem Boden ist. Spüren Sie schließlich wie weit der Weg und wie groß der elastische Widerstand ist, den Sie überwinden müssen, um Ihre Lendenwirbelsäule auf den Boden zu drücken.

Machen Sie nun einmal ausführlich die Übung „Hüftstreck-Beweglichkeit", legen sich dann wieder auf den Rücken und vergleichen Sie ob sich Ihre Lendenwirbelsäule nun anders anfühlt. Vergleichen Sie auch, ob sich der Weg und der Widerstand geändert haben, den Sie überwinden müssen, um Ihre Lendenwirbelsäule auf den Boden zu drücken.

Vermutlich spüren Sie, dass Ihre Lendenwirbelsäule jetzt nach der Übung deutlich flacher und entspannter aufliegt. Diese Entspannung verbessert die Durchblutung ihrer Rückenmuskulatur und entlastet Ihre Bandscheiben. Wenn Sie mit ausgestreckten Beinen schlafen und die Hüftstreck-Beweglichkeit unmittelbar vor dem Zubettgehen verbessern, profitieren Sie von diesem Effekt die ganze Nacht lang.

# 7.16 Oberschenkel-Vorderseiten-Dehnbarkeit

▶ **Ausgangsstellung.** Sie knien am Boden, Ihre Knie zwei Fäuste breit auseinander. Ihre ausgestreckten Zehen liegen mit der Zehennagelseite auf dem Boden. Ihre Großzehen sind überkreuzt. Der Abstand zwischen Großzehen und Wand beträgt zwei Fäuste (▶ Abb. 7.86 ①). Setzen Sie sich auf Ihre Fersen und lehnen Sie sich mit Ihren Schultern und Ihrem Kopf gegen die Wand. Umgreifen Sie dann hinter Ihrem Rücken mit Ihren Händen den jeweils anderen Unterarm möglichst dicht am Ellenbogen und halten Sie beide Unterarme im Kontakt mit dem Rücken (▶ Abb. 7.87 ②). Achten Sie darauf, dass Ihre Knie fest auf den Boden gedrückt bleiben und dass Ihr Hinterkopf nicht an der Wand nach unten rutscht. Kippen Sie schließlich Ihr Becken so, dass Ihre Lendenwirbelsäule in Richtung Wand gedrückt wird (▶ Abb. 7.88 ③), während Sie weiterhin auf Ihren Fersen sitzen bleiben.

## Test

Können Sie Ihre Lendenwirbelsäule (ohne Spannung oder Schmerz) so weit zur Wand drücken (▶ Abb. 7.88 ③), bis einer Ihrer Finger (▶ Abb. 7.87 ④) die Wand berührt?

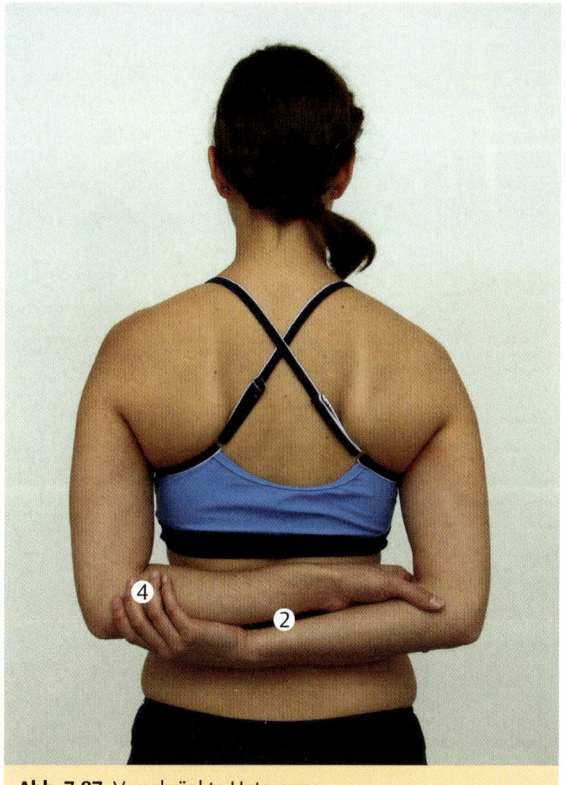

**Abb. 7.87** Verschränkte Unterarme.

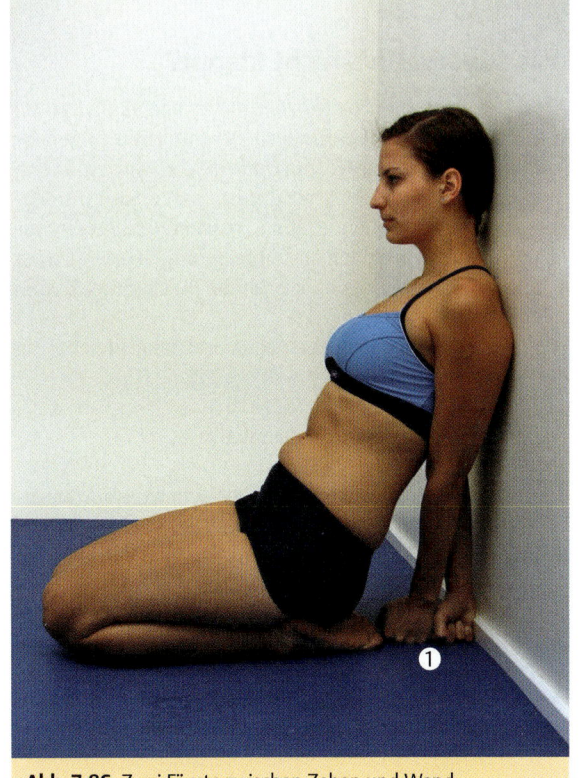

**Abb. 7.86** Zwei Fäuste zwischen Zehen und Wand.

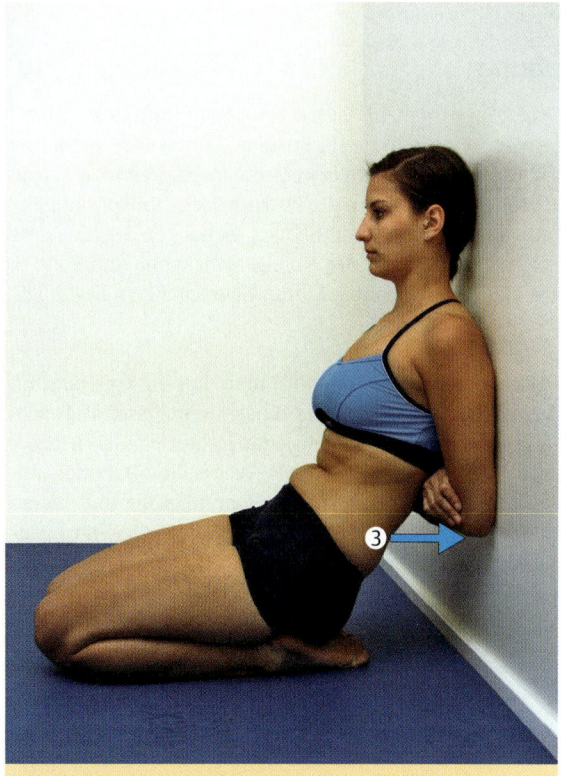

**Abb. 7.88** Lenden-Wirbelsäule in Richtung Wand drücken.

# Beweglichkeit

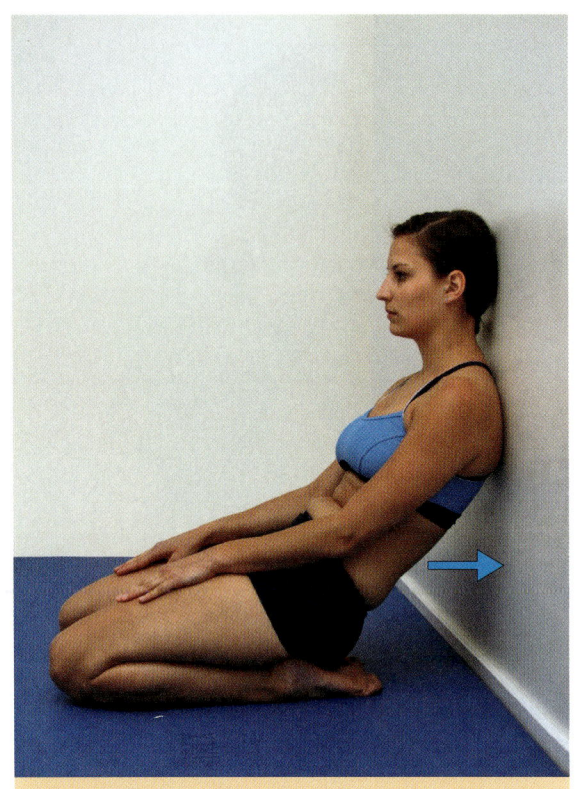

**Abb. 7.89** Übung zur Oberschenkel-Vorderseiten-Dehnung ohne verschränkte Arme.

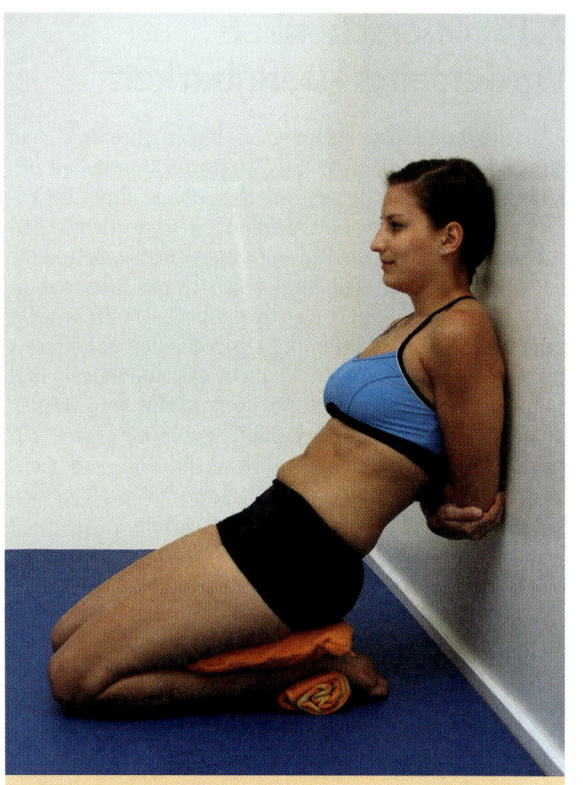

**Abb. 7.90** Gegen unangenehme Spannungen in Knie und Fußrücken helfen ein Kissen und ein aufgerolltes Handtuch.

## Übung

Gehen Sie so weit, bis Sie die erste Spannung spüren. Bleiben Sie so lange in dieser Position, bis sich die Spannung löst. Die verschränkten Unterarme im Rücken machen die Bewegungsrichtung und Übungsfortschritte spürbar. Sobald sie Beides im Gefühl haben, benötigen Sie die Arme im Rücken während der Übung nicht mehr und können Ihre Hände entspannt auf Ihren Oberschenkeln liegen lassen (▶ Abb. 7.89).

▶ **Übungsalternative** Spannt Ihnen dies im Knie oder im Fußrücken zu sehr, legen Sie zunächst ein Kissen zwischen Fersen und Gesäß oder ein aufgerolltes Handtuch unter Ihren Fußrücken (▶ Abb. 7.90). Wenn die Spannung mit der Zeit nachlässt, können Sie Handtuchrolle und Kissen entsprechend dünner machen, bis Sie sie vielleicht irgendwann gar nicht mehr benötigen.

## Was tun, wenn's nicht klappt?

Wenn die Spannung beim Üben nicht nachlässt, sollten mögliche mechanische Hindernisse mit Hilfe folgender Tests und Übungen aufgespürt und gelöst werden. Wenn einer der folgenden Tests positiv ist, lassen Sie Ihren Patienten die entsprechende Übung machen und wiederholen dann die Oberschenkel-Vorderseiten-Dehnung. Löst sich nun die Spannung, haben Sie die Blockade gefunden und gelöst.
- Mit weniger Spannung versuchen und dabei gleichzeitig alle Entspannungsübungen machen (S. 53 ff).
- Hüftstreck-Beweglichkeit (S. 121).
- Oberschenkel-Rückseiten-Dehnbarkeit (S. 113).

Das häufigste Hindernis bei der Oberschenkel-Vorderseiten-Dehnung sind Krämpfe in der Fußsohle. Sie sind durch eine Plantarflexions-Hypomobilität bedingt und lassen sich mit Hilfe einer entsprechend hohen Rolle unter dem Spann (▶ Abb. 7.90) leicht vermeiden. Die Höhe der Rolle kann bei regelmäßigem Üben jede Woche etwas reduziert werden, bis gar keine Rolle mehr benötigt wird. Wird die volle Plantarflexions-Mobilität auf diese Weise zurückgewonnen, bleibt sie selbst mit wenig Üben erhalten.

# Oberschenkel-Vorderseiten-Dehnbarkeit

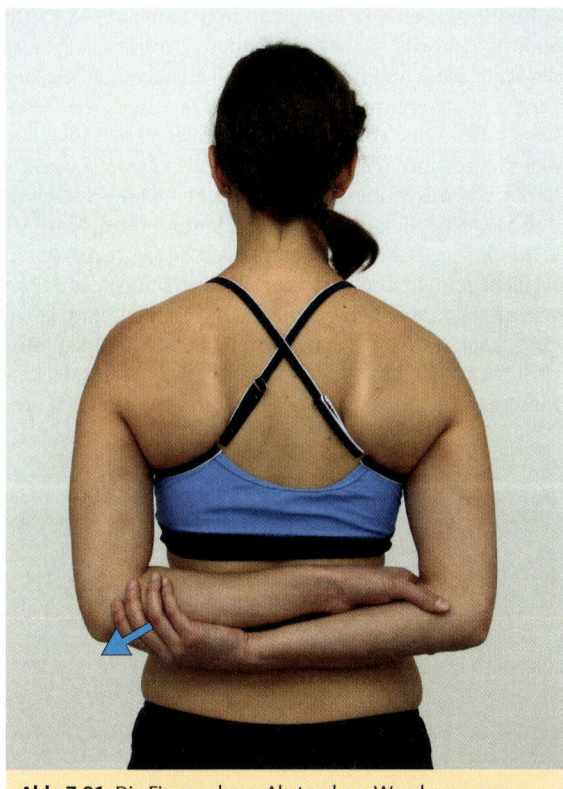

**Abb. 7.91** Die Finger, deren Abstand zur Wand gemessen wird.

## Vorher-Nachher-Vergleich

Wie groß ist der Abstand zwischen der Wand und den Fingern die den Unterarm umgreifen (▶ Abb. 7.91)?

## Differenzialdiagnostik

▶ **Meniskusschäden** Wird bei „Oberschenkel-Vorderseiten-Dehnbarkeit" auf ein Kissen zwischen Gesäß und Fersen verzichtet, kommt es zu einer endgradigen Knieflexion und einer Belastung des Meniskushinterhorns. Ein intakter Meniskus toleriert dies problemlos. Versucht hingegen ein Patient mit einem Riss im Meniskushinterhorn die Position für die Oberschenkel-Vorderseiten-Dehnung einzunehmen, wird er typischerweise einen intensiven aber schwer lokalisierbaren Schmerz in Knie und Oberschenkel wahrnehmen, der durch das Halten der Dehnstellung nicht ab- sondern zunimmt.

Der schmerzhafte Knieflexionsbereich sollte dann durch ein Polster zwischen Fersen und Gesäß (▶ Abb. 7.90) blockiert werden, sodass die Kniestrecker ihre Schutzspannung aufgeben und die Spannung im Laufe der Übung nachlassen kann.

### Meniskushinterhorn

Die Oberschenkel-Vorderseiten-Dehnung kann die Meniskusproblematik zwar nicht verbessern, verhindert aber durch die Entspannung des M. rectus femoris eine weiterlaufende Störung in der Bewegungskette.

▶ **Patella** Eine patellofemorale Dysfunktion mit retropatellarer Knorpeldegeneration kann bei dieser Übung ebenfalls einen intensiven aber schwer lokalisierbaren Schmerz in Knie und Oberschenkel verursachen, der durch das Halten der Dehnstellung nicht ab- sondern zunimmt. Im Unterschied zu einem Meniskusschaden wird der Schmerz in der Dehnstellung aber mehr im anterioren Bereich des Knies wahrgenommen und lässt in dem Maße nach, wie die patellofemorale Dysfunktion mit Hilfe physiotherapeutischer Behandlung behoben wird.

### Patellofemorales Gelenk

Die Dehnung der Oberschenkel-Vorderseite kann bei einer Dosierung im schmerzfreien Bereich eine spürbare Besserung der patellofemoralen Funktion im Alltag bewirken.

▶ **Iliosakralgelenk** Ist eine Einschränkung der Dehnbarkeit des M. rectus femoris Ursache einer Dysfunktion im Iliosakralgelenk, ist das Spannungsgefühl bei der Oberschenkel-Vorderseiten-Dehnung auf einer Seite meistens stärker als auf der anderen. Im Gegensatz zu einer reaktiven Tonuserhöhung bei Kniebeschwerden löst sich diese unilaterale Spannung aber recht schnell. Zusammen mit dieser ursächlichen Spannung lassen dann auch die Dysfunktion des Iliosakralgelenks und die damit verbundenen Schmerzen sofort deutlich spürbar nach.

## Biomechanik

▶ **Schuhe** Die Übung darf nicht mit Schuhen ausgeführt werden, da diese eine endgradige Bewegung in den Sprunggelenken behindern und so weiterlaufend eine unphysiologische Verdrehung im Knie bewirken.

▶ **Knorpel** Wie unter Differenzialdiagnostik beschrieben, kann eine Schutzspannung im Kniestrecker die Folge eines schmerzhaften Flexionsdefizits im Knie sein. Häufige Ursache dieses Flexionsdefizits ist, dass viel auf Stühlen und wenig in der Hocke oder auf den Fersen gesessen wird. Dadurch fehlt die physiologische Belastung im endgradigen Flexionsbereich des Knies, welche die umgebenden Gewebe dehnbar und den Knorpel belastbar hält.

# Beweglichkeit

Ist noch Knorpel vorhanden, sollte ihm die Chance zur Regeneration gegeben werden, indem die Oberschenkel-Vorderseiten-Dehnung – immer im schmerzfreien Bereich bleibend – ganz langsam gesteigert wird.

> **Cave „Kreuzbandplastik"**
>
> Keine Kreuzbandplastik kann die verschraubte Faserstruktur des Originals exakt nachahmen. Je nach Operationstechnik kann eine endgradige Knieflexion postoperativ dann temporär oder dauerhaft kontraindiziert sein. Dies muss vor der Übung mit dem jeweiligen Operateur abgeklärt werden.

▶ **Patella** Ein Anstieg des patellofemoralen Anpressdruckes während der Übung ist unvermeidlich. Entspannt sich der Muskel aber durch die Übung, ist der Anpressdruck anschließenden im Alltag für längere Zeit geringer und trägt so langfristig zur Erholung des Gelenks bei.

> **Vastus medialis**
>
> Nie sollte die Übung eine Schwellung im Knie verursachen, da diese den Vastus medialis reflektorisch mehr hemmt als den Vastus lateralis und somit unter anderem eine patellofmorale Dysfunktion fördert.

▶ **Iliosakralgelenk** Ein eingeschränkt dehnbarer M. rectus femoris zieht das ipsilaterale Ilium über seinen Ansatz an der Spina iliaca anterior superior bei entsprechenden Ausgangsstellungen in eine anteriore Rotation. Ist die Dehnbarkeit des M. rectus femoris bilateral eingeschränkt, hält dies das gesamte Becken und somit auch die LWS in einer lordotischen Stellung. Unilateral begünstigt die Spannung des M. rectus femoris hingegen Verdrehungen im ISG. Wird die eingeschränkte Dehnbarkeit des M. rectus femoris nicht zeitnah durch den Test und die Übung der „Oberschenkel-Vorderseiten-Dehnbarkeit" erkannt und korrigiert, kann die Verdrehung des Iliums auf Dauer zu einer chronischen Reizung und Instabilität im Iliosakralgelenk führen.

# 8 Kraft

Sie finden im Folgenden nur noch wenige Kräftigungsübungen, da die meisten Muskeln durch gute Haltung, aktive Beweglichkeitsübungen, die Schwerkraft und unsere Alltagsaktivitäten bereits ausreichend gefordert werden um uns gesund zu halten. Eine zusätzliche Kräftigung dieser Muskeln ist außerhalb des Leistungssports daher unnötig, verschwendet Zeit und überlastet die Gelenke. Wenn Sie die in diesem Buch vorgegebene Reihenfolge und Gewichtung von Haltung, Entspannung, Bewegung, Koordination und Beweglichkeit beherzigen, haben Sie das Wichtigste bereits geleistet und geben Ihrem Patienten jetzt mit der abschließenden Kräftigung und Ausdauer nur noch den letzten Schliff.

> **Cave „Blutdruck"**
>
> Bei all den folgenden Kräftigungsübungen sollte der Atem ohne Unterbrechung weiter fließen, da ein Luftanhalten unter Anspannung den Blutdruck zu stark erhöht.

Damit ihr Patient seine Wirbelsäule den ganzen Tag über mit gesunder Kraft halten und bewegen kann, ist es ideal, wenn er so kräftig bleibt oder wird, dass er die Krafttests auch am Ende seines Arbeitstags noch bestehen kann.

## 8.1 Bauch- und vordere Halsmuskel-Kraft

▶ **Ausgangsstellung** Sie liegen mit angewinkelten Beinen auf dem Rücken, Ihre Füße stehen flach auf dem Boden,

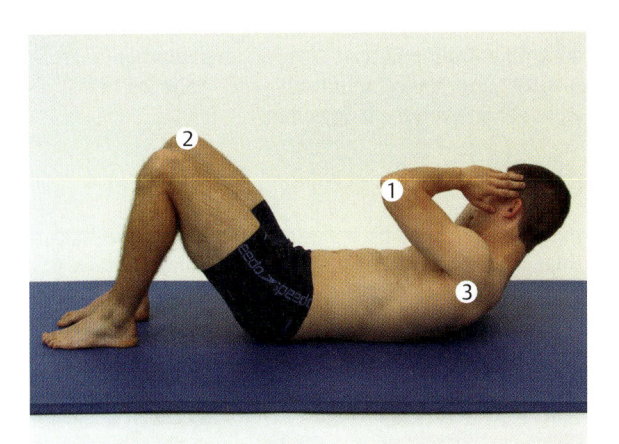

**Abb. 8.1** Kräftigung der Bauch- und Halsmuskeln.

Sie haben Ihre Lendenwirbelsäule flach auf den Boden gepresst, Ihre Fingerspitzen liegen an Ihren Schläfen. Schieben Sie Ihren Nacken, wie bei der Übungsalternative zur Halswirbelsäulen-Aufrichtung (S. 83, ▶ Abb. 7.5) beschrieben, nach hinten, sodass der Abstand zwischen Nacken und Boden kleiner wird. Spüren Sie, wie sich dabei Ihre vorderen Halsmuskeln anspannen und Ihr Kinn-Brust-Abstand kleiner wird. Behalten Sie diese vordere Halsmuskelspannung und den kleinen Kinn-Brust-Abstand bei, während Sie in einer gleichmäßig langsamen, drei Sekunden dauernden Bewegung Ihren Kopf und Ihren linken Ellbogen (▶ Abb. 8.1 ①) so weit in Richtung Ihres rechten Knies (▶ Abb. 8.1 ②) bewegen, bis Ihr linkes Schulterblatt (▶ Abb. 8.1 ③) gerade vom Boden abhebt, um dann in weiteren drei Sekunden wieder genauso gleichmäßig und langsam zum Ausgangspunkt zurückzukehren. Wiederholen Sie diesen Ablauf abwechselnd links und rechts.

### Test

Gelingt Ihnen diese Bewegung langsam, kontrolliert, ohne Zittern, ohne Schmerzen und ohne große Anstrengung zehnmal auf jeder Seite?

### Übung

Wiederholen Sie diese Bewegung solange dies langsam, kontrolliert, schmerzfrei, ohne Zittern und ohne große Anstrengung möglich ist. Der langsam gleichmäßige Ablauf ist effektiver und sicherer als ein ruckartiges Hochschnellen. Um sich an das langsame Tempo zu gewöhnen und ein zu starkes Ansteigen des Blutdrucks während der Anspannung zu vermeiden, ist es anfänglich sinnvoll, wenn Sie beim Abheben „ein-und-zwan-zig, zwei-und-zwan-zig, drei-und-zwan-zig" flüstern und bei der genau so langsamen Rückkehr einatmen. Falls dieser Atem-Rhythmus bei Ihnen Schwindel oder Kurzatmigkeit auslöst, sollten Sie die Übung beenden und Ihren Therapeut um Rat fragen.

> **Spürübung**
>
> Spüren Sie, ob die Bewegung auf beiden Seiten gleich abläuft? Welche Gelenke bewege ich? Wie rolle ich die Brustwirbel ab? Welche Muskeln setze ich ein? Wenn Sie einen Seitenunterschied bemerken, versuchen Sie, die besser laufende Seite zu „kopieren".

▶ **Übungsalternative** Verursacht die Übungen mit den Fingerspitzen an den Schläfen (▶ Abb. 8.1) Beschwerden im Bereich der Halswirbelsäule, sollten Sie versuchen ob es ohne Beschwerden geht, wenn Sie Ihre Finger am Hin-

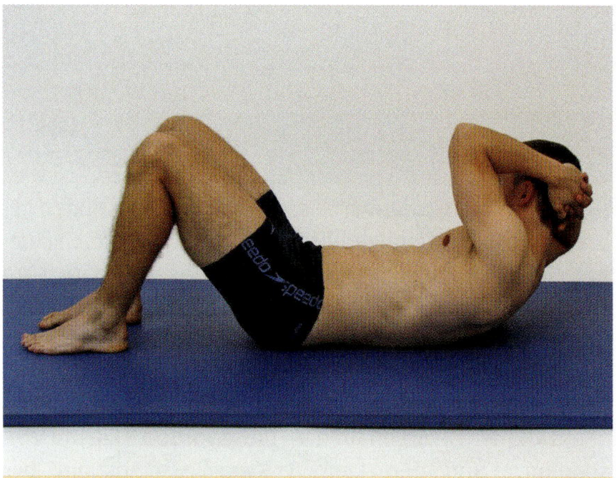

# Kraft

**Abb. 8.2** Die Finger sind am Hinterkopf verschränkt.

terkopf verschränken und damit das Kopfgewicht halten (▶ Abb. 8.2).

## Was tun, wenn's nicht klappt?

Sollte ein Üben in Rückenlage nicht möglich sein, lassen sich die Bauchmuskeln auch mit den Übungsalternativen im Sitzen kräftigen (▶ Abb. 10.9, ▶ Abb. 10.10 und ▶ Abb. 10.11). Diese lassen sich auch leichter in den Alltag integrieren, zum Beispiel an Büroarbeitsplätzen beim Telefonieren. Auf diese Weise wird eine Kräftigung der Bauchmuskeln möglich, die sonst aus zeitlichen Gründen bei manchen Patienten ausgeschlossen wäre.

## Vorher-Nachher-Vergleich

Wie viele Wiederholungen gelingen langsam, schmerzfrei, kontrolliert, ohne Zittern und ohne große Anstrengung?

## Differenzialdiagnostik

Bestehen Seitenunterschiede in Bezug auf die Kraft, wird der Patient auf seiner schwächeren Seite unwillkürlich versuchen seine Schulter weniger über einer Flexion der Brustwirbelsäule abzuheben, sondern mehr über eine Rotation zur kontralateralen Seite. Um Kraftunterschiede beider Seiten feststellen und ausgleichen zu können, muss daher darauf geachtet werden, dass die Mischung zwischen Flexion und Rotation der Brustwirbelsäule bei Test und Übung auf beiden Seiten gleich ist.

## Biomechanik

Eine symmetrische Bauch- und vordere Halsmuskel-Kraft stabilisiert die Lenden- und Halswirbelsäule, indem sie deren Überstreckung verhindert. Zudem entspannt sie die antagonistische Streckmuskulatur in diesen Bereichen. Dies mag erklären, warum kräftige Bauchmuskeln die Wahrscheinlichkeit von Rückenschmerzen um circa die Hälfte senken (Hides 2001).

### Verspannte Bauchmuskeln

Weit verbreitet ist der Glaube, man tue seiner Wirbelsäule etwas Gutes, wenn man seine Bauchmuskeln dauernd bewusst angespannt hält. Das ist falsch. Eine solche übertriebene Dauerspannung verhindert eine ausreichende Durchblutung und Entwicklung der Muskeln, presst die Wirbel zu stark aufeinander und stört das Gleichgewicht der Wirbelsäulenmuskulatur. Eine aufrechte Haltung sorgt automatisch für eine angemessene Bauchmuskelspannung, die mit der Bauchatmung (S. 61) rhythmisch zu- und abnimmt, was den Stoffwechsel der Bauchmuskulatur wie eine Pumpe anregt.

## 8.2 Rückenmuskel-Kraft

▶ **Ausgangsstellung.** Legen Sie sich auf Ihren Bauch. Ihre Arme und Beine sind lang ausgestreckt, Ihre Stirn ruht auf dem Boden. Solange Sie den Test der Hüftstreck-Beweglichkeit (S. 121) nicht bestehen, sollten Sie sich außerdem ein Kissen unter Ihren Bauch legen, um eine Überstreckung Ihrer Lendenwirbelsäule zu vermeiden (▶ Abb. 8.4).

Kippen Sie Ihr Becken, sodass Ihre Gesäßmuskeln anspannen, Ihr Schambein gegen den Boden gedrückt wird und kein Hohlkreuz entstehen kann. Heben Sie dann Ihren linken Arm und das rechte Bein nur so weit ab, wie dies geht, ohne dass der Druck Ihres Schambeins gegen den Boden nachlässt, und halten diese Stellung (▶ Abb. 8.3) zehn Sekunden lang.

Wechseln Sie bei den folgenden Wiederholungen immer die Seiten. Heben Sie also beim zweiten Mal Ihren rechten Arm und Ihr linkes Bein und beim dritten Mal wie zu Beginn wieder Ihren linken Arm und das rechte Bein usw.

### Test

Können Sie die in ▶ Abb. 8.3 gezeigte Stellung langsam, kontrolliert, ohne Zittern, ohne Schmerz und ohne große Anstrengung abwechselnd auf jeder Seite sechsmal jeweils zehn Sekunden lang halten?

### Übung

Halten Sie die in ▶ Abb. 8.3 gezeigte Stellung abwechselnd, solange dies schmerzfrei, kontrolliert, ohne Zittern und ohne große Anstrengung möglich ist.

▶ **Übungsalternative.** Legen Sie sich bei der Übung ein Kissen unter Ihren Bauch (▶ Abb. 8.4), solange Sie den Test der Hüftstreck-Beweglichkeit (S. 121) nicht bestehen. Dies ermöglicht Ihnen auch bei eingeschränkter Hüftstreck-Beweglichkeit, Ihre Lendenwirbelsäule stabil zu halten und ein Hohlkreuz zu vermeiden.

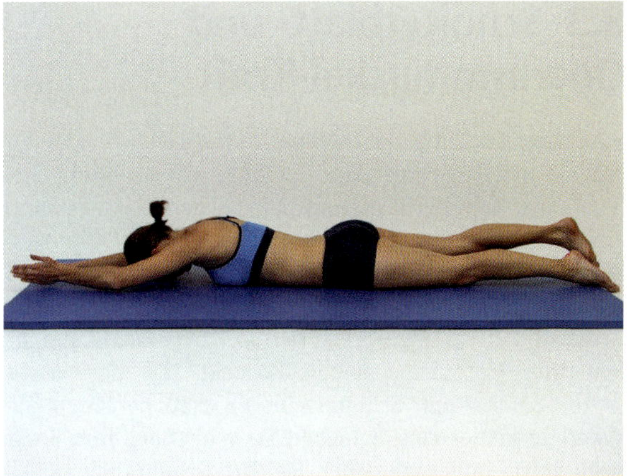

**Abb. 8.3** Kräftigung der Rückenmuskeln.

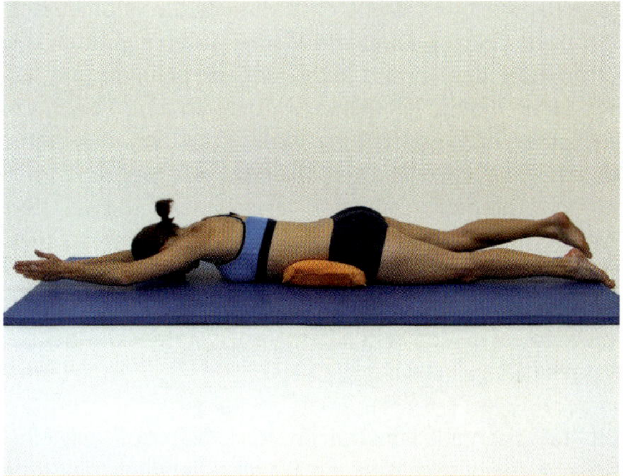

**Abb. 8.4** Übungsalternative mit einem Kissen unter dem Bauch.

## Was tun, wenn's nicht klappt?

Solange Ihr Patient nicht beweglich genug ist, um seine Arme und Beine bei der Übung abzuheben ohne dabei ins Hohlkreuz zu gehen, sollte er sich dabei ein Kissen unter den Bauch legen (▶ Abb. 8.4). Gleichzeitig sollten mögliche mechanische Hindernisse der Hüft-, Brust- und Schulterstreckung mit Hilfe folgender Tests und Übungen aufgespürt und gelöst werden:
- Hüftstreck-Beweglichkeit (S. 121).
- Brustwirbelsäulen-Aufrichtung (S. 85).
- Schulter-Beweglichkeit (S. 90).
- Dreh-Beweglichkeit (S. 102).

Sollte die Rückenmuskel-Kräftigung in der Bauchlage nicht möglich sein, lassen sich die Rückenmuskeln auch mit den Übungen Schulterblatt- und Oberarmmuskel-Kraft (S. 132), Brustwirbelsäulenaufrichtung (S. 85) und nicht zuletzt durch eine neutrale Wirbelsäulenschwingung (S. 26) im Alltag kräftigen.

## Vorher-Nachher-Vergleich

Wie viele Wiederholungen gelingen schmerzfrei, kontrolliert, ohne Zittern und ohne große Anstrengung?

## Differenzialdiagnostik

▶ **Skoliose und Hypertrophie** Erscheint der M. erector spinae auf einer Seite prominenter, kann er tatsächlich hypertroph sein. Er kann aber auch nur so erscheinen, weil die darunter liegenden Wirbelkörper im Rahmen einer Skoliose in Richtung der Konvexität verdreht sind. Unterscheiden lässt sich dies durch den visuellen Befund eines Rippenbuckels und die manuelle Verschieblichkeit des entspannten M. erector spinae in lateraler Richtung in Bauchlage:
- Skoliose: Fühlt sich das Muskelpaket, welches über Rippen und Wirbel verschoben wird im Seitenvergleich gleich an, während in gebückter Haltung im entsprechenden Abschnitt der Wirbelsäule ipsilateral ein Rippenbuckel sichtbar wird, erscheint der Muskel aufgrund der skoliotischen Rotation nur hypertroph.
- Hypertrophie: Fühlt sich das Muskelpaket, welches über Rippen und Wirbel verschoben wird im Seitenvergleich hypertroph und breiter an, während in gebückter Haltung kein Rippenbuckel sichtbar ist, liegt tatsächlich eine asymmetrische Trophik des Muskels vor.
- Skoliose und Hypertrophie: Eine solche asymmetrische Hypertrophie des Muskels kann verschiedene Ursachen haben. Auf der konvexen Seite einer lateralen Krümmung der Wirbelsäule muss die Muskulatur beim Sitzen, Stehen und Gehen mehr arbeiten um die darüber liegenden Körperabschnitte im Lot zu halten. Somit kann eine Prominenz des Muskels im Fall einer Skoliose sowohl durch eine Rotation der Wirbelkörper als auch durch eine Hypertrophie des Muskels bedingt sein.

Andere Ursachen einer asymmetrischen Hypertrophie der Rückenstrecker können mit den folgenden Tests und Übungen aufgespürt und ausgeglichen werden:
- Symmetrische Gewichtsverteilung im Sitzen (S. 44).
- Symmetrische Gewichtsverteilung im Stehen (S. 47).
- Unverdrehte Wirbelsäule (S. 35).
- Haltungsgerechte Umwelt (S. 41).
- Armnerven-Beweglichkeit (S. 95)
- Bein-, Rücken- und Kopfnerven-Beweglichkeit (S. 110)

## Biomechanik

### Wirbelstellung

Eine symmetrische Rückenmuskelkraft trägt wesentlich dazu bei, verdrehte Wirbel zu reponieren und in der richtigen Stellung zu halten.

# Kraft

Zu erklären ist dies damit, dass Muskeln die symmetrisch von beiden Seiten an einem Wirbel ansetzen, durch die Verdrehung des Wirbels auf einer Seite gedehnt und auf der anderen Seite entspannt werden. Da ein Muskel aus gedehnter Ausgangsstellung mehr Kraft entfalten kann als aus einer angenäherten Stellung, wird der durch die Wirbelverdrehung unilateral vorgedehnte Muskel den Wirbel auch bei einer bilateralen Anspannung solange kräftiger in seine Richtung zurückdrehen als sein angenäherter Gegenüber, bis der Wirbel reponiert ist und die Muskeln auf beiden Seiten des Wirbels wieder die gleiche Ausgangslänge haben.

Die stabilisierende Funktion der Rückenstrecker mag eine Ursache dafür sein, dass ein Training der Mm. multifidi zusammen mit einer Kokontraktion des M. abdominalis transversus die Wahrscheinlichkeit von neuen Rückenschmerz-Episoden nach einem Jahr (Trainingsgruppe 30%, Kontrollgruppe 84%) und 2–3 Jahren (Trainingsgruppe 35%, Kontrollgruppe 75%) im Vergleich zur Kontrollgruppe deutlich senkt (Hides 2001).

Eine wirkungsvolle symmetrische Kräftigung der Rückenstrecker ist die aufrechte Haltung mit einer neutralen Wirbelsäulenschwingung (S. 26). Allerdings ist die Belastung der Muskulatur im Alltag zum Beispiel aufgrund der Links- oder Rechtshändigkeit nur selten symmetrisch. Daher ist es ergänzend sinnvoll, Asymmetrien in der Rückenmuskel-Kraft mit den entsprechenden Tests und Übungen (S. 130 ff) aufzuspüren und auszugleichen.

## 8.3 Schulterblatt- und Oberarmmuskel-Kraft

▶ **Ausgangsstellung.** Sie stehen mit Ihrem Rücken zu einer Wand, Ihre Fersen eine Fußlänge von der Wand entfernt, Ihre Knie leicht gebeugt. Ihr Becken ist so gekippt, dass Ihr Hohlkreuz flacher wird (wie bei den Übungen zur Kräftigung der Bauch- und Rückenmuskulatur S. 129 und 130). Ihre Handinnenflächen zeigen nach vorne, Ihre Arme sind etwas abgespreizt (▶ Abb. 8.5 b). Einzig und allein Ihre Unterarme haben Kontakt mit der Wand (▶ Abb. 8.5 a). Kopf, Schultern und Gesäß berühren die Wand zu keiner Zeit! Schieben Sie schließlich Ihre Brust nach vorne raus und ziehen Sie Ihre Schulterblätter zusammen, bis Sie eine Muskelspannung zwischen Ihren Schulterblättern spüren.

### Test

Können Sie diese Position ohne Zittern, ohne Schmerzen und ohne große Anstrengung 60 Sekunden lang halten?

### Übung

Halten Sie die in ▶ Abb. 8.5 gezeigte Stellung, solange dies schmerzfrei, kontrolliert, ohne Zittern und ohne große Anstrengung möglich ist.

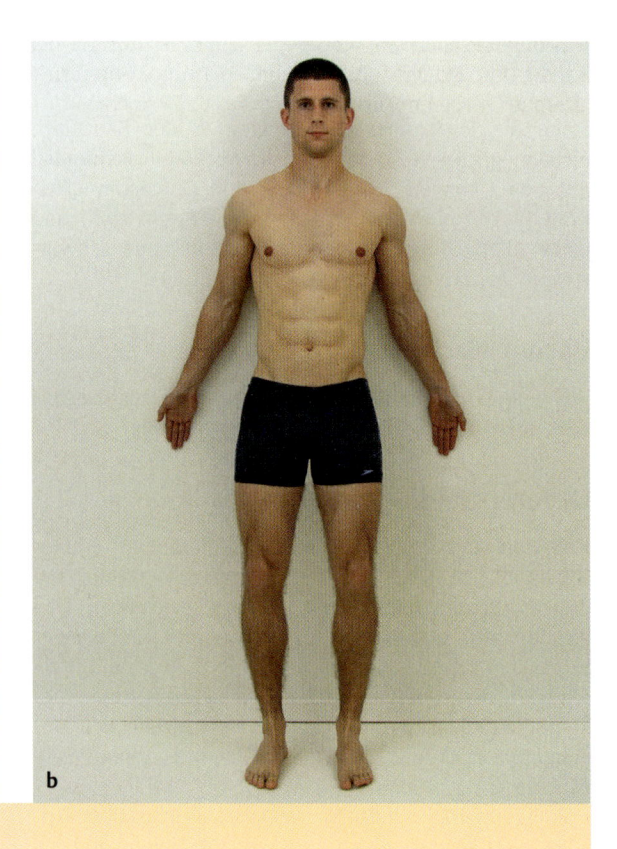

**Abb. 8.5** Kräftigung der Schulterblatt- und Oberarmmuskeln.

# Schulterblatt- und Oberarmmuskel-Kraft

**Abb. 8.6** Übungsalternative im Türrahmen.

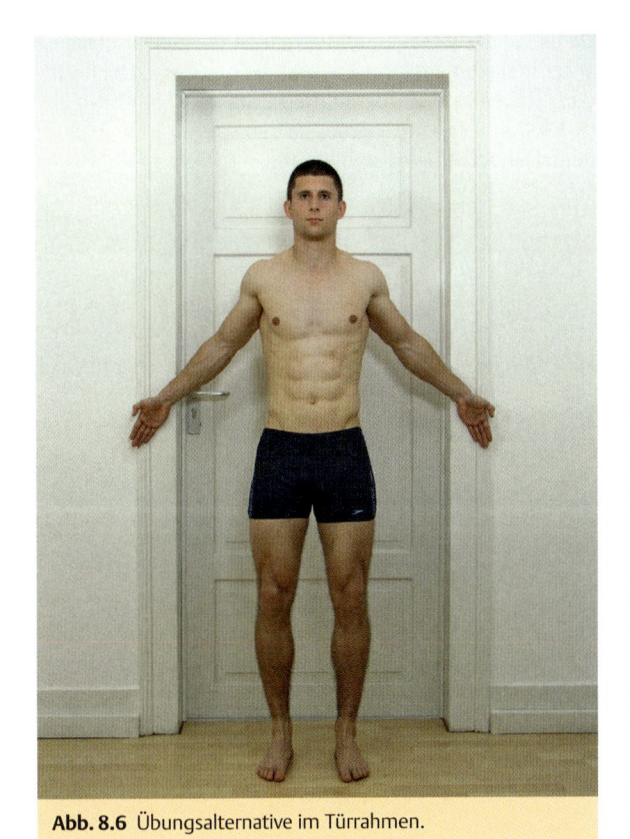

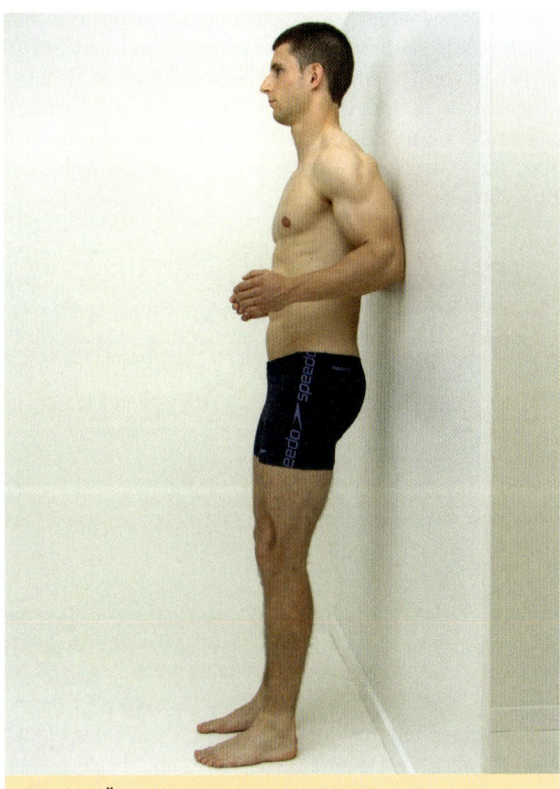

**Abb. 8.7** Übungsalternative mit gebeugtem Ellbogen.

▶ **Übungsalternativen.** Findet sich kein freies Stück Wand um die Übung durchzuführen, können Sie Ihre Unterarme alternativ an einem Türrahmen abstützen (▶ Abb. 8.6).

Eine weitere, etwas weniger anstrengende Variante ist die Übung mit gebeugtem Ellbogen. Dabei berühren nicht die Unterarme sondern nur die Ellbogen die Wand (▶ Abb. 8.7).

## Was tun, wenn's nicht klappt?

Ist die Übung anfänglich zu schwer, kann mit den Füßen näher an der Wand begonnen werden.

## Vorher-Nachher-Vergleich

Wie viele Sekunden kann die Position kontrolliert, schmerzfrei, ohne Zittern und ohne große Anstrengung gehalten werden?

## Differenzialdiagnostik

Lokale Verspannungen der Fingerbeuger und -strecker sind eine wesentliche Ursache von Sehnenscheidenentzündung und Epichondylitis. Diese Verspannungen lösen sich am Besten durch eine harmonische Aktivierung der gesamten Muskelkette „Hand-Arm-Schulter-Rumpf" unter besonderer Betonung der proximalen Anteile. Dazu eignet sich die Übung der „Schulterblatt- und Oberarmmuskel-Kraft" ebenso wie Basketballspielen oder Schwimmen.

> ### Tendovaginitis und Epichondylitis
> War eine lokale Verspannung der Fingerbeuger oder -strecker die Ursache der Symptome, lassen sie mit dem Üben nicht sofort nach, sollten aber nach einer Trainingsdauer von zwei Wochen spürbar weniger geworden sein.

Soll der M. triceps brachii vom Test oder dem Training der Schulterblatt- und Oberarmmuskel-Kraft ausgeschlossen werden, kann die Übung mit circa 90° gebeugten Ellbogen wiederholt werden, sodass nicht die Unterarme sondern die Ellbogen die Wand berühren (▶ Abb. 8.7). Allerdings ist dabei zu beachten, dass dies den Hebelarm für die Schultermuskulatur etwas verkürzt und die Übung dadurch automatisch etwas einfacher wird.

## Biomechanik

Die Übung „Schulterblatt- und Oberarmmuskel-Kraft" kräftigt die gesamte Schulter-Extensionsmuskulatur und weiterlaufend auch den M. latissimus dorsi, den mittleren Anteil des M. trapezius, die Mm rhomboidei sowie die gesamte Streckmuskulatur der thorakolumbalen Wirbelsäule und der Hüfte. In der Halswirbelsäule wird hingegen die

# Kraft

Flexionsmuskulatur gekräftigt. Damit gelingt mit nur einer Übung die Umkehr vieler Haltungs- und Muskeldysbalancen von Patienten mit einer typischen schlechten Sitzhaltung. Ihre dysfunktionalen Muster umzukehren macht die Übung für diese Patienten anstrengend, wird aber direkt nach der Übung auch als ein erfrischender Ausgleich empfunden.

**Alltagstauglich**
Diese Kräftigungsübung können Sie leicht in jedem Büro durchführen!

Da einige der genannten Muskeln an den Dornfortsätzen ansetzten oder entspringen, hilft die symmetrische Kräftigung zudem – ebenso wie die Rückenmuskel-Kräftigung (S. 130) – verdrehte Wirbel zu reponieren und in ihrer neutralen Stellung zu stabilisieren.

# 9 Ausdauer

## Test

Trainieren Sie jede Woche mindestens 3 × 30 min Ihre Ausdauer so, dass ihre Pulsfrequenz dabei konstant bei etwa 120 Schlägen/min liegt und Sie sich am Ende des Trainings immer noch nicht wohlfühlen?

## Übung

Trainieren Sie mindestens 3 × 30 min pro Woche Ihre Ausdauer.

Sie sollten die Belastung so wählen, dass Ihr Herz-Kreislauf-System kontinuierlich für 30 Minuten in Schwung bleibt und Sie sich andererseits am Ende des Trainings immer noch wohlfühlen. Wenn Sie Ihre Ausdauer mit dem Ziel des Wohlbefindens und der Gesundheit trainieren, genügt eine Pulsfrequenz von konstant 120 Schlägen/min.

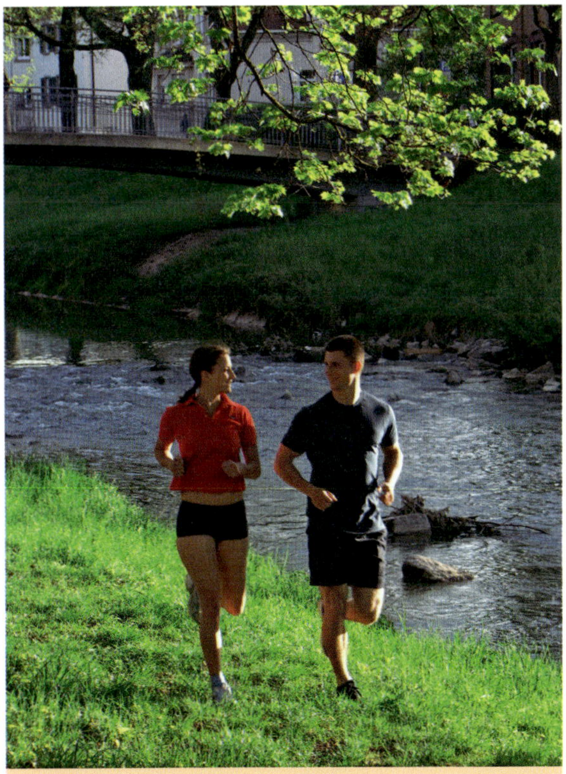

> **Pulsuhr**
>
> Wenn Ihnen die traditionelle Pulsmessung mit Uhr und Tasten des Pulses zu kompliziert ist, können Sie auch mit einer Pulsuhr trainieren. Messgeräte wie diese sollten aber nicht dazu führen, dass Sie nur noch auf Messwerte
> achten und dadurch versäumen, ein Gefühl dafür zu entwickeln, was Ihnen gut tut.

Wenn es Ihnen gut tut, können Sie Ihr Ausdauertraining langsam auf bis zu maximal 3 × 60 min pro Woche steigern. Mehr ist nicht sinnvoll, da dies auf Dauer Ihre Gelenke überlastet.

Sind 30 Minuten am Stück anfänglich zu anstrengend, sollten Sie so viele Pausen einlegen wie es nötig ist. Wenn Sie sich zum Beispiel für Joggen als Training entschieden haben und nach 5 Minuten merken, dass es zu anstrengend wird, machen Sie eine Gehpause und joggen erst wieder weiter wenn Sie sich erholt fühlen.

▶ **Übungsalternativen.** Geeignete Ausdauer-Sportarten sind solche mit runden zyklischen Bewegungen ohne großen Widerstand oder Gewicht wie flottes Gehen ohne (Walken) oder mit Stöcken (Nordic Walking, ▶ Abb. 9.2), Tanzen, Skilanglauf, Joggen (▶ Abb. 9.1), Inlineskating, Aerobic und nicht zuletzt Kraul- und Rückenschwimmen. Da dem Körper Abwechslung gut tut, ist es optimal, wenn Sie mischen: z.B. zweimal pro Woche Schwimmen und einmal Tanzen.

## Was tun, wenn's nicht klappt?

Beim Kraulschwimmen ist zu beachten, dass sich die Halswirbelsäule nur entspannen kann, wenn das Gesicht beim Ausatmen entspannt im Wasser liegt. Weiter entlasten eine freie Brustwirbelsäulen-Aufrichtung (S. 85), Dreh-Beweglichkeit (S. 102), Schulter-Beweglichkeit (S. 90) und Hüftstreck-Beweglichkeit (S. 121) die Schultern und die Wirbelsäule beim Kraulen.

Rad fahren ist zwar meistens besser als nichts, aber nicht optimal, weil Ihr Patient dabei schon wieder sitzt und seine Wirbelsäule nicht frei bewegen kann. Wenn er trotzdem Rad fahren möchte, sollte er seinen Lenker so hoch wie möglich einstellen, damit er seinen Nacken nicht überstrecken muss, um die Straße vor ihm sehen zu können.

Scheitert ein regelmäßiges Ausdauertraining an Zeitmangel, sollte mit dem Patient überlegt werden, welche Weg-

**Abb. 9.1** Joggen als Ausdauertraining.

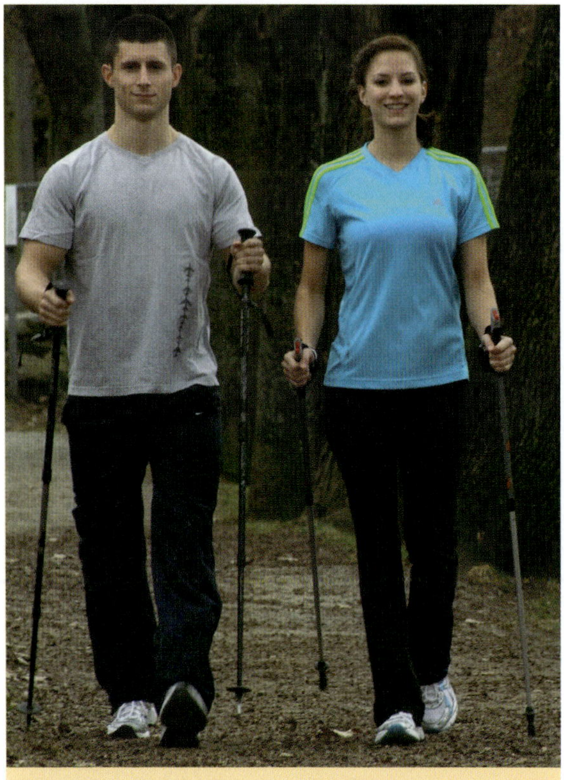

# Ausdauer

**Abb. 9.2** Nordic Walking als Ausdauertraining.

strecken er im Alltag als Ausdauertraining nutzen könnte. Zum Beispiel hilft es schon, nicht jeden Tag mit dem Auto zur Arbeit zu fahren, sondern auch mal mit dem Fahrrad. Auch ein flotter Fußmarsch zur Arbeit ist ein Ausdauertraining, das sich gut in den Alltag der meisten Patienten integrieren lässt. Ist der Arbeitsweg dafür zu lang, kann Ihr Patient sein Auto einfach etwas weiter weg parken oder einige Stationen früher aus dem von ihm verwendeten öffentlichen Transportmittel aussteigen.

### Cave „Atemnot"

Wenn ein Patient Ihren Ausdauer-Trainingsplan einhält und trotzdem schon bei geringster Belastung Atemnot und Unwohlsein empfindet, sollte er sich von einem Kardiologen untersuchen lassen.

## Vorher-Nachher-Vergleich

Wie viele Minuten Ausdauertraining pro Woche absolviert Ihr Patient mit einem Puls um 120 Schlägen pro Minute und einem subjektiv guten Gefühl?

## Differenzialdiagnostik

Die häufigste Ursache von Brustschmerzen in der physiotherapeutischen Praxis ist eine Blockierung von Brustwirbeln oder Rippen. Seltener sind Herzprobleme wie eine Angina Pectoris die Ursache.

▶ **Blockadebedingte Beschwerden.** Bei einer Blockade von Brustwirbeln oder Rippen lassen sich die Beschwerden durch BWS- oder Atembewegungen provozieren, nicht aber durch Belastungen, die den Puls erhöhen. Blockade-bedingte Beschwerden sind zudem sofort deutlich besser, wenn die Blockade gelöst wird. Dies kann wahlweise durch manuelle Techniken, oft aber auch mit den folgenden Übungen erreicht werden:
- Dreh-Beweglichkeit (S. 102).
- Bein-, Rücken- und Kopfnerven-Beweglichkeit (S. 110).
- Bauchatmung (S. 61).
- Neutrale Wirbelsäulenschwingung (S. 26).
- Rückenmuskel-Dehnbarkeit (S. 88).
- Brustwirbelsäulen-Aufrichtung (S. 85).

▶ **Herzbeschwerden.** Herzbeschwerden nehmen bei Belastungen zu, die den Puls erhöhen oder den Blutdruck steigern, wie zum Beispiel das Treppensteigen. Bewegungen der BWS beeinflussen die Symptome hingegen nicht oder nur wenig.

Die Symptome von Herzbeschwerden können sehr unterschiedlich sein. Symptome wie Tachykardie, Atemnot, Kaltschweißigkeit oder Übelkeit können, müssen aber nicht vorhanden sein. Klassisch sind ein Druck- und Engegefühl in der Brust, gelegentlich auch in den linken Arm oder Kiefer ausstrahlend. Besonders Frauen empfinden die Beschwerden aber auch als diffuse Rücken- oder Bauchschmerzen.

### Belastungsabhängige Beschwerden

Die Art der Symptome ist ein weniger zuverlässiger Hinweis auf Herzbeschwerden als deren Zunahme unter kardiovaskulärer Belastung. Im Zweifel sollte sich der Patient immer von einem Kardiologen untersuchen lassen.

Kurzatmigkeit kann auch Folge einer Lungenerkrankung sein. Mögliche Zeichen von Lungerkrankungen sind:
- Atemgeräusche die auch ohne Stethoskop oder direktes Auflegen des Ohres hörbar sind.
- Uhrglasnägel (große gewölbte Nägel).
- Trommelschlägelfinger (auffallend breite Fingerendglieder).
- Hypomobiler Thorax in Inspirationsstellung.
- Kostosternales Atemschema.
- Hypertrophe Atemhilfsmuskulatur.

## Biomechanik

Ausdauersportarten mit runden zyklischen Bewegungen fördern die Wirbesäulen-Fitness in mehrfacher Hinsicht:
- Starre Verspannungsmuster und Muskeldysbalancen lösen sich auf.

- Die Koordination verbessert sich.
- Der Stoffwechsel aller Gewebe wird angeregt.
- Die Kraft und Ausdauer der Haltemuskulatur wird verbessert.
- Die Psyche erhellt sich, was sich in vielen Studien als eine wichtige Voraussetzung für eine gesunde Wirbelsäule erwiesen hat.

### Vorher dehnen

Unmittelbar vor und nach dem Ausdauertraining sind Beweglichkeitsübungen sinnvoll. Besonders wichtig aber sind sie *vor* dem Ausdauertraining, weil die Gelenke durch die Beweglichkeitsübungen optimal eingestellt werden, bevor sie durch z. B. das Joggen belastet werden.

# 10 Test- und Übungsalternativen für Gruppen etc.

Auf den folgenden Seiten finden Sie Test- und Übungsalternativen für Gruppen (S. 139), sowie für Situationen in denen die Tests und Übungen ohne Liegemöglichkeit (S. 141) oder ausschließlich am Sitzplatz der Teilnehmer (S. 145) durchgeführt werden müssen. In ▶ Tab. 10.1 sind sie übersichtlich zusammengefasst. Alle Tests und Übungen, auf die sich in ▶ Tab. 10.1 kein Hinweis findet, können auch in diesen Situationen unverändert (siehe Kapitel 3.9) durchgeführt werden.

> **Originalübungen**
>
> Die Originalübungen sind genauer und effektiver als die Alternativen. Wo immer es die Situation erlaubt, sollten die Originalübungen den Alternativen daher vorgezogen werden.

**Tab. 10.1** Test- und Übungsalternativen

| | Einzelbehandlung | Gruppen | liegefrei | Sitzplatz |
|---|---|---|---|---|
| **Haltung (12 Tests)** | | | | |
| Symmetrische Fußstellung | | | | |
| Neutrale Wirbelsäulenschwingung | | | | |
| Unverdrehte Wirbelsäule | | | | |
| Stabilisierte neutrale Wirbelsäulenschwingung | | | | |
| Senkrechter Oberkörper | | | | |
| Haltungsgerechte Umwelt | **Abfrage** | **Abfrage** | **Abfrage** | **Abfrage** |
| Höhe der Sitzfläche | | | | |
| Knie- und Fußabstand | | | | |
| Gewichtsverteilung im Sitzen | | | | |
| Standbreite | | | | |
| Gewichtsverteilung im Stehen | | | | |
| Stehhaltung mit senkrechtem Oberkörper | | | | |
| **Entspannung (5 Tests)** | | | | |
| Entspannte Zunge | | | | |
| Entspannter Unterkiefer | | | | |
| Entspannte Unterlippe | | | | |
| Entspannte Schultern | | | | |
| Bauchatmung | | | | |
| **Bewegung (3 Tests)** | | | | |
| Sitzwechsel | **Abfrage** | **Abfrage** | **Abfrage** | **Abfrage** |
| Lagewechsel | **Abfrage** | **Abfrage** | **Abfrage** | **Abfrage** |
| Dynamisches Sitzen und Stehen | | | | |
| **Koordination (5 Tests)** | | | | |
| Aus der Rückenlage zum Sitz | | **Demo & Abfrage** | **Demo & Abfrage** | **Demo & Abfrage** |
| Balance | | | | |
| Armschwung | | | | **nicht möglich** |
| Hüftstreckung | | | | **nicht möglich** |
| Augenmuskel-Koordination | | | | |

Tab. 10.1 Test- und Übungsalternativen *(Fortsetzung)*

|  | Einzelbehandlung | Gruppen | liegefrei | Sitzplatz |
|---|---|---|---|---|
| **Beweglichkeit (16 Tests)** | | | | |
| Halswirbelsäulen-Aufrichtung | | | | S. 84 (▶ Abb. 7.5) |
| Brustwirbelsäulen-Aufrichtung | | | | nicht möglich |
| Rückenmuskel-Dehnbarkeit | | | S. 141 | S. 141 |
| Schulter-Beweglichkeit | | | S. 141 | S. 145 |
| Fingerbeuger-Dehnbarkeit | | | | S. 146 |
| Armnerven-Beweglichkeit | | S. 95 | | nicht möglich |
| Dreh-Beweglichkeit | | | S. 141 | S. 146 |
| Hebetechnik | | | | |
| Hüftbeuge-Beweglichkeit | | | | S. 147 |
| Gesäßmuskel-Dehnbarkeit | | | | S. 147 |
| Bein-, Rücken- und Kopfnerven-Beweglichkeit | | | | S. 148 |
| Oberschenkel-Rückseiten-Dehnbarkeit | | S. 139 | S. 142 | S. 142 |
| Waden-Dehnbarkeit | | | | S. 148 |
| Oberschenkel-Innenseiten-Dehnbarkeit | | nicht möglich | nicht möglich | nicht möglich |
| Hüftstreck-Beweglichkeit | | S. 140 | | S. 149 |
| Oberschenkel-Vorderseiten-Dehnbarkeit | | | S. 143 | S. 143 |
| **Kraft (3 Tests)** | | | | |
| Bauch- und vordere Halsmuskel-Kraft | | | S. 143 | S. 143 |
| Rückenmuskel-Kraft | | | nicht möglich | nicht möglich |
| Schulterblatt- und Oberarmmuskel-Kraft | | | | S. 149 |
| **Ausdauer (1 Test)** | | | | |
| Ausdauer: Minuten pro Woche: …… | Abfrage | Abfrage | Abfrage | Abfrage |

# 10.1 Alternativen für das Testen und Üben einer Gruppe

Räume in denen mit Gruppen gearbeitet wird, bieten in der Regel nicht genügend Ecken und Kanten um die „Oberschenkel-Rückseiten-Dehnbarkeit" (S. 113) und „Hüftstreck-Beweglichkeit" (S. 121) aller Teilnehmer einer Gruppe gleichzeitig zu testen. Daher gibt es für Gruppen die folgenden Alternativen.

## 10.1.1 Oberschenkel-Rückseiten-Dehnbarkeit

▶ **Ausgangsstellung** Legen Sie sich so auf Ihren Rücken, dass Ihre linke Gesäßhälfte (▶ Abb. 10.1 ①) das Bein einer stehenden Hilfsperson berührt. Solange Sie die Tests der Hals- und Brustwirbelsäulen-Aufrichtung (S. 82, S. 85) nicht bestanden haben, mit einem Kopfkissen.

### Test

Können Sie ohne Spannung oder Schmerz Ihre Ferse an der Hilfsperson so weit nach oben schieben (und somit Ihr linke Bein so weit ausstrecken), dass Ihre linke Wade die Hilfsperson berührt (▶ Abb. 10.1 ②), während Ihr rechtes Bein so flach auf dem Boden liegt, dass Ihre rechte Wade den Boden berührt (▶ Abb. 10.1 ③)?

### Übung

Strecken Sie Ihr linkes Knie, bis Sie die erste Spannung spüren. Bleiben Sie so lange in dieser Position, bis sich die Spannung löst. Die Hilfsperson bleibt die ganze Zeit unbewegt stehen und verändert die Stellung Ihres linken Beines nicht. Sie allein bestimmen also über Ihre Kniestreckung, wie viel Spannung Sie aufbauen möchten.

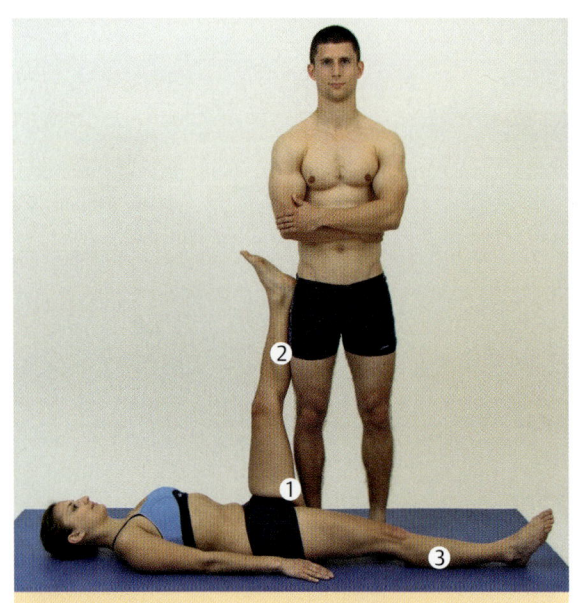

# Test- und Übungsalternativen für Gruppen

**Abb. 10.1** Übungsalternative mit Hilfsperson statt Türrahmen.

## 10.1.2 Hüftstreck-Beweglichkeit

▶ **Ausgangsstellung.** Sie stehen mit Ihrem Rücken gegen eine Wand gelehnt. Eine Hand liegt flach zwischen Kreuzbein und Wand, sodass Ihre Handinnenfläche die Wand berührt, während Ihr Daumen auf der Mitte Ihres Hosenbundes und die Finger unterhalb des Hosenbundes liegen (▶ Abb. 10.2). Ihr linker Fuß ist nach hinten mit der Ferse gegen die Wand gestellt und zeigt gerade nach vorne. Ihr rechter Fuß ist nach vorne auf einen Hocker oder Stuhl gestellt. Halten Sie Ihre Wirbelsäule an der Stelle wo bei Frauen der BH ist (▶ Abb. 10.2①) gegen die Wand gedrückt (▶ Abb. 10.3②).

### Test

Können Sie diesen Kontakt ohne Schmerzen oder ein Spannungsgefühl in der linken Leiste halten, während Sie Ihr linkes Knie ganz durchstrecken (▶ Abb. 10.3③)?

### Übung

Gehen Sie so weit in Richtung Testziel, bis Sie die erste Spannung im Leistenbereich spüren und bleiben Sie dort, bis diese sich löst.

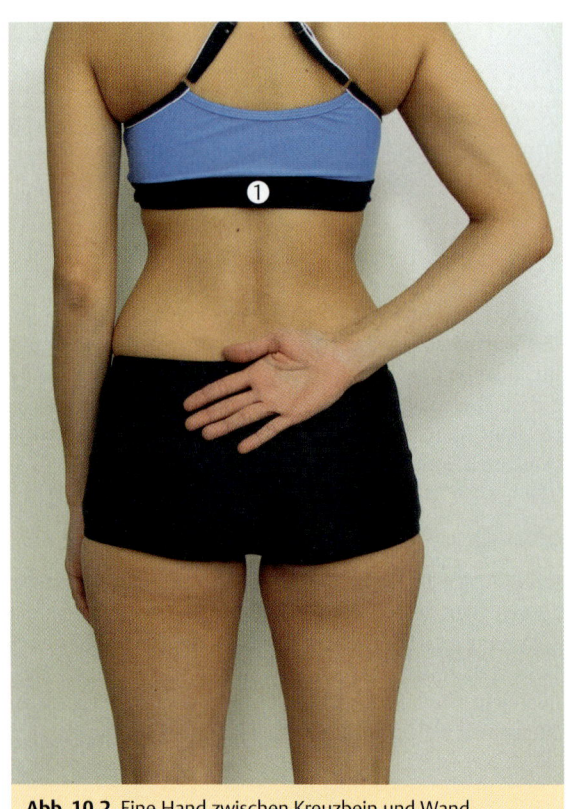

**Abb. 10.2** Eine Hand zwischen Kreuzbein und Wand …

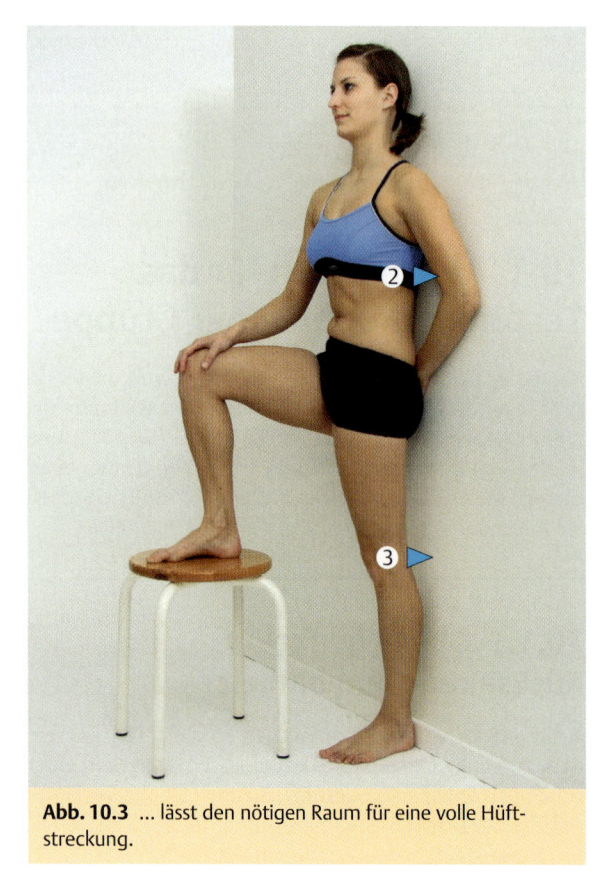

**Abb. 10.3** … lässt den nötigen Raum für eine volle Hüftstreckung.

# 10.2 Liegefreie Test- und Übungsalternativen

Die liegefreien Alternativen stehen für Situationen zur Verfügung, in denen es nicht möglich oder erwünscht ist, auf dem Boden zu üben. Sie sind hilfreich, wenn zum Beispiel mit älteren Menschen gearbeitet wird, die nicht mehr auf den Boden, bzw. wieder hoch kommen oder wenn der Boden schmutzig ist und keine Matten zur Verfügung stehen.

## 10.2.1 Rückenmuskel-Dehnbarkeit

▶ **Ausgangsstellung** Setzen Sie sich möglichst breitbeinig und mit senkrechten Unterschenkeln auf die vordere Hälfte eines Stuhles. Die Testfrage lautet dann:

### Test

Können Sie sich ohne Spannung oder Schmerz so weit nach vorne beugen, dass Sie Ihre Hände flach auf den Boden legen und die Unterseite des Sitzes sehen können (▶ Abb. 10.4)?

### Übung

Gehen Sie so weit in Richtung Testziel, bis Sie die erste Spannung spüren und bleiben Sie dort, bis sie sich löst.

## 10.2.2 Schulter-Beweglichkeit

Testen und üben Sie Ihre Schulter-Beweglichkeit analog zur Übung im Liegen (S. 90) mit dem Rücken gegen eine Wand gelehnt (▶ Abb. 10.5).

## 10.2.3 Dreh-Beweglichkeit

▶ **Ausgangsstellung** Sie stehen mit Ihrem Rücken gegen eine Wand gelehnt und stellen Ihre Füße so weit von der Wand weg, dass die Beine senkrecht stehen. Ihre Finger sind im Nacken verschränkt. Beide Ellbogen berühren die Wand. Schieben Sie Ihren Nacken so weit in Richtung Wand, bis ein Finger die Wand berührt. Stellen Sie sich vor, dass Ihre Füße auf der 12-Uhr-Markierung eines Uhrenzifferblattes stehen (▶ Abb. 10.6 b).

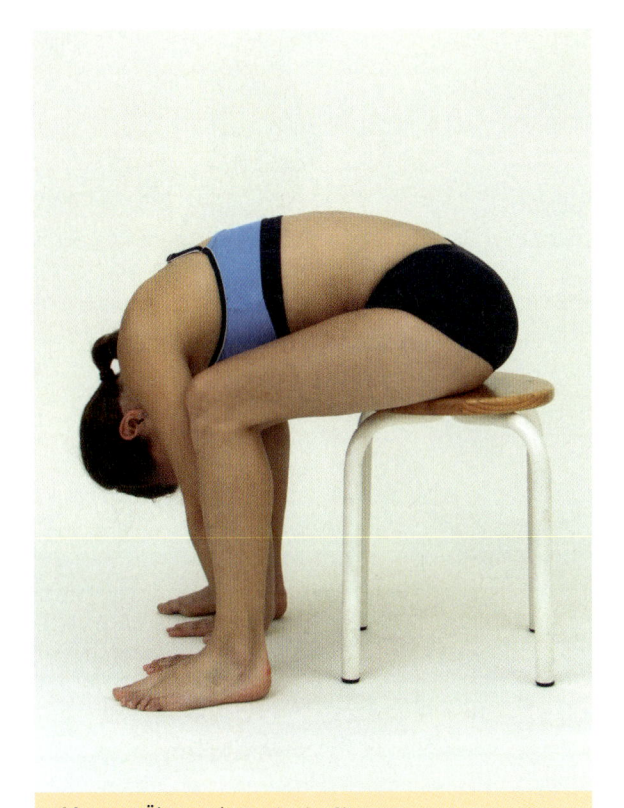

**Abb. 10.4** Übungsalternative im Sitzen.

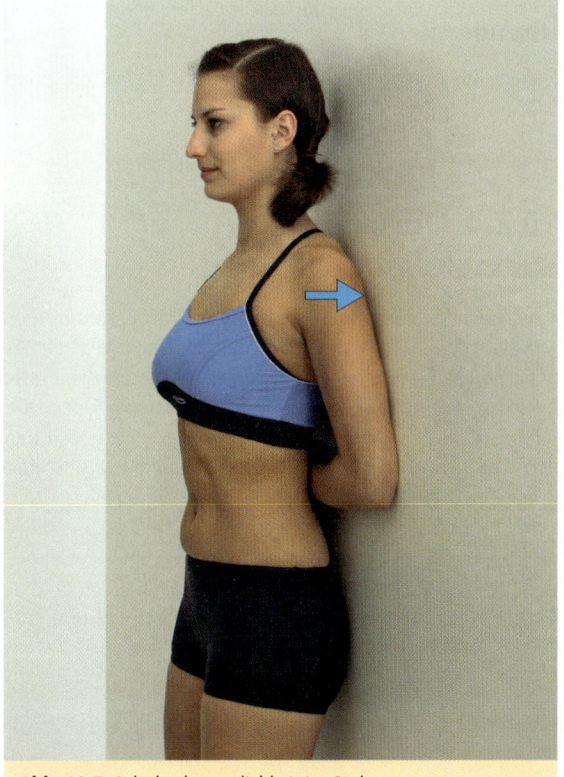

**Abb. 10.5** Schulterbeweglichkeit im Stehen.

# Liegefreie Test- und Übungsalternativen

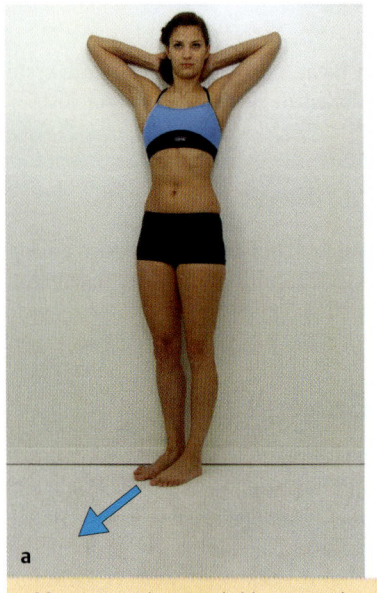

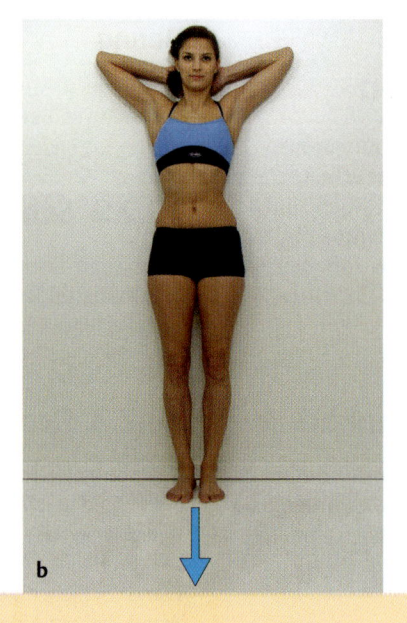

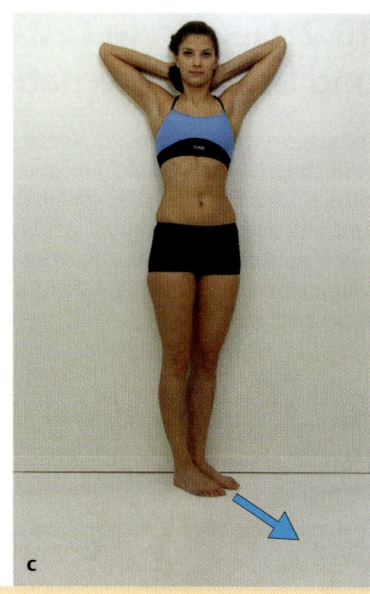

**Abb. 10.6** Dreh-Beweglichkeit im Stehen.

## Test

Können Sie ohne Spannung oder Schmerz Ihren Finger und die beiden Ellbogen in Kontakt mit der Wand lassen, während Sie Ihre Füße zuerst auf 2 (▶ Abb. 10.6 a) und später auch auf 10 Uhr stellen (▶ Abb. 10.6 c)?

## Übung

Gehen Sie so weit in Richtung Testziel, bis Sie die erste Spannung spüren und bleiben dort, bis sie sich löst.

## 10.2.4 Oberschenkel-Rückseiten-Dehnbarkeit

▶ **Ausgangsstellung.** Sie sitzen an der Vorderkante eines Stuhles mit Ihrer Wirbelsäule in der neutralen Wirbelsäulenschwingung (S. 26). Ihr linkes Bein ist nach vorne ausgestreckt. Ihr linker Fuß ist entspannt. Sie drücken beide Ellbogen seitlich gegen Ihren Rumpf. Sie lehnen sich aus dem Hüftgelenk mit unverändertem Hohlkreuz und den Ellbogen am Rumpf nach vorn.

## Test

Kommen Sie ohne Spannung oder Schmerz mit den Fingern bis an beide Kniescheiben (▶ Abb. 10.7)?

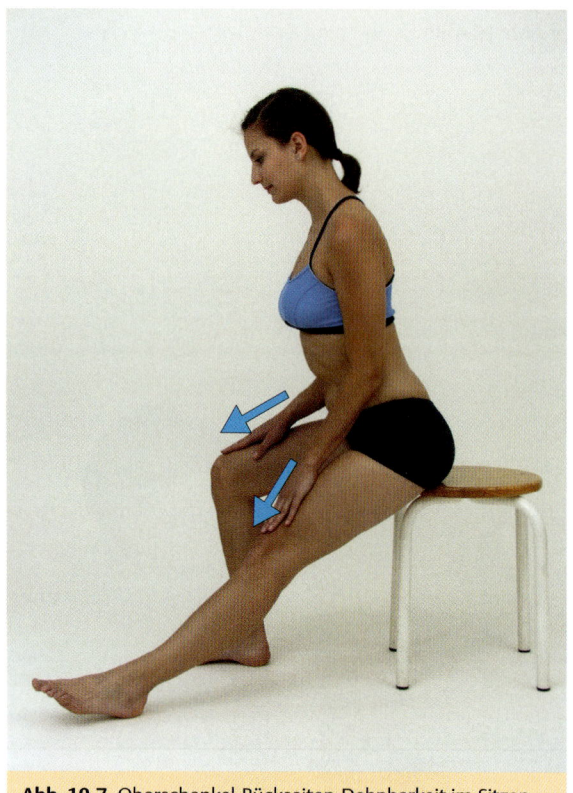

**Abb. 10.7** Oberschenkel-Rückseiten-Dehnbarkeit im Sitzen.

## Übung

Gehen Sie so weit in Richtung Testziel, bis Sie die erste Spannung spüren und bleiben Sie dort, bis sie sich löst.

## 10.2.5 Oberschenkel-Vorderseiten-Dehnbarkeit

▶ **Ausgangsstellung.** Sie stehen von einem Stuhl mit Armlehne auf und drehen sich eine Vierteldrehung nach links. Legen Sie dann Ihren linken Fußrücken auf die Armlehne hinter Ihnen und knien mit Ihrem linken Knie auf der Sitzfläche. Ihr rechtes Bein bleibt auf dem Boden stehen. Kippen Sie nun Ihr Becken so weit wie möglich in die Richtung, in der Ihr Schambein nach vorne und Ihre Lendenwirbelsäule gleichzeitig nach hinten bewegt werden.

### Test

Können Sie ohne Spannung oder Schmerz Ihr Gewicht unter Beibehaltung dieser Beckenkippung und ohne ein Spannungsgefühl in Ihrer linken Leiste so weit nach vorne verlagern bis Ihr linker Oberschenkel senkrecht steht (▶ Abb. 10.8).

### Übung

Gehen Sie so weit in Richtung Testziel, bis Sie die erste Spannung spüren und bleiben dort, bis sie sich löst.

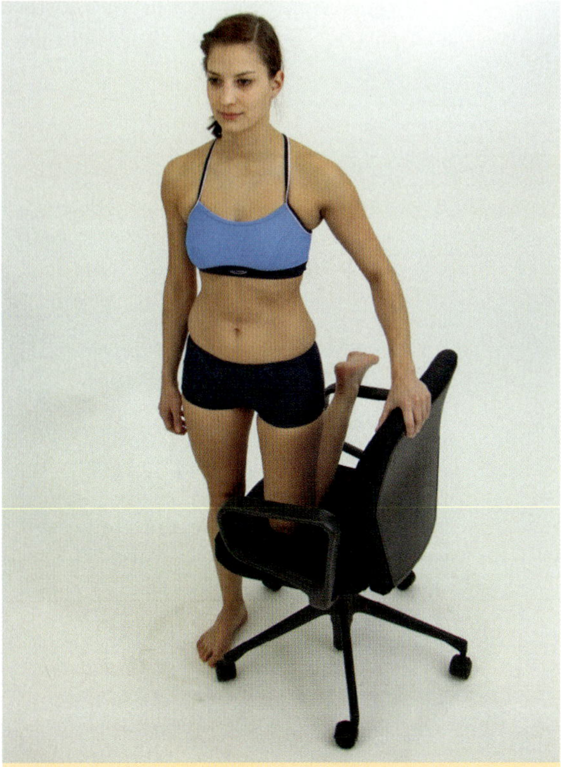

## 10.2.6 Bauch- und vordere Halsmuskel-Kraft

Ein zuverlässiger Test der Bauch- und vorderen Halsmuskel-Kraft ist nur in der Rückenlage möglich. Kräftigen lassen sich diese Muskeln aber auch im Sitzen. Dazu sollten Sie die Übungen des dynamischen Sitzens (S. 67) wie folgt modifizieren:

### Übung

*Zurück lehnen*: Schaukeln Sie Ihren Oberkörper mit stabilisierter neutraler Wirbelsäule (S. 37) zwischen der senkrechten und der zurückgelehnten Oberkörperstellung (S. 39) hin und her (▶ Abb. 10.9). Atmen Sie beim Zurücklehnen aus, halten diese Stellung für drei Sekunden und atmen dann bei der Rückkehr zur Senkrechten wieder ein.

Diese Übung kräftigt sowohl die Bauch- als auch die vordere Halsmuskulatur, während die beiden folgenden Übungsvarianten ausschließlich verschiedene Anteile der Bauchmuskulatur trainieren.

*Knie nach vorne schieben*: Schieben Sie abwechselnd Ihr linkes und rechtes Knie nach vorne (▶ Abb. 10.10), ohne dass sich Ihr Brustkorb dabei mitbewegt. Halten Sie am Bewegungsende immer drei Sekunden lang an.

*Hüfte anheben*: Heben Sie abwechselnd Ihre linke und rechte Hüfte an (▶ Abb. 10.11), ohne dass sich Ihr Brustkorb dabei mitbewegt. Halten Sie am Bewegungsende immer drei Sekunden lang an.

▶ **Übung** Wechseln Sie zwischen den drei Übungsvarianten ab und machen so viele Wiederholungen, bis Sie eine Ermüdung Ihrer Muskulatur spüren.

**Abb. 10.8** Oberschenkel-Vorderseiten-Dehnbarkeit im Stehen.

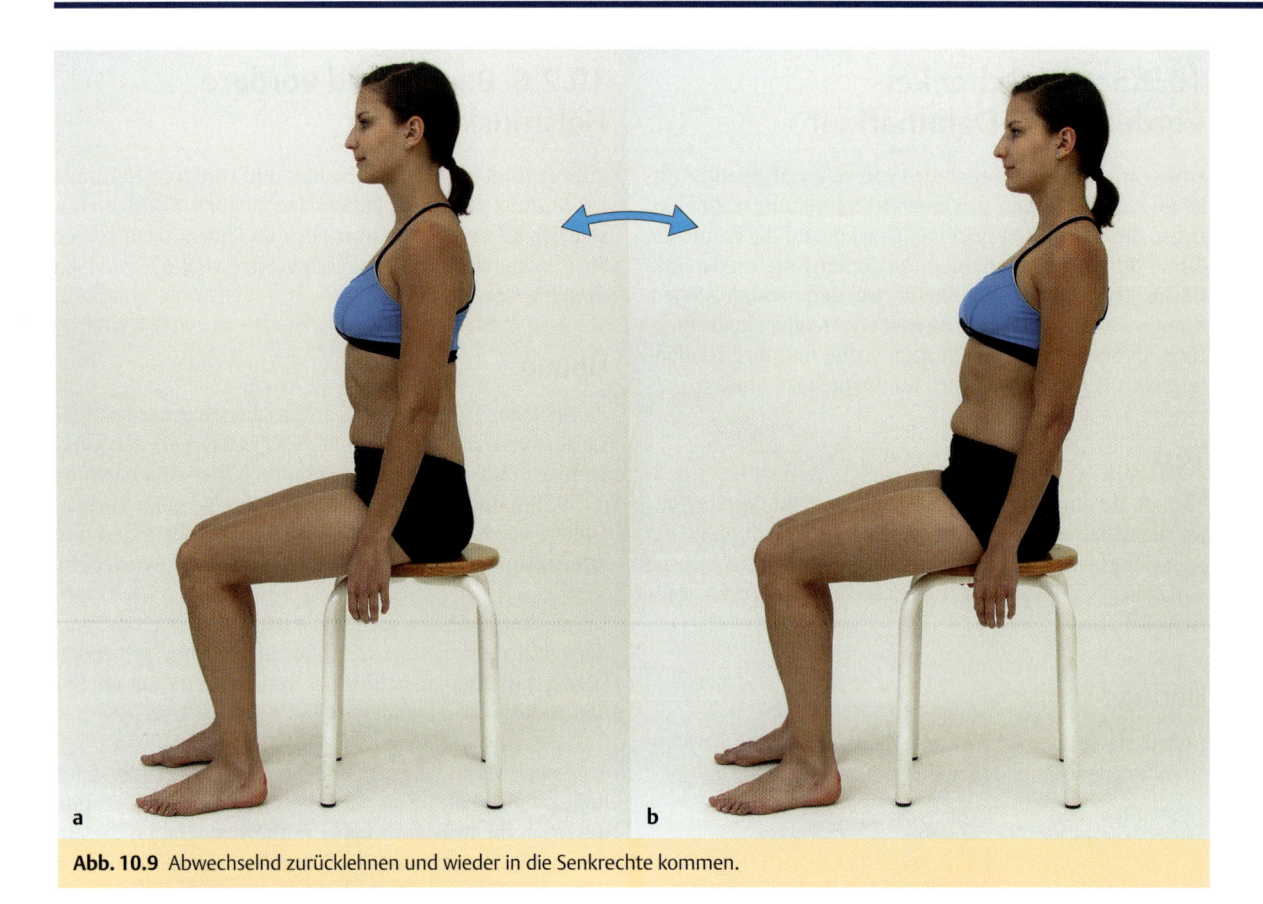

# Liegefreie Test- und Übungsalternativen

**Abb. 10.9** Abwechselnd zurücklehnen und wieder in die Senkrechte kommen.

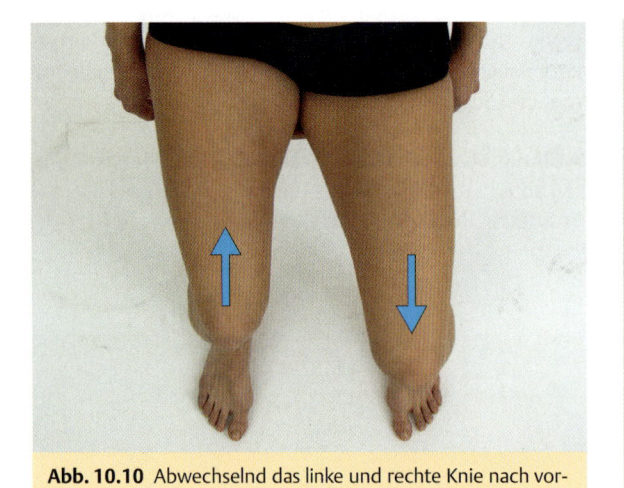

**Abb. 10.10** Abwechselnd das linke und rechte Knie nach vorne schieben, ohne dass sich der Brustkorb mitdreht.

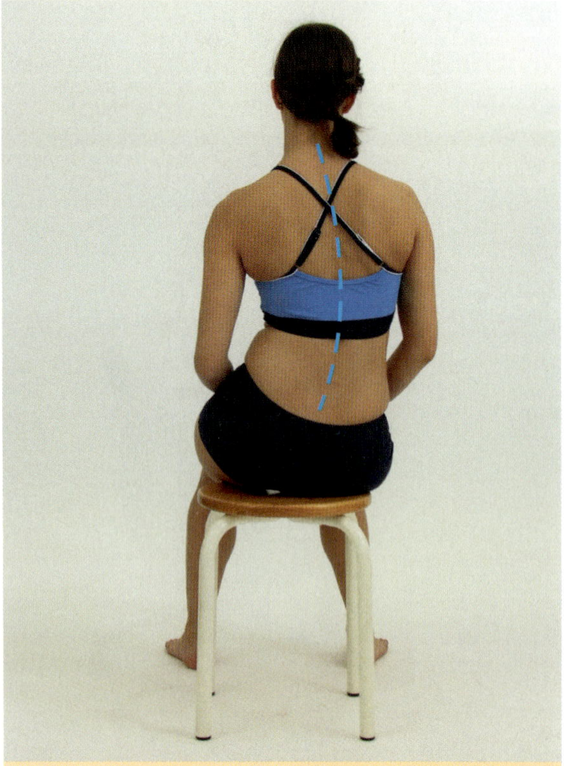

**Abb. 10.11** Abwechselnd die linke und rechte Hüfte anheben, ohne dass sich der Brustkorb mitbewegt.

144

## 10.3 Alternativen für das Testen und Üben am Sitzplatz

Die Alternativen für den Sitzplatz sind für Situationen gedacht, in denen ausschließlich am Sitzplatz ohne Wand geübt und getestet werden soll. Beispiel: Sie haben so viele Teilnehmer auf Stühlen vor sich, dass nicht genügend Platz für Übungen auf dem Boden oder an der Wand bleibt.

### 10.3.1 Schulter-Beweglichkeit

▶ **Ausgangsstellung** Legen Sie ihre linke Hand in den Rücken und rutschen dann so weit nach oben, bis Sie ihr rechtes Schulterblatt berühren.

### Test

Können Sie nun Ihre Brust (ohne Spannung oder Schmerz) rausstrecken während Sie ihre linke Schulter nach hinten ziehen (▶ Abb. 10.12)?

### Übung

Gehen Sie so weit in Richtung Testziel, bis Sie die erste Spannung spüren und bleiben dort, bis sie sich löst.

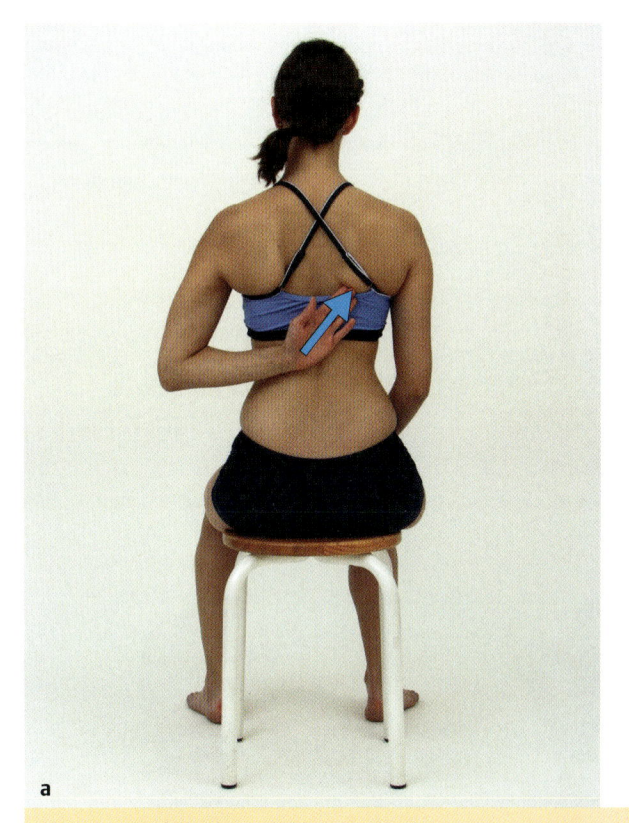

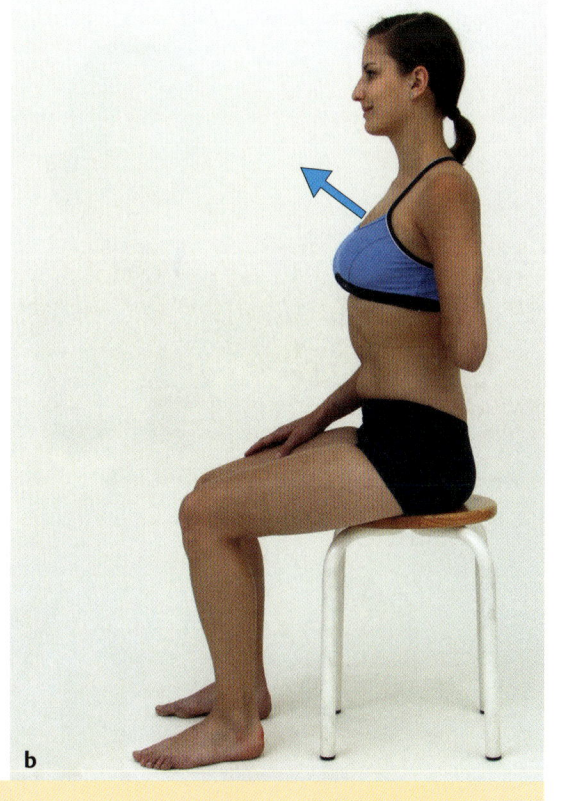

**Abb. 10.12** Schulterbeweglichkeit am Sitzplatz.

# Alternativen für das Testen und Üben am Sitzplatz

## 10.3.2 Fingerbeuger-Dehnbarkeit

▶ **Ausgangsstellung** Strecken Sie Ihren linken Arm horizontal nach vorne aus und drehen ihn dann so weit nach außen, bis Ihr Puls nach oben und Ihr Ellbogen nach unten zeigen. Dann winkeln Sie Ihr Handgelenk so ab, dass Ihre Finger nach unten zeigen und Ihre Handinnenfläche nach vorn gerichtet ist.

### Test

Können Sie die Finger Ihrer linken Hand ohne Spannung oder Schmerz mit der rechten Hand so weit zu sich ziehen, dass die Finger der linken Hand senkrecht nach unten zeigen (▶ Abb. 10.13)?

### Übung

Gehen Sie so weit in Richtung Testziel, bis Sie die erste Spannung spüren und bleiben dort, bis sie sich löst.

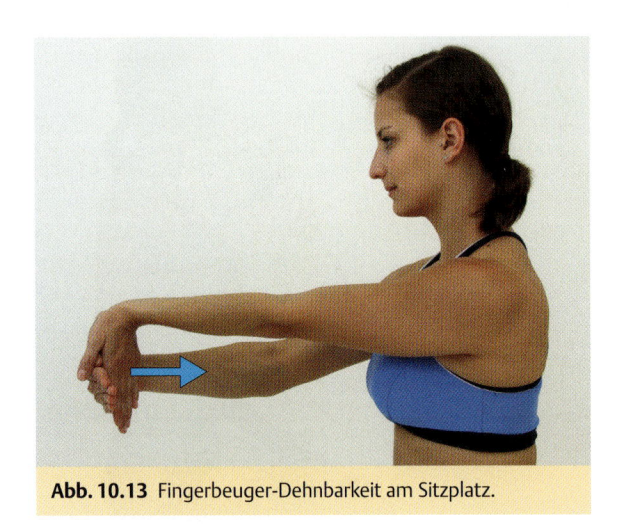

## 10.3.3 Dreh-Beweglichkeit

▶ **Ausgangsstellung** Sie sitzen und richten Ihren Oberkörper auf („Brust rausstrecken"). Verschränken Sie Ihre Finger im Nacken und nehmen Ihre Ellbogen so weit zurück, bis diese seitlich in entgegengesetzte Richtungen zeigen (▶ Abb. 10.14 b).

### Test

Können Sie Ihren Oberkörper ohne Spannung oder Schmerz in dieser Haltung eine Achtel-Drehung nach links (▶ Abb. 10.14 a) und rechts (▶ Abb. 10.14 c) drehen?

### Übung

Gehen Sie so weit in Richtung Testziel, bis Sie die erste Spannung spüren und bleiben Sie dort, bis sie sich löst.

**Abb. 10.13** Fingerbeuger-Dehnbarkeit am Sitzplatz.

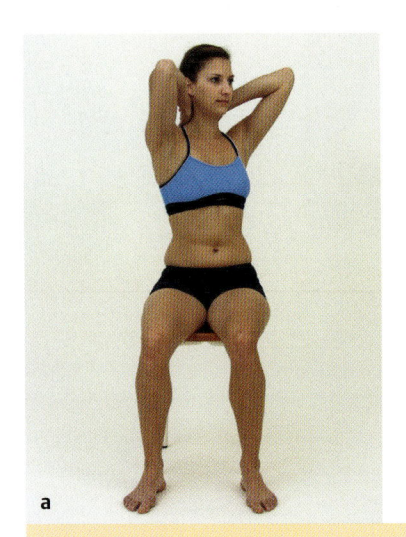

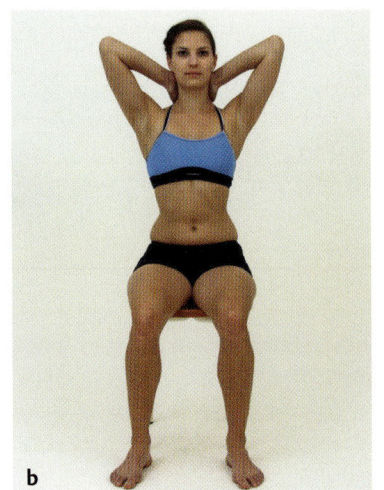

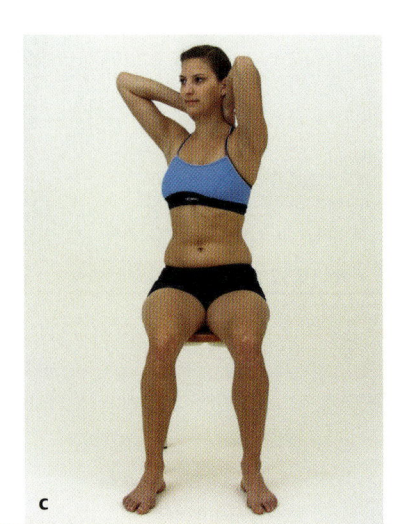

a  b  c

**Abb. 10.14** Dreh-Beweglichkeit am Sitzplatz.

## 10.3.4 Hüftbeuge-Beweglichkeit

▶ **Ausgangsstellung** Sie sitzen, richten Ihre Wirbelsäule zu 75 % auf (▶ Abb. 3.4) und spüren, wie hohl Ihre Lendenwirbelsäule in dieser Haltung ist. Drücken Sie Ihre Ellbogen seitlich gegen Ihren Körper und legen Sie Ihre Hände flach auf Ihre Oberschenkel. Lehnen Sie sich aus dem Hüftgelenk mit unveränderter Hohlstellung der Lendenwirbelsäule und den Ellbogen am Rumpf nach vorne.

### Test

Kommen Sie mit Ihren Fingern ohne Spannung oder Schmerz bis ans untere Ende beider Kniescheiben (▶ Abb. 10.15)?

### Übung

Gehen Sie so weit in Richtung Testziel, bis Sie die erste Spannung spüren und bleiben dort, bis sie sich löst.

**Abb. 10.15** Hüftbeugung am Sitzplatz

## 10.3.5 Gesäßmuskel-Dehnbarkeit

▶ **Ausgangsstellung** Sie sitzen, richten Ihre Wirbelsäule zu 75 % auf (▶ Abb. 3.4) und spüren, wie hohl Ihre Lendenwirbelsäule in dieser Haltung ist. Legen Sie dann Ihren linken Fuß auf Ihren rechten Oberschenkel, richten Ihre Wirbelsäule wieder bis zur gleichen Hohlstellung der Lendenwirbelsäule auf und drücken Ihre Ellbogen seitlich gegen Ihren Körper. Lehnen Sie sich aus dem Hüftgelenk mit unveränderter Hohlstellung der Lendenwirbelsäule und den Ellbogen am Rumpf nach vorn.

### Test

Kommen Sie mit den Fingern beider Hände ohne Spannung oder Schmerz bis vorne an Ihr linkes Schienbein (▶ Abb. 10.16)?

### Übung

Gehen Sie so weit in Richtung Testziel, bis Sie die erste Spannung spüren und bleiben dort, bis sie sich löst.

**Abb. 10.16** Gesäßmuskel-Dehnbarkeit am Sitzplatz.

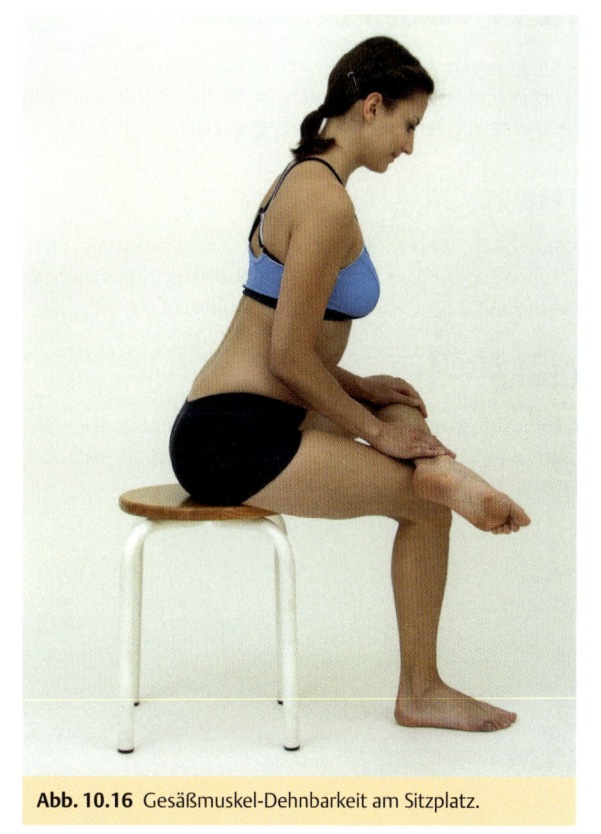

# Alternativen für das Testen und Üben am Sitzplatz

## 10.3.6 Bein-, Rücken- und Kopfnerven-Beweglichkeit

▶ **Ausgangsstellung.** Sie sitzen auf der Vorderkante eines Stuhles. Ihre Unterschenkel stehen senkrecht. Ihre Knie sind eine Unterarmlänge auseinander (▶ Abb. 3.23). Sie setzten Ihren linken Fuß nun eine Fußlänge nach vorn und ziehen ihre linke Fußspitze aktiv so weit wie möglich in Richtung Ihres linken Knies nach oben.

### Test

Können Sie sich (ohne Spannung oder Schmerz) so weit nach vorne Bücken, dass Sie die Unterseite Ihres Hockers sehen können (▶ Abb. 10.17)?

### Übung

Gehen Sie so weit in Richtung Testziel, bis Sie die erste Spannung spüren und bleiben dort, bis sie sich löst.

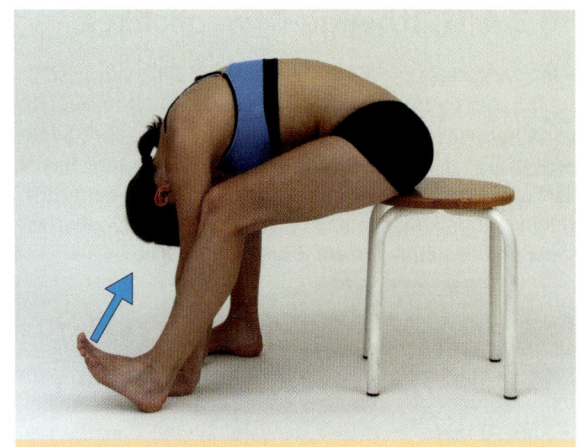

**Abb. 10.17** Bein-, Rücken- und Kopfnerven-Beweglichkeit am Sitzplatz.

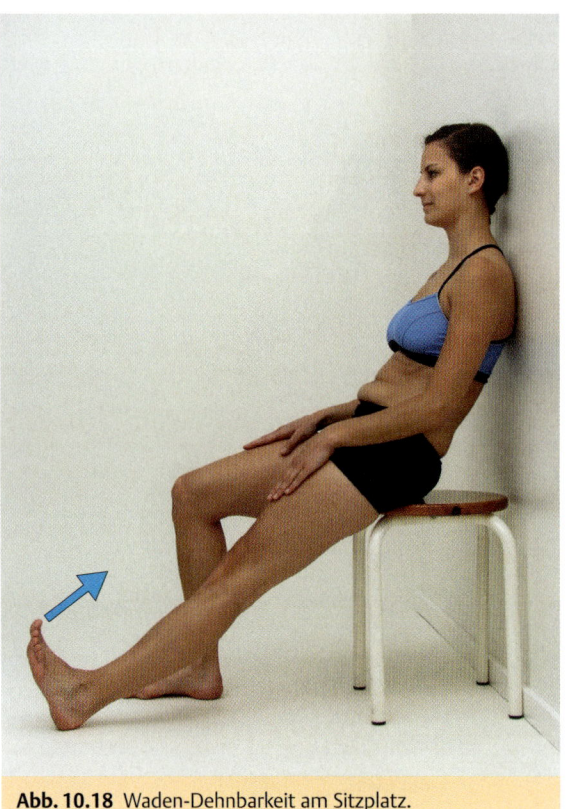

## 10.3.7 Waden-Dehnbarkeit

▶ **Ausgangsstellung** Sie sitzen auf der Vorderkante Ihres Stuhles und lehnen sich hinten an. Ihr linkes Knie ist ganz gestreckt während ihre linke Ferse auf dem Boden ruht.

### Test

Können Sie Ihren linken Fuß ohne Spannung oder Schmerz so weit in Richtung Ihres linken Knies ziehen, bis die Sohle Ihre Schuhes / Fußes senkrecht steht?

### Übung

Gehen Sie so weit in Richtung Testziel, bis Sie die erste Spannung spüren und bleiben Sie dort, bis sie sich löst (▶ Abb. 10.18).

**Abb. 10.18** Waden-Dehnbarkeit am Sitzplatz.

Alternativen für das Testen und Üben am Sitzplatz

## 10.3.8 Hüftstreck-Beweglichkeit

▶ **Ausgangsstellung.** Sie stehen vor einem Stuhl. Die Zehen Ihres linken Fußes stehen bündig mit der Vorderkante des Stuhls auf dem Boden. Ihr rechter Fuß steht auf der Sitzfläche. Sie haben Ihr Becken maximal weit in die Richtung gekippt, in der Ihr Schambein nach vorne und Ihre Lendenwirbelsäule gleichzeitig nach hinten bewegt werden. Sie halten Ihr linkes Knie ganz gestreckt.

### Test

Können Sie Ihr Gewicht unter Beibehaltung der Beckenkippung und der Streckung des linken Knies ohne Schmerzen oder ein Spannungsgefühl in Ihrer linken Leiste so weit nach vorne verlagern, bis Ihr linkes Knie die Stuhlkante berührt (▶ Abb. 10.19)?

### Übung

Gehen Sie so weit in Richtung Testziel, bis Sie die erste Spannung im linken Hüft- oder Leistenbereich spüren und bleiben dort, bis sie sich löst.

> **Achtung „Wegrollgefahr"**
> Am Arbeitsplatz sollten Sie diese Übung nicht mit Bürostühlen machen die wegrollen könnten.

## 10.3.9 Schulterblatt- und Oberarmmuskel-Kraft

▶ **Ausgangsstellung.** Setzen Sie sich so auf einen Stuhl, dass zwei Handbreiten zwischen die Rückenlehne und Ihr Gesäß passen. Drücken Sie dann Ihre Ellbogen so kräftig gegen die Rückenlehne, dass sich Ihr Rücken komplett und möglichst weit von der Rückenlehne entfernt ▶ Abb. 10.20).

### Test

Können Sie diese Position (▶ Abb. 10.20) ohne Zittern, ohne Schmerzen und ohne große Anstrengung 60 Sekunden lang halten?

### Übung

Halten Sie diese Position, bis Sie eine Ermüdung Ihrer Muskulatur spüren.

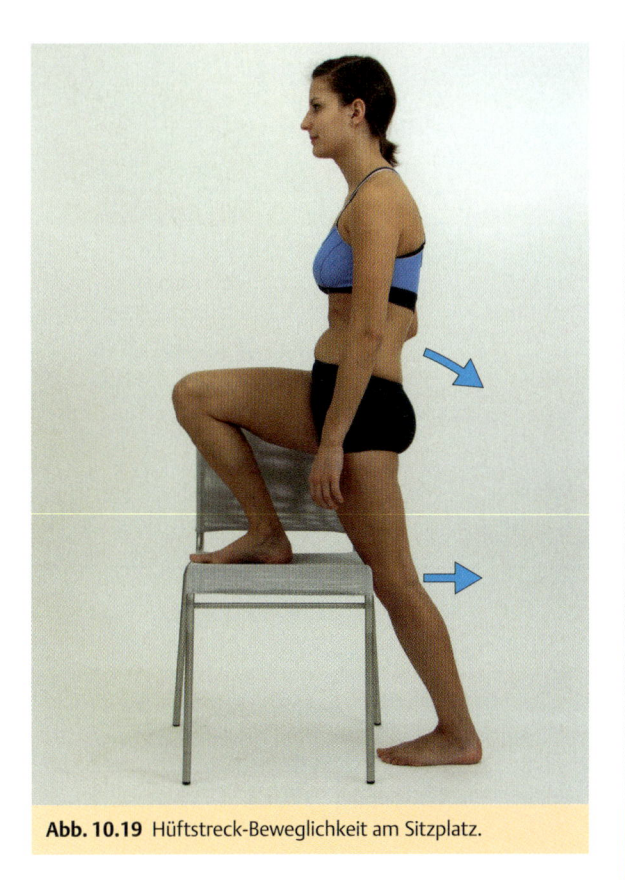

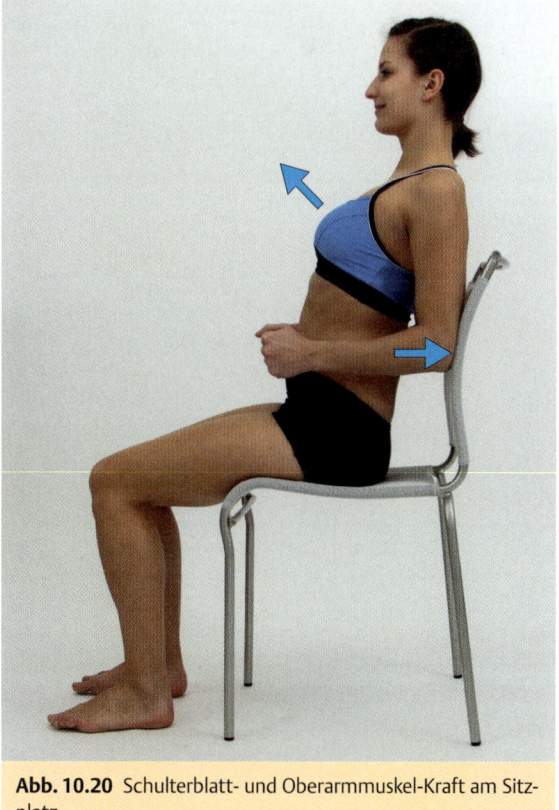

**Abb. 10.19** Hüftstreck-Beweglichkeit am Sitzplatz.

**Abb. 10.20** Schulterblatt- und Oberarmmuskel-Kraft am Sitzplatz.

# Manuelle Therapie

# 11 Manuelle Techniken als Starthilfe

Die allermeisten Wirbelsäulenprobleme, lassen sich allein mit dem Übungssystem dieses Buches effektiv, schonend und nachhaltig behandeln.

Verdrehte Wirbel zum Beispiel lassen sich mit den Übungen dieses Buches oft effektiver und nachhaltiger behandeln als mit manuellen Techniken. Welche Wirbel mit welchen Übungen reponieren, ist im Navi 26 (S. 187 f) beschrieben.

Die manuellen Techniken, die in seltenen Fällen als Starthilfe benötigt werden, sind im Folgenden beschrieben. Wann Sie eingesetzt werden sollten, ist bei der jeweiligen Übung unter „was tun wenn's nicht klappt" beschrieben.

Bei allen Techniken wird wie folgt vorgegangen: Der Patient liegt in Rückenlage auf einer Behandlungsliege. Der Therapeut übt konstant einen sanften Druck auf das untersuchte Gewebe aus. Gibt das Gewebe leicht nach, besteht kein Behandlungsbedarf. Ist der Widerstand jedoch hart, geht der Therapeut bis zum ersten Widerstand, hält den Druck konstant aufrecht und leitet den Patient gleichzeitig verbal so lange in den einzelnen Übungen aus dem Kapitel „Entspannung" (S. 53 ff) an, bis die Spannung im Gewebe spürbar nachlässt.

Gibt die Spannung reproduzierbar während einer bestimmten Entspannungsübung nach, ist die Ursache der „Blockade" gefunden. Der Patient erhält dann den Auftrag auf die entsprechende Entspannung im Alltag zu achten. Der manuelle Druck dient also in erster Linie dazu, dem Patienten eine unbewusste Spannung spürbar zu machen.

> **Autogene Mobilisation**
> Die Mobilisation bewirkt der Patient selbst über die Entspannungsübung, die er mit Ihrer Hilfe als Schlüssel zu seiner Blockade entdeckt hat. Wenn Sie manuelle Techniken nach diesem Prinzip einsetzten, werden Sie Ihre Fingergelenke schonen und gleichzeitig einen nachhaltigen Effekt erzielen.

Wie bei allen Tests und Übungen, sind auch die folgenden manuellen Techniken kontraindiziert, wenn sie ein normales Druckempfinden übersteigen und Schmerzen verursachen.

## 11.1 Erste Rippe

Der Therapeut sitzt am Kopfende des Patienten, nimmt von dorsal Kontakt zur ersten Rippe auf und schiebt sie in anteriore Richtung (▶ Abb. 11.1).

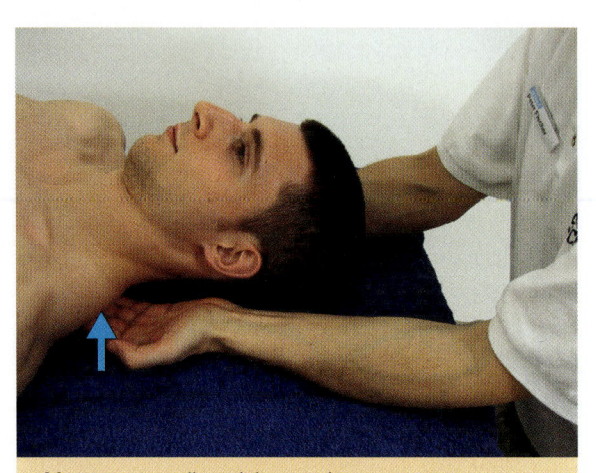

**Abb. 11.1** Manuelle Mobilisation der ersten Rippe.

# Manuelle Therapie

## 11.2 Linkes glenohumerales Gelenk

Der Therapeut steht auf der linken Seite des Patienten. Die Hände des Patienten ruhen verschränkt auf seinem Bauch.

Die rechte Hand des Therapeuten fixiert die linke Skapula des Patienten indem die Finger den medialen Skapula-Rand umgreifen, während der Daumenballen die Spina scapulae unterstützt. Die Finger am Skapula-Rand verhindern ein mediales Gleiten der Skapula. Der Daumenballen verhindert eine dorsale Bewegung der Skapula.

Mit den Fingern seiner linken Hand schiebt der Therapeut den Humeruskopf entlang der Cavitas glenoidalis auf der stabilisierten Skapula nach dorsal (▶ Abb. 11.2).

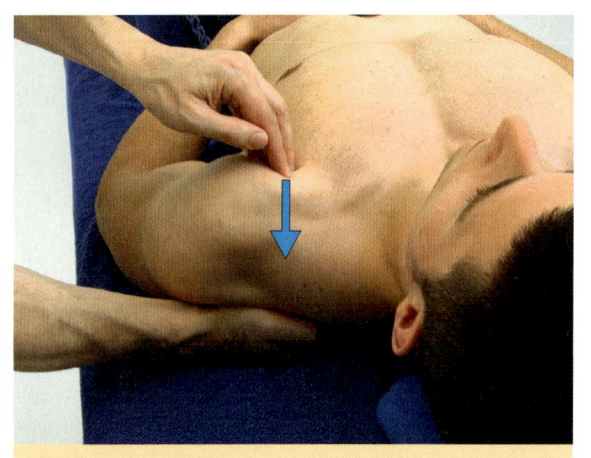

**Abb. 11.2** Manuelle Mobilisation des glenohumeralen Gelenks.

## 11.3 Linker M. pectoralis minor

Der Therapeut steht auf der linken Seite des Patienten mit Blick auf den M. pectoralis minor. Der Zeige- und Mittelfinger einer Hand hängen sich direkt medial des Processus coracoideus von kranial in den M. pectoralis minor und ziehen ihn – unterstützt von der anderen Hand – quer zum seinem Faserverlauf in kaudaler, lateraler und auch leicht dorsaler Richtung (▶ Abb. 11.3).

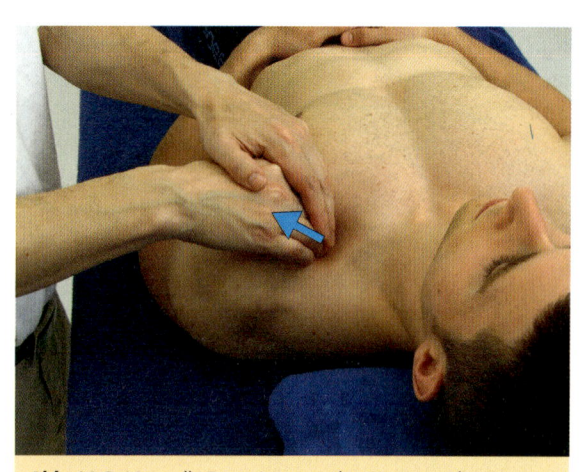

**Abb. 11.3** Manuelle Detonisierung des M. pectoralis minor.

## 11.4 M. psoas und M. iliacus

### 11.4.1 Kontraindikationen

> **Kontraindikationen**
>
> Ein manueller Druck auf den M. psoas und den M. iliacus ist bei Schwangerschaft, Aortenaneurismen sowie bei allen postoperativen Zuständen, Tumoren oder entzündlichen Erkrankungen des Bauchraums absolut kontraindiziert.

Konkrete Beispiele für entzündliche Erkrankungen wären Appendizitis, Morbus Crohn und Divertikulitis. Ebenso darf kein Druck im Bauch ausgeübt werden, solange unter den Fingern ein arterieller Puls zu spüren ist. Immer muss dem Patient die Technik erklärt werden, bevor sie begonnen wird. Neben dem ausdrücklichen Einverständnis des Patienten muss dieser vor der erstmaligen Anwendung der Techniken gefragt werden: „Gibt es einen Grund warum ich nicht in Ihren Bauch fassen sollte?"

### 11.4.2 Linker M. psoas

Der Patient liegt mit unterlagerten Beinen auf dem Rücken. Der Therapeut steht auf der linken Seite des Patienten. Er lässt seine Finger etwas lateral und kaudal des Bauchnabels langsam und behutsam durch die Bauchdecke des Patienten nach dorsal einsinken, bis sie den M. psoas kontaktieren. Haben die Finger den Muskel kontaktiert, schieben sie den Muskelbauch des M. psoas sanft nach dorso-lateral (▶ Abb. 11.4).

### 11.4.3 Linker M. Iliacus

Der Patient liegt mit unterlagerten Beinen auf dem Rücken. Der Therapeut steht auf der linken Seite des Patienten. Er kontaktiert die Crista iliaca circa drei Finger breit dorsal der Spina iliaca um das Leistenband zu umgehen. Von dieser Stelle ausgehend lässt er seine Finger langsam und behutsam entlang der medialen Fläche des Iliums nach dorsal einsinken, bis sie den M. iliacus kontaktieren (▶ Abb. 11.5).

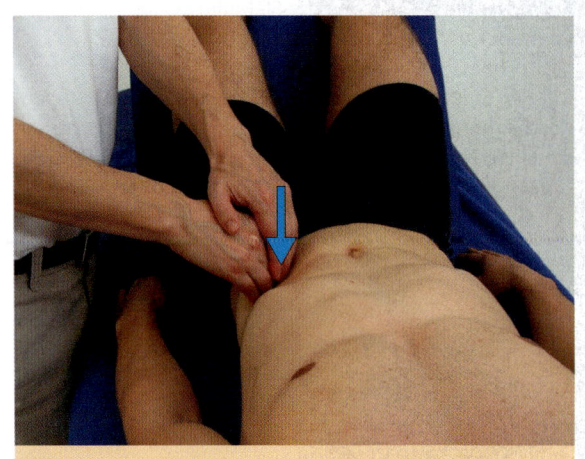

**Abb. 11.5** Manuelle Detonisierung des M. iliacus.

## 11.5 Oberes Sprunggelenk

Hierzu liegt der Patient in Rückenlage auf der Behandlungsbank. Seine Fersen hängen über das Fußende hinaus. Der Therapeut steht am Fußende mit Blick zum Patient. Mit seiner Leiste dorsalextendiert der Therapeut das obere Sprunggelenk des Patienten bis der erste leichte Widerstand spürbar wird. Eine Hand des Therapeuten umfasst und stabilisert die Malleolengabel des Patienten von dorsal, während die andere Hand den Talus gleichzeitig nach dorsal zwischen die Malleolen schiebt (▶ Abb. 11.6).

**Abb. 11.4** Manuelle Detonisierung des M. psoas.

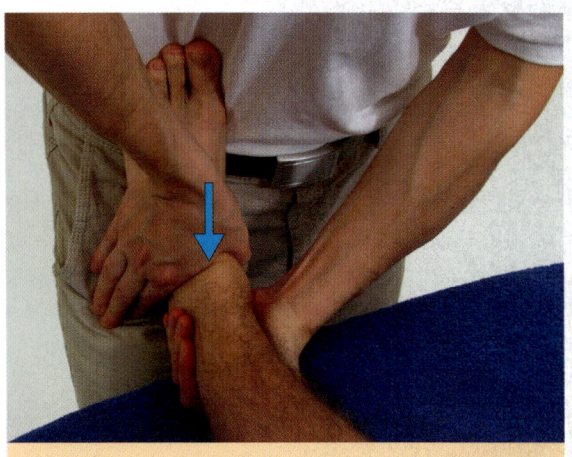

**Abb. 11.6** Manuelle Mobilisation des oberen Sprunggelenks.

**Navi**

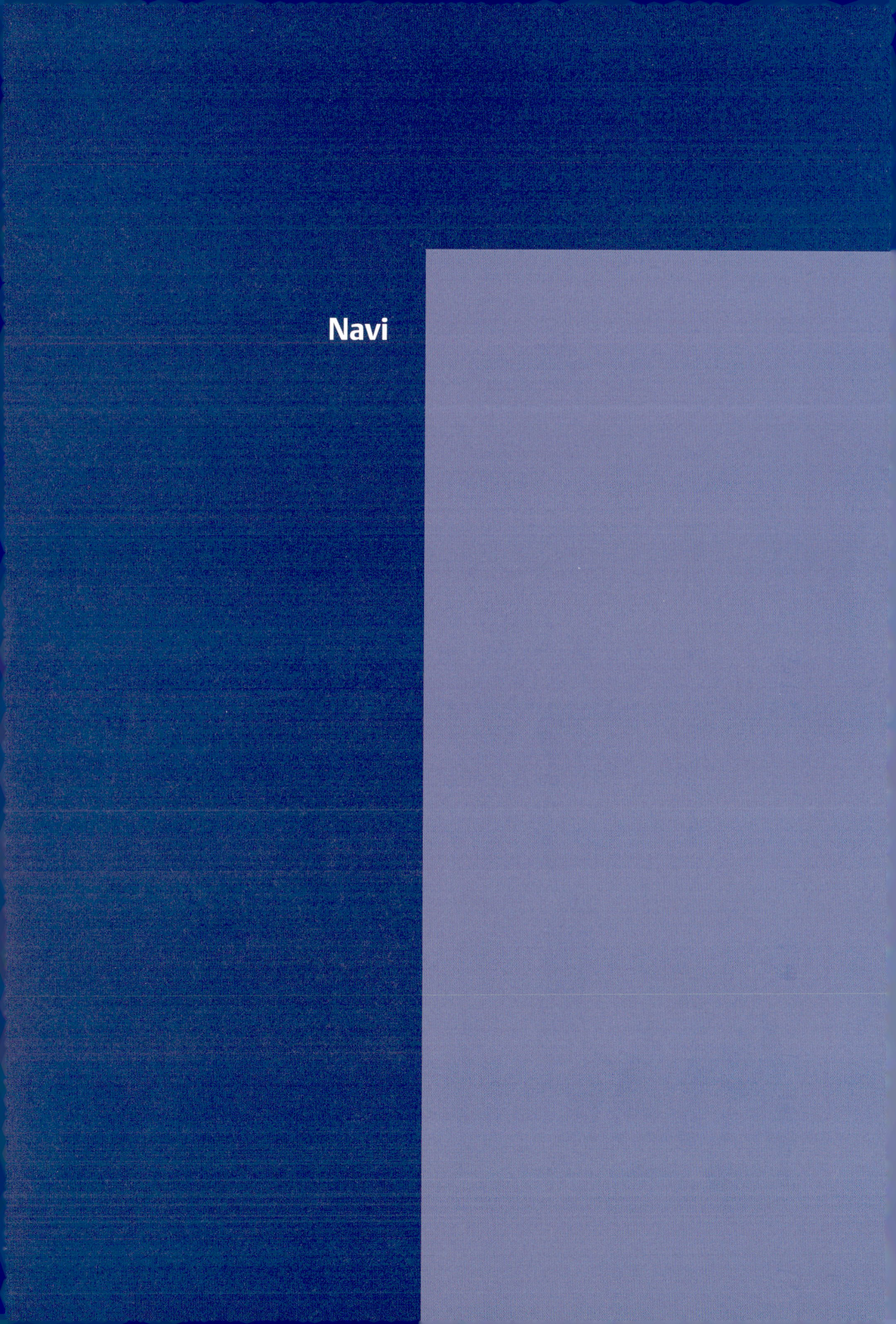

# 12 Der Navi

▶ **Körperschema** Wählen Sie im Körperschema (▶ Abb. 12.1) den Körperbereich aus, in dem die Beschwerden Ihres Patienten liegen. Dort finden Sie einen Seitenverweis. Auf der entsprechenden Seite finden Sie eine Liste von möglichen Ursachen der Beschwerden mit passenden Test- und Übungsvorschlägen. Die Liste ist nach Priorität sortiert und beginnt mit der wichtigsten Ursache nebst geeignetem Test und Übung an oberster Stelle.

▶ **Hintergrundfarbe** Neben der Reihenfolge besagt auch die Hintergrundfarbe wie wichtig die aufgelisteten Tests und Übungen sind. Die Tests und Übungen, die im ent-

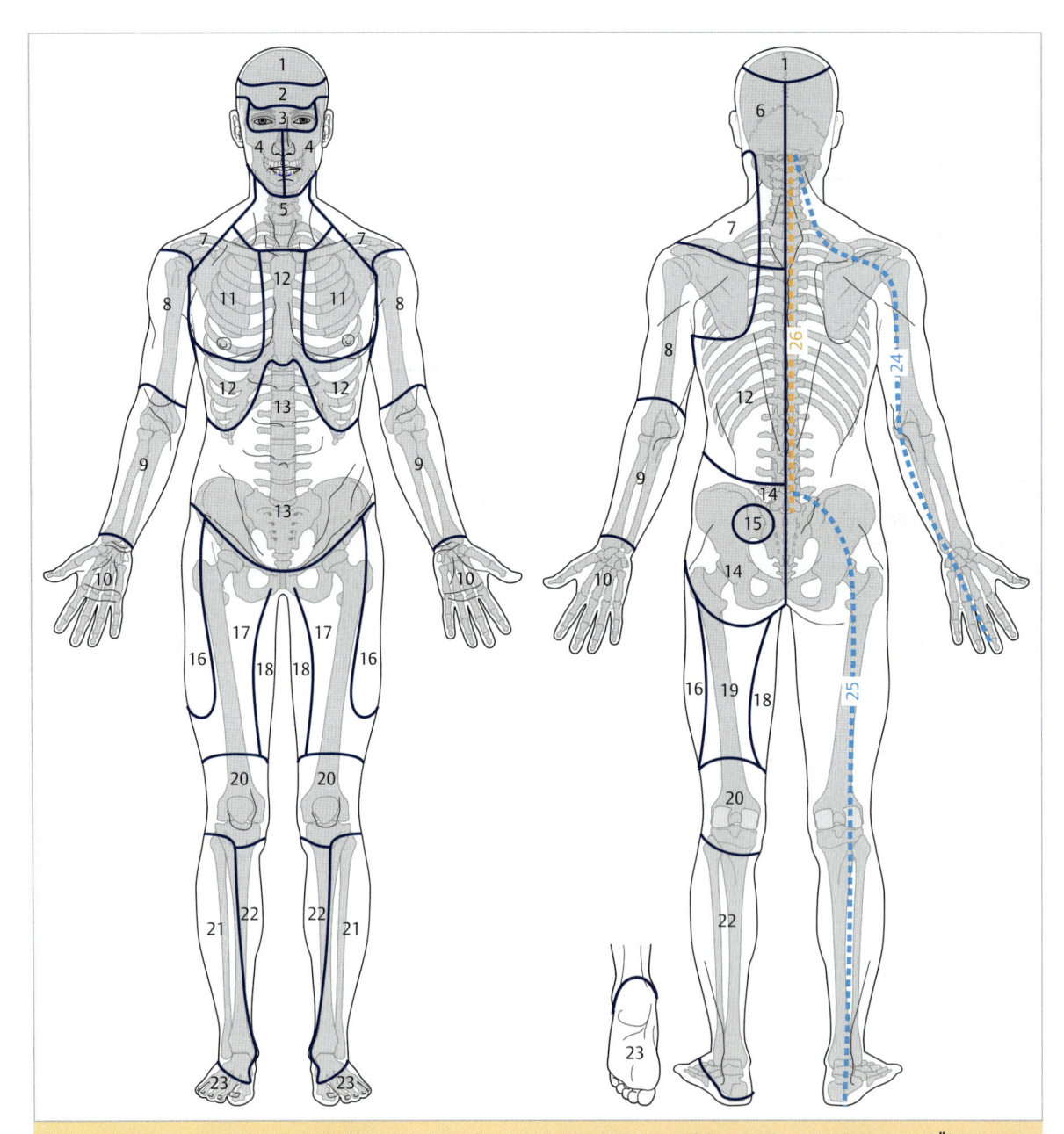

**Abb. 12.1** Körperschema des Navis. Die Nummern bezeichnen die Seiten des Navis, auf denen sich passende Tests und Übungen für mögliche Beschwerden in diesem Bereich finden.

sprechenden Körperbereich besonders häufig zu einer Lösung der Beschwerden führen, haben einen dunkelorangen Hintergrund. Solche, die weniger häufig zur Lösung führen, sind hellorange hinterlegt.

▶ **Vorgehen** Führt gleich die erste Übung zum erwünschten Erfolg, sind keine weiteren Schritte nötig: Bleiben Sie dann einfach bei der entsprechenden Übung, solange sie effektiv ist. Führt die erste Übung zu keiner – oder keiner weiteren – Besserung, machen Sie mit der zweiten weiter. Ist diese ebenfalls nicht effektiv versuchen Sie es solange mit der nächsten Übung, bis ein Effekt feststellbar ist.

Anstatt die Tests der Reihe nach von oben nach unten abzuarbeiten, können Sie auch mit einem weiter unten stehenden Test beginnen, wenn Ihnen die zugehörige Ursache aufgrund anderer Zeichen, Erfahrungen oder Informationen die primäre Ursache zu sein scheint.

▶ **Beispiel** (▶ Tab. 12.1) Ihr Patient hat Beschwerden im Bereich des Schädeldaches. Im Körperdiagramm steht an dieser Stelle „01". Also schauen Sie auf Seite 158 nach und finden folgende Liste.

Aus der Liste können sie ersehen, dass eine eingeschränkte Neurodynamik der Dura an oberster Stelle steht und somit als häufigste Ursache für Beschwerden im Bereich des Schädeldaches eingestuft ist. Ob dies auch auf Ihren Patient zutrifft, überprüfen Sie mit dem Test der Bein-, Rücken- und Kopfnerven-Beweglichkeit. Fällt der Test positiv aus, lassen Sie den Patienten die Bein-, Rücken- und Kopfnerven-Beweglichkeit trainieren. Bessern sich damit die Beschwerden, haben Sie die Lösung gefunden. Falls nicht, überprüfen Sie als nächstes, ob Ihr Patienten zusammengesunken sitzt. Wenn Sie feststellen, dass Ihr Patient zwar nicht zusammengesunken sitzt, aber auffallend stark kostosternal atmet, können Sie auch alle Übungen von „Neutrale Wirbelsäule" bis „Entspannte Unterlippe" überspringen und gleich mit der Bauchatmung beginnen.

**Tab. 12.1** Beispiel-Navi

### Navi 01 – Schädeldach

| Mögliche funktionelle Beschwerde-Ursachen | Tests und Übungen |
|---|---|
| Eingeschränkte Neurodynamik der Dura | Bein-, Rücken- und Kopfnerven-Beweglichkeit (S. 110) |
| Zusammengesunkenes Sitzen | Neutrale Wirbelsäulenschwingung (S. 26) |
| Hypertone Kiefermuskulatur | Entspannter Unterkiefer (S. 55) |
| Die Zunge wird habituell so weit nach vorne oder zur Seite geschoben, dass sie die Zähne berührt | Entspannte Zunge (S. 53) |
| Nach oben geschobenen Unterlippe | Entspannte Unterlippe (S. 57) |
| Costosternale Atmung | Bauchatmung (S. 61) |
| Schultern werden in Elevation oder Protraktion gehalten | Entspannte Schultern (S. 59) |
| Übermäßige und hypomobile BWS-Kyphose | Brustwirbelsäulen-Aufrichtung (S. 85) |

**Navi 01 – Schädeldach**

| Mögliche funktionelle Beschwerde-Ursachen | Tests und Übungen |
|---|---|
| Eingeschränkte Neurodynamik der Dura | Bein-, Rücken- und Kopfnerven-Beweglichkeit (S. 110) |
| Zusammengesunkenes Sitzen | Neutrale Wirbelsäulenschwingung (S. 26) |
| Hypertone Kiefermuskulatur | Entspannter Unterkiefer (S. 55) |
| Die Zunge wird habituell so weit nach vorne oder zur Seite geschoben, dass sie die Zähne berührt | Entspannte Zunge (S. 53) |
| Nach oben geschobene Unterlippe | Entspannte Unterlippe (S. 57) |
| Kostosternale Atmung | Bauchatmung (S. 61) |
| Schultern werden in Elevation oder Protraktion gehalten | Entspannte Schultern (S. 59) |
| Übermäßige und hypomobile BWS-Kyphose | Brustwirbelsäulen-Aufrichtung (S. 85) |

**Navi 02 – Stirn**

| Mögliche funktionelle Beschwerde-Ursachen | Tests und Übungen |
|---|---|
| Dysfunktion der oberen Kopfgelenke, der Kiefermuskeln oder des M. occipitofrontalis aufgrund einer HWS-Hyperextension zur Kompensation eines BWS-Extensionsdefizites | Brustwirbelsäulen-Aufrichtung (S. 85) |
| Dysfunktion der HWS, des M. occipitofrontalis, der Augen und des Kiefers durch verkürzte Nackenextensoren | Halswirbelsäulen-Aufrichtung (S. 82) |
| Kranielle Spannung und reflektorische Muskelverspannungen durch eine eingeschränkte Neurodynamik der Dura mater | Bein-, Rücken- und Kopfnerven-Beweglichkeit (S. 110) |
| Dysfunktion der HWS, des M. occipitofrontalis, der Augen und des Kiefers durch eine habituelle anteriore Kopfhaltung | Neutrale Wirbelsäulenschwingung (S. 26) |
| Verspannung der Mm. masseter, temporalis, pterygoideus medialis oder ptyregoideus lateralis bei zu engem Zahnabstand | Entspannter Unterkiefer (S. 55) |
| Weiterlaufende Verspannung der Mm. masseter, temporalis und pterygoideus medialis bei kostosternaler Inspiration | Bauchatmung (S. 61) |
| Widerlagernde Verspannungen des M. ptyregoideus lateralis, der anterioren Temporalisanteile oder des Masseters bei einem anterioren Druck der Zunge gegen die Schneidezähne | Entspannte Zunge (S. 53) |
| Weiterlaufende Verspannungen des M. ptyregoideus lateralis, der anterioren Temporalisanteile oder des Masseters bei hochgeschobener Unterlippe | Entspannte Unterlippe (S. 57) |
| Weiterlaufende Verspannung der Mm. masseter, temporalis und pterygoideus medialis bei einer Haltespannung der oberen Trapezii | Entspannte Schultern (S. 59) |
| Frontale Kopfschmerzen durch eine Verspannung der Augenmuskeln | Augenmuskel-Koordination (S. 79) |

**Navi 03 – Augenbereich**

| Mögliche funktionelle Beschwerde-Ursachen | Tests und Übungen |
|---|---|
| Dysfunktion der oberen Kopfgelenke durch Sitzen mit nach anterior verschobener Kopfhaltung | Neutrale Wirbelsäulenschwingung (S. 26) |
| Hyperextensionsbedingte Dysfunktion der oberen Kopfgelenke aufgrund eines BWS-Extensionsdefizites | Brustwirbelsäulen-Aufrichtung (S. 85) |
| Verspannung der Augenmuskeln | Augenmuskel-Koordination (S. 79) |
| Widerlagernde Verspannung des M. pterygoideus lateralis und somit auch seines Ursprungs – dem Os sphenoidale – bei einem anterioren Druck der Zunge gegen die Schneidezähne | Entspannte Zunge (S. 53) |
| Verspannung der Mm. masseter, temporalis, pterygoideus medialis oder ptyregoideus lateralis bei zu engem Zahnabstand | Entspannter Unterkiefer (S. 55) |
| Weiterlaufende Verspannungen des M. pterygoideus lateralis, der anterioren Temporalisanteile oder des Masseters bei hochgeschobener Unterlippe | Entspannte Unterlippe (S. 57) |
| Welterlaufende Verspannung der Mm. masseter, temporalis und pterygoideus medialis bei einer Haltespannung der oberen Trapezii | Entspannte Schultern (S. 59) |
| Weiterlaufende Verspannung der Mm. masseter, temporalis und pterygoideus medialis bei kostosternaler Inspiration | Bauchatmung (S. 61) |
| Dysfunktion von HWS, Augen und Kiefer durch eine habituelle anteriore Kopfhaltung | Halswirbelsäulen-Aufrichtung (S. 82) |

## Navi 04 – Kiefer und Schläfen

| Mögliche funktionelle Beschwerde-Ursachen | Tests und Übungen |
|---|---|
| Verspannung der Mm. masseter, temporalis, pterygoideus medialis oder ptyregoideus lateralis bei zu engem Zahnabstand oder einer Protrusionsspannung der Muskeln | Entspannter Unterkiefer (S. 55) |
| Widerlagernde Verspannungen des M. ptyregoideus lateralis, der anterioren Temporalisanteile oder des Masseters bei einem anterioren Druck der Zunge gegen die Schneidezähne | Entspannte Zunge (S. 53) |
| Weiterlaufende Verspannungen des M. ptyregoideus lateralis, der anterioren Temporalisanteile oder des Masseters bei hochgeschobener Unterlippe | Entspannte Unterlippe (S. 57) |
| Weiterlaufende Verspannung der Mm. masseter, temporalis und pterygoideus medialis bei einer Haltespannung der oberen Trapezii. | Entspannte Schultern (S. 59) |
| Weiterlaufende Verspannung der Mm. masseter, temporalis und pterygoideus medialis bei kostosternaler Inspiration | Bauchatmung (S. 61) |
| Temporale Kopfschmerzen durch eine Verspannung des ipsilateralen M. rectus lateralis | Augenmuskel-Koordination (S. 79) |
| Sitzen mit nach anteriorer verschobener Kopfhaltung | Neutrale Wirbelsäulenschwingung (S. 26) |
| Weiterlaufende Verspannung der Kiefermuskeln bei Anspannung der anterioren Rumpfmuskeln um einen zu weit nach hinten gelehnten Oberkörper zu stabilisieren | Senkrechter Oberkörper im Sitzen (S. 39) |
| HWS-Hyperextension aufgrund eines BWS-Extensionsdefizites | Brustwirbelsäulen-Aufrichtung (S. 85) |
| Hypertonus der HWS- und Kiefermuskeln aufgrund eines hypomobilen Plexus brachialis | Armnerven-Beweglichkeit (S. 95) |
| Hypertonus der Nackenextensions-, Kiefer- und Augenmuskeln durch eine eingeschränkte Neurodynamik der Dura mater | Bein-, Rücken- und Kopfnerven-Beweglichkeit (S. 110) |
| Verspannung der HWS-, Augen- und Kiefermuskeln durch statische Haltungsangewohnheiten | Dynamisches Sitzen und Stehen (S. 67) |
| HWS-, Augen- und Kieferdysfunktion durch eine habituelle anteriore Kopfhaltung | Halswirbelsäulen-Aufrichtung (S. 82) |
| Weiterlaufende Kieferfehlhaltung und -spannung durch eine Haltung mit nach vorne verschobenem Becken | Stehhaltung mit senkrechtem Oberkörper (S. 50) |

## Navi 05 – Hals ventral

| Mögliche funktionelle Beschwerde-Ursachen | Tests und Übungen |
|---|---|
| Überdehnung der ventralen Halsmuskeln und Faszien durch eine nach vorne verschobener Kopfhaltung | Neutrale Wirbelsäulenschwingung (S. 26) |
| Weiterlaufende Verspannung der supra- und infrahyoidalen Muskeln und Faszien bei kostosternaler Inspiration | Bauchatmung (S. 61) |
| Verspannung der ventralen Halsmuskeln um den Kopf bei nach hinten gelehntem Oberkörper zu stabilisieren | Senkrechter Oberkörper im Sitzen (S. 39) |
| Überdehnung der supra- und infrahyoidalen Muskeln und Faszien durch eine nach vorne verschobene Kopfhaltung | Halswirbelsäulen-Aufrichtung (S. 82) |
| Überdehnung der supra- und infrahyoidalen Muskeln und Faszien durch eine nach vorne verschobene Kopfhaltung | Brustwirbelsäulen-Aufrichtung (S. 85) |
| Widerlagernde Verspannungen der suprahyoidalen Muskulatur bei einem anterioren Druck der Zunge gegen die Schneidezähne | Entspannte Zunge (S. 53) |
| Verspannung der suprahyoidalen Muskulatur und Kehlkopfmuskulatur bei protrahiertem Unterkiefer | Entspannter Unterkiefer (S. 55) |
| Weiterlaufende Verspannung der supra- und infrahyoidalen Muskeln und Faszien bei einer Haltespannung der oberen Trapezii | Entspannte Schultern (S. 59) |
| Weiterlaufende Verspannungen der anterioren Halsfaszie bei hochgeschobener Unterlippe | Entspannte Unterlippe (S. 57) |
| Verspannung der anterioren Halsmuskeln um den Kopf bei nach hinten gelehntem Oberkörper zu stabilisieren | Stehhaltung mit senkrechtem Oberkörper (S. 50) |
| Schwäche der anterioren Halsmuskeln | Bauch- und vordere Halsmuskel-Kraft (S. 129) |

## Navi 06 – Hinterkopf und Halswirbelsäule dorsal

| Mögliche funktionelle Beschwerde-Ursachen | Tests und Übungen |
|---|---|
| Sitzen mit anteriorer Kopfhaltung | Neutrale Wirbelsäulenschwingung (S. 26) |
| HWS-Hyperextension aufgrund eines BWS-Extensionsdefizites | Brustwirbelsäulen-Aufrichtung (S. 85) |
| Umwelteinflüsse, die eine neutrale dynamische Haltung mit Wechseln zwischen Be- und Entlastung erschweren | Haltungsgerechte Umwelt (S. 41) |
| Hypertone Schulterelevatoren | Entspannte Schultern (S. 59) |
| Kompensation einer Hüftflexionshypomobilität durch eine anteriore Translation des Kopfes | Stabilisierte neutrale Wirbelsäulenschwingung (S. 37) |
| Asymmetrische Wirbelsäulenbelastung durch eine Haltung mit verdrehter Wirbelsäule | Unverdrehte Wirbelsäule (S. 35) |
| Hypertone Schulter- und Nackenmuskulatur durch kostosternale Atmung | Bauchatmung (S. 61) |
| Eine eingeschränkte Augenbeweglichkeit, die durch eine Verspannung der Nackenmuskeln kompensiert wird | Augenmuskel-Koordination (S. 79) |
| Verspannung der Nackenmuskeln aufgrund einer Verspannung der Kiefermuskulatur | Entspannter Unterkiefer (S. 55) |
| Weiterlaufende Verspannung der Nackenmuskeln, wenn die Zunge so weit nach vorne oder zur Seite geschoben wird, dass sie die Zähne berührt | Entspannte Zunge (S. 53) |
| Weiterlaufende Verspannung der Nackenmuskeln aufgrund einer hochgeschobenen Unterlippe | Entspannte Unterlippe (S. 57) |
| Eingeschränkte HWS-Retraktionsbeweglichkeit | Halswirbelsäulen-Aufrichtung (S. 82) |
| Hypertone Nackenextensoren und HWS-Hypomobilität durch eine eingeschränkte Neurodynamik der Dura mater | Bein-, Rücken- und Kopfnerven-Beweglichkeit (S. 110) |
| Statische Wirbelsäulenbelastung | Dynamisches Sitzen und Stehen (S. 67) |
| Fehlende Rotation der Wirbelsäule beim Gehen | Armschwung (S. 76) |
| Habituelle Schulterprotrusion aufgrund eines glenohumeralen Innenrotations-Defizits | Schulter-Beweglichkeit (S. 90) |
| HWS-Belastung durch eine Einschränkung der BWS-Extension, BWS-Rotation, Schulterbeweglichkeit oder Neurodynamik des Plexus brachialis | Dreh-Beweglichkeit (S. 102) |
| Hypertonus der Schulterelevatoren und -protraktoren aufgrund eines hypomobilen und reizbaren Plexus brachialis | Armnerven-Beweglichkeit (S. 95) |
| Fehlendes Gleichgewicht und unnötig starke Spannung der HWS-Muskulatur durch einen zu weit nach hinten oder vorne geneigten Oberkörper | Senkrechter Oberkörper im Sitzen (S. 39) |
| HWS-Instabilität und Hyperextension durch eine schwache und überdehnte vordere Halsmukulatur | Bauch- und vordere Halsmuskel-Kraft (S. 129) |
| Verdrehte Wirbel und ein BWS-Extensions-Defizit durch eine mangelnde oder aysmmetrische Kraft der Rückenstrecker | Rückenmuskel-Kraft (S. 130) |
| Habituelle Schulterprotrusion und anteriore Kopfhaltung aufgrund zu schwacher Scapula-Retraktoren | Schulterblatt- und Oberarmmuskel-Kraft (S. 132) |
| Verspannungsmuster, die sich durch wiederholte zyklische, alternierende und symmetrische Bewegungen lösen lassen | Ausdauer (S. 135) |
| Muskelungleichgewicht und nicht neutrale Haltung der HWS durch eine Haltung mit nach vorne verschobenem Becken | Stehhaltung mit senkrechtem Oberkörper (S. 50) |
| Asymmetrische HWS-Belastung durch eine asymmetrische Gewichtsverteilung im Sitzen | Symmetrische Gewichtsverteilung im Sitzen (S. 44) |

**Navi 07 – Nacken lateral**

| Mögliche funktionelle Beschwerde-Ursachen | Tests und Übungen |
|---|---|
| Hypertone Schulterelevatoren | Entspannte Schultern (S. 59) |
| Hypertone Schulter- und Nackenmuskulatur durch eine kostosternale Einatmung | Bauchatmung (S. 61) |
| Sitzen mit anteriorer Kopfhaltung | Neutrale Wirbelsäulenschwingung (S. 26) |
| Hypertonus der Schulterelevatoren und -protraktoren aufgrund eines hypomobilen und reizbaren Plexus brachialis | Armnerven-Beweglichkeit (S. 95) |
| Umwelteinflüsse, die eine neutrale dynamische Haltung von Wirbelsäule und Schulter erschweren | Haltungsgerechte Umwelt (S. 41) |
| Habituelle Schulterprotrusion aufgrund eines glenohumeralen Innenrotationsdefizits | Schulter-Beweglichkeit (S. 90) |
| HWS-Hyperextension aufgrund eines BWS-Extensionsdefizites | Brustwirbelsäulen-Aufrichtung (S. 85) |
| Asymmetrische Wirbelsäulen- und Schulterbelastung durch eine Haltung mit verdrehter Wirbelsäule | Unverdrehte Wirbelsäule (S. 35) |
| Hypertone Nackenextensoren und Schulterelevatoren durch eine eingeschränkte Neurodynamik der Dura mater | Bein-, Rücken- und Kopfnerven-Beweglichkeit (S. 110) |
| Eine eingeschränkte Augenbeweglichkeit, die durch eine vermehrte Bewegung des Kopfes kompensiert wird | Augenmuskel-Koordination (S. 79) |
| Statisches Verspannungsmuster der Schultergürtel- und HWS-Muskulatur | Armschwung (S. 76) |
| Kompensation einer Hüftflexionshypomobilität durch eine anteriore Translation des Kopfes | Stabilisierte neutrale Wirbelsäulenschwingung (S. 37) |
| Eingeschränkte HWS-Retraktionsbeweglichkeit | Halswirbelsäulen-Aufrichtung (S. 82) |
| Verspannung der Nackenmuskeln aufgrund einer Verspannung der Kiefermuskulatur | Entspannter Unterkiefer (S. 55) |
| Weiterlaufende Verspannung der Nackenmuskeln, wenn die Zunge so weit nach vorne oder zur Seite geschoben wird, dass sie die Zähne berührt | Entspannte Zunge (S. 53) |
| Weiterlaufende Verspannung der Nackenmuskeln aufgrund einer hochgeschobenen Unterlippe | Entspannte Unterlippe (S. 57) |
| Statische Wirbelsäulenbelastung | Dynamisches Sitzen und Stehen (S. 67) |
| Nackenverspannung als Kompensation von Einschränkungen der Pektoralisdehnbarkeit, Neurodynamik des Plexus brachialis, BWS-Extension oder BWS-Rotation | Dreh-Beweglichkeit (S. 102) |
| Habituelle Schulterprotrusion und anteriore Kopfhaltung aufgrund zu schwacher Skapula-Retraktoren | Schulterblatt- und Oberarmmuskel-Kraft (S. 132) |
| Fehlendes Gleichgewicht und unnötig starke Spannung der wirbelsäulenstabilisierenden Muskulatur durch einen nach vorne oder nach hinten geneigten Oberkörper | Senkrechter Oberkörper im Sitzen (S. 39) |
| Asymmetrische Wirbelsäulenbelastung durch eine asymmetrische Gewichtsverteilung im Sitzen | Symmetrische Gewichtsverteilung im Sitzen (S. 44) |
| Protrahierter Kopf und protrahierte Schultern durch eine Haltung mit nach vorne verschobenem Becken | Stehhaltung mit senkrechtem Oberkörper (S. 50) |

## Navi 08 – Schulter und Oberarm

| Mögliche funktionelle Beschwerde-Ursachen | Tests und Übungen |
|---|---|
| Habituelle Schulterprotrusion aufgrund eines glenohumeralen Innenrotations-Defizits | Schulter-Beweglichkeit (S. 90) |
| Hypomobilität des Plexus Brachialis, mangelnde Dehnbarkeit der Brustmuskeln und Ellbogenflexoren oder ein BWS-Extensionsdefizit | Dreh-Beweglichkeit (S. 102) |
| Hypertonus der Schulterelevatoren, Schulterprotraktoren oder Ellbogenflexoren in Folge einer Hypomobilität des Plexus brachialis | Armnerven-Beweglichkeit (S. 95) |
| Protrahierte Schulterhaltung durch einen mangelnden Tonus der Funktionseinheit: Wirbelsäulenextensoren – Scapularetraktoren | Neutrale Wirbelsäulenschwingung (S. 26) |
| Blockade der Bewegungskette: Schulterflexion -BWS-Extension | Brustwirbelsäulen-Aufrichtung (S. 85) |
| Muskelungleichgewicht zwischen A) hypertonen Schulterprotraktoren & Ellbogenbeugern und B) schwachen Schulterretraktoren & Ellbogenstreckern | Schulterblatt- und Oberarmmuskel-Kraft (S. 132) |
| Hypertone Brustmuskulatur mit weiterlaufender BWS-Flexion | Rückenmuskel-Kraft (S. 130) |
| Hypertone Schulterelevatoren durch kostosternale Atmung | Bauchatmung (S. 61) |
| BWS-Hyperkyphosierung und Nevenwurzelirritation im kraniothorakalen Übergang durch eine anteriore Kopfhaltung | Halswirbelsäulen-Aufrichtung (S. 82) |
| Umwelteinflüsse, die eine neutrale dynamische Haltung von Arm, Schulter und Wirbelsäule erschweren | Haltungsgerechte Umwelt (S. 41) |
| Hypertone Muskelkette Handflexoren – Ellbogenflexoren – Schulterprotraktoren | Fingerbeuger-Dehnbarkeit (S. 93) |
| Dysfunktion von Plexus brachialis, Schulter und Arm durch hypertone Schulterelevatoren | Entspannte Schultern (S. 59) |
| Verspannung von Schulter- und Armmuskeln aufgrund einer Verspannung der Kiefermuskulatur | Entspannter Unterkiefer (S. 55) |
| Weiterlaufende Verspannung von Schulter- und Armmuskeln, wenn die Zunge so weit nach vorne oder zur Seite geschoben wird, dass sie die Zähne berührt | Entspannte Zunge (S. 53) |
| Weiterlaufende Verspannung von Schulter- und Armmuskeln aufgrund einer hochgeschobenen Unterlippe | Entspannte Unterlippe (S. 57) |
| Kompensatorische Schulterasymmetrie durch eine Haltung mit verdrehter Wirbelsäule | Unverdrehte Wirbelsäule (S. 35) |
| Statisches Verspannungsmuster der Schulter- und Armmuskulatur | Armschwung (S. 76) |
| Eine eingeschränkte Augenbeweglichkeit die durch eine Verdrehung von Kopf und Schulter kompensiert wird | Augenmuskel-Koordination (S. 79) |
| Schulter- und Armverspannungen, die sich durch zyklische, alternierende und symmetrische Bewegungen lösen lassen | Ausdauer (S. 135) |
| Kompensation einer Hüftflexionshypomobilität durch anteriore HWS-Translation und weiterlaufende BWS-Kyphosierung | Stabilisierte neutrale Wirbelsäulenschwingung (S. 37) |
| Blockade der weiterlaufenden Schulterbewegung in der BWS aufgrund einer Haltung mit nach vorne oder nach hinten geneigtem Oberkörper | Senkrechter Oberkörper im Sitzen (S. 39) |
| Blockade der weiterlaufenden Schulterbewegung in der BWS aufgrund einer Haltung mit nach vorne oder nach hinten geneigtem Oberkörper | Stehhaltung mit senkrechtem Oberkörper (S. 50) |
| Statische Haltungsgewohnheiten | Dynamisches Sitzen und Stehen (S. 67) |

**Navi 09 – Unterarm**

| Mögliche funktionelle Beschwerde-Ursachen | Tests und Übungen |
|---|---|
| Mangelnde Dehnbarkeit der Fingerbeuger | Fingerbeuger-Dehnbarkeit (S. 93) |
| Erhöhter Tonus der Unterarmmuskeln aufgrund einer Hypomobilität des Plexus brachialis | Armnerven-Beweglichkeit (S. 95) |
| Hypomobilität des Plexus brachialis aufgrund einer koststernalen Atmung | Bauchatmung (S. 61) |
| Hypomobilität des Plexus brachialis aufgrund hypertoner Schulterelevatoren | Entspannte Schultern (S. 59) |
| Umwelteinflüsse, die eine neutrale dynamische Haltung oder ausreichende Pausen der oberen Extremität erschweren | Haltungsgerechte Umwelt (S. 41) |
| Nervenhypomobilität und Hypertonus der Muskelkette: Schulterprotraktoren, Ellbogenbeuger, Fingerbeuger | Dreh-Beweglichkeit (S. 102) |
| Verspannungen der oberen Extremität, die sich durch zyklische, alternierende und symmetrische Bewegungen lösen lassen | Ausdauer (S. 135) |
| Hypertonus der Muskelkette Schulterprotraktoren – Ellbogenbeuger – Fingerbeuger | Schulterblatt- und Oberarmmuskel-Kraft (S. 132) |
| Hypertonus der Muskelkette „Schulterprotraktoren – Ellbogenbeuger – Fingerbeuger | Rückenmuskel-Kraft (S. 130) |
| Hypertonus der Muskelkette „Schulterprotraktoren – Ellbogenbeuger – Fingerbeuger | Armschwung (S. 76) |
| Hypertonus der Muskelkette „Schulterprotraktoren – Ellbogenbeuger – Fingerbeuger | Brustwirbelsäulen-Aufrichtung (S. 85) |
| Habituelle Schulterprotrusion aufgrund eines glenohumeralen Innenrotations-Defizits | Schulter-Beweglichkeit (S. 90) |
| Asymmetrische Belastung von Schulter und Arm durch eine Haltung mit verdrehter Wirbelsäule | Unverdrehte Wirbelsäule (S. 35) |
| Hypertonus der Unterarmmuskeln durch eine haltungsbedingte Dysfunktion des Plexus brachialis | Neutrale Wirbelsäulenschwingung (S. 26) |
| Verspannung der Unterammuskeln aufgrund einer Verspannung der Kiefermuskulatur | Entspannter Unterkiefer (S. 55) |
| Weiterlaufende Verspannung der Unterammuskeln, wenn die Zunge so weit nach vorne oder zur Seite geschoben wird, dass sie die Zähne berührt | Entspannte Zunge (S. 53) |
| Weiterlaufende Verspannung der Unterammuskeln aufgrund einer hochgeschobenen Unterlippe | Entspannte Unterlippe (S. 57) |
| Statische Haltungsgewohnheiten | Dynamisches Sitzen und Stehen (S. 67) |
| Hypertonus der Unterarmmuskeln durch eine Dysfunktion des Plexus brachialis in Folge einer HWS-Hyperextension beim Nach-vorne-Lehnen | Stabilisierte neutrale Wirbelsäulenschwingung (S. 37) |
| Hypertone Unterarmmuskeln durch eine eingeschränkte Neurodynamik der Dura mater | Bein-, Rücken- und Kopfnerven-Beweglichkeit (S. 110) |
| Asymmetrische Wirbelsäulenbelastung durch eine asymmetrische Gewichtsverteilung im Sitzen | Symmetrische Gewichtsverteilung im Sitzen (S. 44) |

## Navi 10 – Hand

| Mögliche funktionelle Beschwerde-Ursachen | Tests und Übungen |
|---|---|
| Mangelnde Dehnbarkeit der Fingerbeuger | Fingerbeuger-Dehnbarkeit (S. 93) |
| Irritation der Spinalnerven C6-TH1 durch eine kostosternale Atmung | Bauchatmung (S. 61) |
| Irritation der Handnerven oder -muskeln aufgrund eines hypomobilen Plexus brachialis | Armnerven-Beweglichkeit (S. 95) |
| Repetitive einseitige Handaktivitäten in nicht neutraler Stellung der Hand- und Fingergelenke<br>Längere Druckbelastung des Sulcus ulnaris der Guyon-Loge oder des Karpaltunnels | Haltungsgerechte Umwelt (S. 41) |
| Foraminale Nervenwurzel-Reizung im Bereich von C6-TH1 durch eine nicht neutrale HWS-Haltung | Neutrale Wirbelsäulenschwingung (S. 26) |
| Zu hoher Tonus der Fingerflexoren | Schulterblatt- und Oberarmmuskel-Kraft (S. 132) |
| Zu hoher Tonus der Fingerflexoren | Dreh-Beweglichkeit (S. 102) |
| Zu hoher Tonus der Fingerflexoren | Rückenmuskel-Kraft (S. 130) |
| Foraminale Nervenwurzel-Reizung im Bereich von C6-TH1 durch eine nicht neutrale HWS-Haltung | Halswirbelsäulen-Aufrichtung (S. 82) |
| Foraminale Nervenwurzel-Reizung im Bereich von C6-TH1 durch eine nicht neutrale HWS-Haltung | Brustwirbelsäulen-Aufrichtung (S. 85) |
| C6-TH1-Nervenreizung im Bereich der Foramina oder des Thoracic outlets durch hypertone Schulterelevatoren | Entspannte Schultern (S. 59) |
| C6-TH1-Nervenreizung durch Schulterprotrusion als Kompensation eines glenohumeralen Innenrotations-Defizits | Schulter-Beweglichkeit (S. 90) |
| C6-TH1-Nervenreizung im Bereich der Foramina oder des Thoracic Outlets durch eine asymmetrische Wirbelsäulenhaltung | Unverdrehte Wirbelsäule (S. 35) |
| Fehlender Armschwung durch verspannte Arm- und Handmuskeln | Armschwung (S. 76) |
| Verspannungen von Schulter, Arm und Hand, die sich durch zyklische, alternierende und symmetrische Bewegungen lösen lassen | Ausdauer (S. 135) |
| Statische Haltungsgewohnheiten | Dynamisches Sitzen und Stehen (S. 67) |
| C6-TH1-Nervenreizung durch eine Verspannung der Nackenmuskeln als Folge verspannter Kiefermuskeln | Entspannter Unterkiefer (S. 55) |
| C6-TH1-Nervenreizung durch eine weiterlaufende Verspannung der Nackenmuskeln in Folge eines anterioren oder lateralen Zungendrucks gegen die Zähne | Entspannte Zunge (S. 53) |
| C6-TH1-Nervenreizung durch eine Verspannung der Nackenmuskeln zur Kompensation einer eingeschränkten Augenbeweglichkeit | Augenmuskel-Koordination (S. 79) |
| C6-TH1-Nervenreizung durch eine Verspannung der Nackenmuskeln aufgrund einer hochgeschobenen Unterlippe | Entspannte Unterlippe (S. 57) |

### Navi 11 – Brustmuskel

| Mögliche funktionelle Beschwerde-Ursachen | Tests und Übungen |
|---|---|
| Schulterprotraktion, Nervenhypomobilität und BWS-Extensionsdefizit durch eine mangelnde Dehnbarkeit der Mm. pectorales major und minor | Dreh-Beweglichkeit (S. 102) |
| Nervenirritation sowie Hypertonus der Schulterelevatoren und -protraktoren aufgrund eines hypomobilen Plexus brachialis | Armnerven-Beweglichkeit (S. 95) |
| Habituelle sternosymphysale Belastung und Annäherung der Mm. pectoralis major et minor durch Sitzen mit flektierter BWS | Neutrale Wirbelsäulenschwingung (S. 26) |
| Sternosymphysale Belastung und Kontraktion der Mm. pectorales major et minor durch ein BWS-Extensionsdefizit | Brustwirbelsäulen-Aufrichtung (S. 85) |
| Habituelle Schulterprotrusion aufgrund hypotoner Schulterretraktoren | Schulterblatt- und Oberarmmuskel-Kraft (S. 132) |
| Habituelle Schulterprotrusion aufgrund eines glenohumeralen Innenrotations-Defizits | Schulter-Beweglichkeit (S. 90) |
| Hypertone Brustmuskulatur mit weiterlaufender BWS-Flexion | Rückenmuskel-Kraft (S. 130) |
| Hypertone Interkostalmuskulatur durch kostosternale Atmung | Bauchatmung (S. 61) |
| Hypertone Muskelkette Handflexoren – Ellbogenflexoren – Schulterprotraktoren | Fingerbeuger-Dehnbarkeit (S. 93) |
| Asymmetrische Schulter- und Wirbelsäulenbelastung durch eine Haltung mit verdrehter Wirbelsäule | Unverdrehte Wirbelsäule (S. 35) |
| Weiterlaufende BWS-Kyphosierung durch eine Haltung mit HWS-Protraktion | Halswirbelsäulen-Aufrichtung (S. 82) |
| Umwelteinflüsse, die eine neutrale dynamische Haltung von Schulter und Wirbelsäule erschweren | Haltungsgerechte Umwelt (S. 41) |
| Hypertone Schulterelevatoren und -protraktoren | Entspannte Schultern (S. 59) |
| Verspannung der Brustmuskeln aufgrund einer Verspannung der Kiefermuskulatur | Entspannter Unterkiefer (S. 55) |
| Weiterlaufende Verspannung der Brustmuskeln, wenn die Zunge so weit nach vorne oder zur Seite geschoben wird, dass sie die Zähne berührt | Entspannte Zunge (S. 53) |
| Weiterlaufende Verspannung der Brustmuskeln aufgrund einer hochgeschobenen Unterlippe | Entspannte Unterlippe (S. 57) |
| Statisches Verspannungsmuster der Schultermuskulatur | Armschwung (S. 76) |
| Eine eingeschränkte Augenbeweglichkeit die durch eine Verdrehung von Kopf und Schulter kompensiert wird | Augenmuskel-Koordination (S. 79) |
| Schulter-Verspannungsmuster, das sich durch zyklische, alternierende und symmetrische Bewegungen lösen lässt | Ausdauer (S. 135) |
| Kompensation einer eingeschränkten Hüftflexion durch eine anteriore HWS-Translation und weiterlaufende BWS-Kyphosierung | Stabilisierte neutrale Wirbelsäulenschwingung (S. 37) |
| Blockade der weiterlaufenden Schulterbewegung in der BWS aufgrund einer Haltung mit nach vorne oder nach hinten geneigtem Oberkörper | Senkrechter Oberkörper im Sitzen (S. 39) |
| Blockade der weiterlaufenden Schulterbewegung in der BWS aufgrund einer Haltung mit nach vorne oder nach hinten geneigtem Oberkörper | Stehhaltung mit senkrechtem Oberkörper (S. 50) |
| Statische Haltungsgewohnheiten | Dynamisches Sitzen und Stehen (S. 67) |

## Navi 12 – Sternum und Thorax außer Brustmuskel

| Mögliche funktionelle Beschwerde-Ursachen | Tests und Übungen |
|---|---|
| Überlastung der BWS und der Rippen-Sternum-Verbindung durch eine Sitzhaltung mit flektierter BWS | Neutrale Wirbelsäulenschwingung (S. 26) |
| BWS-Extensionsdefizit | Brustwirbelsäulen-Aufrichtung (S. 85) |
| Hypomobilität der BWS, Rippen und Interkostalmuskulatur | Dreh-Beweglichkeit (S. 102) |
| Thorax-Hypomobilität durch eine fehlende oder paradoxe Zwerchfellaktivität | Bauchatmung (S. 61) |
| Asymmetrische Wirbelsäulenbelastung durch eine Haltung mit verdrehter Wirbelsäule | Unverdrehte Wirbelsäule (S. 35) |
| Überlastung der BWS und der Rippen-Sternum-Verbindung durch eine flektierte BWS aufgrund schwacher Scapula-Retraktoren | Schulterblatt- und Oberarmmuskel-Kraft (S. 132) |
| Umwelteinflüsse, die eine neutrale dynamische Haltung mit Wechseln zwischen Be- und Entlastung erschweren | Haltungsgerechte Umwelt (S. 41) |
| Habituelle Schulterprotrusion mit weiterlaufender BWS-Flexion aufgrund eines glenohumeralen Innenrotationsdefizits | Schulter-Beweglichkeit (S. 90) |
| Thorax-Verspannung in inspiratorischer Stellung | Entspannte Schultern (S. 59) |
| BWS-Beschwerden durch eine Verspannung des Zwerchfells | Ausdauer (S. 135) |
| Mangelnde Wirbelstabilisation oder verdrehte Wirbel durch eine mangelnde oder aysmmetrische Rückenmuskel-Kraft | Rückenmuskel-Kraft (S. 130) |
| Kompensation einer Hüftflexionshypomobilität durch eine thorakolumbale Flexion und anteriore Translation des Kopfes | Stabilisierte neutrale Wirbelsäulenschwingung (S. 37) |
| Muskelungleichgewicht und nicht-neutrale Haltung der BWS durch eine Haltung mit nach vorne verschobenem Becken | Stehhaltung mit senkrechtem Oberkörper (S. 50) |
| Fehlende Rotation der Wirbelsäule beim Gehen | Armschwung (S. 76) |
| Fehlende Wechsel zwischen unterschiedlichen Sitzpositionen | Sitzwechsel (S. 64) |
| Fehlende Lagewechsel | Lagewechsel (S. 65) |
| Statische Haltungsgewohnheiten | Dynamisches Sitzen und Stehen (S. 67) |
| HWS-Protraktion mit weiterlaufender BWS-Flexion | Halswirbelsäulen-Aufrichtung (S. 82) |
| Fehlendes Muskelgleichgewicht mit einer unnötig starken Spannung der vorderen Muskelkette durch eine Sitzhaltung mit nach hinten gelehntem Oberkörper | Senkrechter Oberkörper im Sitzen (S. 39) |

### Navi 13 – Bauch

| Mögliche funktionelle Beschwerde-Ursachen | Tests und Übungen |
| --- | --- |
| Fehlende Durchbewegung der Bauchorgane durch eine eingeschränkte Zwerchfellaktivität | Bauchatmung (S. 61) |
| Kompression der Bauchorgane aufgrund einer zusammengesunkenen Haltung | Neutrale Wirbelsäulenschwingung (S. 26) |
| Kompression der Bauchorgane aufgrund eines BWS-Extensionsdefizites | Brustwirbelsäulen-Aufrichtung (S. 85) |
| Hypomobilität des Zwerchfells und der Bauchorgane | Dreh-Beweglichkeit (S. 102) |
| Flektierte LWS und BWS beim Sitzen durch einen zu engen Knie- und Fußabstand | Knie- und Fußabstand im Sitzen (S. 43) |
| Verspannung im Bauchraum, die sich mit Hilfe der Zungen-Entspannung lösen lässt | Entspannte Zunge (S. 53) |
| Verspannung im Bauchraum, die sich mit Hilfe der Unterkiefer-Entspannung lösen lässt | Entspannter Unterkiefer (S. 55) |
| Verspannung im Bauchraum, die sich mit Hilfe der Unterlippen-Entspannung lösen lässt | Entspannte Unterlippe (S. 57) |
| Verspannung im Bauchraum, die sich mit Hilfe der Schulter-Entspannung lösen lässt | Entspannte Schultern (S. 59) |
| Verspannung im Bauchraum durch eine muskuläre Blockierung der Bewegungskette beim Gehen | Hüftstreckung (S. 77) |
| Bauchbeschwerden durch eine Dysfunktion oder Reizung des Darms | Ausdauer (S. 135) |
| Erhöhter Tonus der Bauchmuskeln oder des M. iliopsoas | Rückenmuskel-Kraft (S. 130) |
| Verspannungen oder Ptose der Bauchorgane durch eine mangelnde oder aysmmetrische Bauchmuskel-Kraft | Bauch- und vordere Halsmuskel-Kraft (S. 129) |
| Kompression des Bauchinhaltes durch eine thorakolumbale Flexion beim Vorneigen mit zu wenig Hüftflexion. | Stabilisierte neutrale Wirbelsäulenschwingung (S. 37) |
| Dysbalance zwischen Bauch- und Rückenmuskeln | Senkrechter Oberkörper im Sitzen (S. 39) |
| Umwelteinflüsse, die eine neutrale dynamische Haltung mit Wechseln zwischen Be- und Entlastung erschweren | Haltungsgerechte Umwelt (S. 41) |
| Asymmetrische Rumpfmuskelspannung durch eine asymmetrische Gewichtsverteilung im Sitzen | Symmetrische Gewichtsverteilung im Sitzen (S. 44) |
| Erhöhter Druck im Bauchraum aufgrund einer flektierten BWS und einer Bauchmuskel- und Beckenbodenverspannung durch eine Haltung mit nach vorne verschobenem Becken | Stehhaltung mit senkrechtem Oberkörper (S. 50) |
| Statische Haltungsgewohnheiten | Dynamisches Sitzen und Stehen (S. 67) |
| Fehlende Lagewechsel | Lagewechsel (S. 65) |
| Fehlende Wechsel zwischen unterschiedlichen Sitzpositionen | Sitzwechsel (S. 64) |
| Asymmetrische Belastung der Bauchmuskeln und Viszera durch eine Haltung mit verdrehter Wirbelsäule | Unverdrehte Wirbelsäule (S. 35) |
| Fehlende Verschraubung des Bauchraumes durch eine fehlende Rotation der Wirbelsäule beim Gehen | Armschwung (S. 76) |
| Asymmetrische Spannung des Beckenbodens und des M. Iliopsoas durch eine asymmetrische Fußstellung | Symmetrische Fußstellung (S. 24) |

## Navi 14 – Lendenwirbelsäule (LWS) und Gesäß

| Mögliche funktionelle Beschwerde-Ursachen | Tests und Übungen |
|---|---|
| Sitzen mit flektierter LWS | Neutrale Wirbelsäulenschwingung (S. 26) |
| Ungleichgewicht aus mangelnder Hüftflexion und LWS-Stabilisation beim Nach-vorne-Lehnen | Stabilisierte neutrale Wirbelsäulenschwingung (S. 37) |
| Umwelteinflüsse, die eine neutrale dynamische Haltung mit Wechseln zwischen Be- und Entlastung erschweren | Haltungsgerechte Umwelt (S. 41) |
| Flektierte LWS beim Sitzen durch einen zu engen Knie- und Fußabstand | Knie- und Fußabstand im Sitzen (S. 43) |
| LWS-Hyperextension im Stehen aufgrund eines BWS-Extensionsdefizites<br>Hypertone Bauchmuskeln | Brustwirbelsäulen-Aufrichtung (S. 85) |
| Hyperextension, Kompression und anteriore Scherbelastung der LWS bei gestreckter Hüfte (Stehen, Gehen und RL/BL mit gestreckter Hüfte) durch ein Hüftextensionsdefizit | Hüftstreck-Beweglichkeit (S. 121) |
| Flektierte LWS beim Sitzen und Heben als Folge verkürzter Ischiokruralen<br>Verminderte Neurodynamik des Ischiasnervs | Oberschenkel-Rückseiten-Dehnbarkeit (S. 113) |
| Fehlende Lagewechsel | Lagewechsel (S. 65) |
| Fehlende Wechsel zwischen unterschiedlichen Sitzpositionen | Sitzwechsel (S. 64) |
| Statische Haltungsgewohnheiten | Dynamisches Sitzen und Stehen (S. 67) |
| Kontraktes und/oder hypertones Zwerchfell durch kostosternale Atmung | Bauchatmung (S. 61) |
| Impingement des N. ischiadicus durch einen kontrakten oder hypertonen M. piriformis.<br>Flektierte LWS beim Sitzen aufgrund verkürzter Hüftextensoren | Gesäßmuskel-Dehnbarkeit (S. 108) |
| Uni- oder bilaterales Hüftextensionsdefizit durch einen kontrakten oder hypertonen M. rectus femoris | Oberschenkel-Vorderseiten-Dehnbarkeit (S. 125) |
| Heben mit flektierter LWS | Hebetechnik (S. 105) |
| Mangelnde Wirbelstabilisation und LWS-Hyperextension durch eine mangelnde oder aysmmetrische Bauchmuskel-Kraft | Bauch- und vordere Halsmuskel-Kraft (S. 129) |
| Mangelnde Wirbelstabilisation oder verdrehte Wirbel durch eine mangelnde oder aysmmetrische Rückenmuskel-Kraft | Rückenmuskel-Kraft (S. 130) |
| Eingeschränkte Neurodynamik der Dura oder des Plexus lumbosacralis | Bein-, Rücken- und Kopfnerven-Beweglichkeit (S. 110) |
| Eingeschränkte Rotationsmobilität von Hüfte oder Wirbelsäule | Dreh-Beweglichkeit (S. 102) |
| Flektierte LWS beim Sitzen durch eine zu niedrige Sitzhöhe | Höhe der Sitzfläche (S. 42) |
| Asymmetrische Wirbelsäulenbelastung durch eine asymmetrische Gewichtsverteilung im Sitzen | Symmetrische Gewichtsverteilung im Sitzen (S. 44) |
| Fehlendes Gleichgewicht und unnötig starke Spannung der wirbelsäulenstabilisierenden Muskulatur durch eine Haltung mit nach vorne oder nach hinten gelehntem Oberkörper | Senkrechter Oberkörper im Sitzen (S. 39) oder Stehen (S. 50) |
| Asymmetrische Wirbelsäulenbelastung durch eine Haltung mit verdrehter Wirbelsäule | Unverdrehte Wirbelsäule (S. 35) |
| Aufsetzten ohne Drehung über die Seitlage | Aus der Rückenlage zum Sitz (S. 72) |

*Fortsetzung nächste Seite*

**Navi 14 – Lendenwirbelsäule (LWS) und Gesäß** *(Fortsetzung)*

| Mögliche funktionelle Beschwerde-Ursachen | Tests und Übungen |
|---|---|
| Blockierung der Bewegungskette beim Gehen durch ein Hüftstreckdefizit | Hüftstreckung (S. 77) |
| Fehlende Rotation der Wirbelsäule beim Gehen | Armschwung (S. 76) |
| Flektierte LWS zur Kompensation eines Hüftflexionsdefizits | Hüftbeuge-Beweglichkeit (S. 107) |
| Asymmetrische Belastung von ISG und LWS durch eine asymmetrische Fußstellung | Symmetrische Fußstellung (S. 24) |
| Hypertone hintere Muskelkette Bein – Hüfte – LWS<br><br>Außenrotierte Hüftstellung beim Gehen und Stehen durch eine muskulär eingeschränkte Dorsalextension im oberen Sprunggelenk | Waden-Dehnbarkeit (S. 115) |
| Ipsilaterale Gewichtsverlagerung und Scherbelastung von Symphyse und ISG durch hypertone Hüftadduktoren | Oberschenkel-Innenseiten-Dehnbarkeit (S. 118) |
| Mangelnde Koordination, Atrophie oder Hypertonus der Hüft- und Rumpfmuskeln durch eine fehlende feinmotorische Steuerung | Balance (S. 74) |
| Fehlende LWS-Flexionsmobilität durch eine mangelnde Dehnbarkeit der Rückenmuskeln oder -faszien | Rückenmuskel-Dehnbarkeit (S. 88) |
| Asymmetrische Belastung von ISG und LWS durch eine asymmetrische Gewichtsverteilung im Stehen | Symmetrische Gewichtsverteilung im Stehen (S. 47) |
| Hypertone LWS-, Hüft- und Beckenbodenmuskulatur durch ein labiles Gleichgewicht bei zu enger Standbreite | Standbreite (S. 46) |

## Navi 15 – Iliosakralgelenk (ISG)

| Mögliche funktionelle Beschwerde-Ursachen | Tests und Übungen |
|---|---|
| Anteriorer Zug eines gespannten M. rectus femoris am Os ilium, besonders wenn dieser Zug links und rechts unterschiedlich stark ist | Oberschenkel-Vorderseiten-Dehnbarkeit (S. 125) |
| ISG-Kompression und anteriorer Zug am Os ilium durch einen gespannten M. iliopsoas, besonders wenn die Spannung links und rechts unterschiedlich stark ist | Hüftstreck-Beweglichkeit (S. 121) |
| Asymmetrische Belastung des ISG durch eine asymmetrische Fußstellung | Symmetrische Fußstellung (S. 24) |
| Mangelnde muskuläre Stabilisation des ISG durch eine Sitzhaltung mit flektierter LWS | Neutrale Wirbelsäulenschwingung (S. 26) |
| ISG-Verdrehung durch überschlagene Beine | Knie- und Fußabstand im Sitzen (S. 43) |
| ISG-Belastung durch einen hypertonen M. iliopsoas in Folge eines zu engen Knie- und Fußabstands | |
| Asymmetrische ISG-Belastung durch eine asymmetrische Gewichtsverteilung im Sitzen | Symmetrische Gewichtsverteilung im Sitzen (S. 44) |
| LWS-Hyperextension im Stehen aufgrund eines BWS-Extensionsdefizites | Brustwirbelsäulen-Aufrichtung (S. 85) |
| Hypertone Bauchmuskulatur | |
| Zug einer nicht ausreichend dehnbaren ischiokruralen Muskulatur am Tuber ischiadicum, besonders wenn der Zug links und rechts unterschiedlich stark ist | Oberschenkel-Rückseiten-Dehnbarkeit (S. 113) |
| ISG Hypermobilität als Kompensation einer Hüftflexions-Hypomobilität. | |
| Sakrum-Fehlstellung durch eine Verspannung des M. piriformis | Gesäßmuskel-Dehnbarkeit (S. 108) |
| ISG Hypermobilität als Kompensation einer Hüftinnenrotations-Hypomobilität. | |
| ISG-Hypermobilität aufgrund einer mangelnden muskulären Stabilisation beim Vor- oder Zurückneigen | Stabilisierte neutrale Wirbelsäulenschwingung (S. 37) |
| Asymmetrische ISG-Belastung durch eine asymmetrische Gewichtsverteilung im Stehen | Symmetrische Gewichtsverteilung im Stehen (S. 47) |
| Belastung des ISG durch eine statische Haltung | Dynamisches Sitzen und Stehen (S. 67) |
| Muskelungleichgewicht und eine nicht-neutrale ISG-Stellung durch eine Haltung mit nach vorne verschobenem Becken | Stehhaltung mit senkrechtem Oberkörper (S. 50) |
| Lumbosakrale Instabilität und Hyperextension durch eine mangelnde oder aysmmetrische Bauchmuskel-Kraft | Bauch- und vordere Halsmuskel-Kraft (S. 129) |
| ISG-Überlastung durch ein Aufsetzen ohne Drehung über die Seitlage | Aus der Rückenlage zum Sitz (S. 72) |
| Blockade des ISG oder eine Verspannung des M. piriformis | Dreh-Beweglichkeit (S. 102) |
| ISG-Instabilität oder -Verdrehung durch eine mangelnde oder aysmmetrische Rückenmuskel-Kraft | Rückenmuskel-Kraft (S. 130) |
| Blockierung der Bewegungskette beim Gehen durch ein Hüftstreckdefizit | Hüftstreckung (S. 77) |
| Umwelteinflüsse, die eine neutrale dynamische Haltung mit Wechseln zwischen Be- und Entlastung erschweren | Haltungsgerechte Umwelt (S. 41) |
| Fehlende Lagewechsel | Lagewechsel (S. 65) |
| Asymmetrische ISG-Belastung durch eine Haltung mit verdrehter Wirbelsäule | Unverdrehte Wirbelsäule (S. 35) |

*Fortsetzung nächste Seite*

### Navi 15 – Iliosakralgelenk (ISG) *(Fortsetzung)*

| Mögliche funktionelle Beschwerde-Ursachen | Tests und Übungen |
|---|---|
| Fehlende Wechsel zwischen unterschiedlichen Sitzpositionen | Sitzwechsel (S. 64) |
| Fehlende Rotation der Wirbelsäule beim Gehen | Armschwung (S. 76) |
| Flektierte LWS beim Sitzen durch zu niedrige Sitzhöhe | Höhe der Sitzfläche (S. 42) |
| Ipsilaterale Gewichtsverlagerung und Scherbelastung von Symphyse und ISG durch eine mangelnde Dehnbarkeit der Hüftadduktoren | Oberschenkel-Innenseiten-Dehnbarkeit (S. 118) |
| Fehlendes Gleichgewicht und unnötig starke Spannung der Rumpfmuskulatur bei einer Haltung mit nach vorne oder hinten geneigtem Oberkörper | Senkrechter Oberkörper im Sitzen (S. 39) |
| Verspannungsmuster, die sich durch wiederholte zyklische, alternierende und symmetrische Bewegungen lösen lassen | Ausdauer (S. 135) |
| Hypertone LWS-, Hüft- und Beckenbodenmuskulatur durch ein labiles Gleichgewicht bei zu enger Standbreite | Standbreite (S. 46) |
| Verspannungen in Beckenboden und Rumpf, die sich durch eine Bauchatmung lösen | Bauchatmung (S. 61) |
| ISG-Hypermobilität aufgrund einer Hüftflexions-Hypomobilität. | Hüftbeuge-Beweglichkeit (S. 107) |
| ISG-Überlastung durch eine Hebetechnik mit zu viel lumbosacraler Flektion | Hebetechnik (S. 105) |
| Verspannung der ISG-Muskulatur durch eine eingeschränkte Neurodynamik der Dura oder des Plexus lumbosacralis | Bein-, Rücken- und Kopfnerven-Beweglichkeit (S. 110) |
| Hypertone hintere Muskelkette Bein – Hüfte – LWS<br><br>Außenrotierte Hüftstellung beim Gehen und Stehen durch eine eingeschränkte Dorsalextension im oberen Sprunggelenk | Waden-Dehnbarkeit (S. 115) |
| Fehlende lumbosakrale Flexionsmobilität durch eine mangelnde Dehnbarkeit der Rückenmuskeln oder -faszien | Rückenmuskel-Dehnbarkeit (S. 88) |
| Mangelnde Koordination oder Hypertonus der Hüft- und Rumpfmuskeln | Balance (S. 74) |
| Verspannung im ISG-Bereich, die sich mit Hilfe der Schulter-Entspannung lösen lässt | Entspannte Schultern (S. 59) |
| Verspannung im ISG-Bereich, die sich mit Hilfe der Unterkiefer-Entspannung lösen lässt | Entspannter Unterkiefer (S. 55) |
| Verspannung im ISG-Bereich, die sich mit Hilfe der Zungen-Entspannung lösen lässt | Entspannte Zunge (S. 53) |
| Verspannung im ISG-Bereich, die sich mit Hilfe der Unterlippen-Entspannung lösen lässt | Entspannte Unterlippe (S. 57) |

## Navi 16 – Lateraler Oberschenkel

| Mögliche funktionelle Beschwerde-Ursachen | Tests und Übungen |
|---|---|
| Kompression des N. cutaneus femoralis lateralis in der Lacuna musculorum und Verspannung des M. tensor fasciae latae durch eine Haltung mit nach vorne verschobenem Becken | Stehhaltung mit senkrechtem Oberkörper (S. 50) |
| Mangelnde Dehnbarkeit des M. tensor fasciae latae und des M. iliopsoas | Hüftstreck-Beweglichkeit (S. 121) |
| Kompression des N. cutaneus femoralis lateralis in der Lacuna musculorum des Canalis femoralis | |
| Verspannung des M. iliopsoas um einen nach hinten gelehnten Oberkörper zu stabilisieren | Senkrechter Oberkörper im Sitzen (S. 39) |
| Erhöhter Tonus des M. iliopsoas, wenn die Fersen im Sitzen nicht entspannt auf dem Boden abgestellt sind | Symmetrische Gewichtsverteilung im Sitzen (S. 44) |
| Überlastung von Hüftgelenk und Fascia lata auf der habituellen Standbeinseite | Symmetrische Gewichtsverteilung im Stehen (S. 47) |
| Mangelnde Dehnbarkeit der Oberschenkelvorderseite und der vorderen Anteile der Fascia lata | Oberschenkel-Vorderseiten-Dehnbarkeit (S. 125) |
| Verspannungen der Hüftbeuger, des Beckenbodens oder der Bauchmuskeln, die sich durch eine Bauchatmung lösen | Bauchatmung (S. 61) |
| Durch ungünstige Hebetechnik bedingte Nervenkompression entweder peripher in der Lacuna musculorum oder zentral im Bereich der Lumbalen Bandscheiben | Hebetechnik (S. 105) |
| Umwelteinflüsse, die eine neutrale dynamische Haltung mit Wechseln zwischen Be- und Entlastung erschweren | Haltungsgerechte Umwelt (S. 41) |
| Flektierte LWS, Kompression des Leistenbereichs und Hypertonus des M. iliopsoas durch zu niedriges Sitzen | Höhe der Sitzfläche (S. 42) |
| ISG-Verdrehung und Verspannung des M. iliopsoas durch Sitzen mit überschlagenen Beinen | Knie- und Fußabstand im Sitzen (S. 43) |
| Einseitige Belastung der LWS und der Hüftgelenke durch statische Sitzhaltung | Sitzwechsel (S. 64) |
| Einseitige Belastung der LWS und der Hüfte durch fehlende Lagewechsel | Lagewechsel (S. 65) |
| Einseitige Belastung der LWS und der Hüfte durch eine statische Steh- und Sitzhaltung | Dynamisches Sitzen und Stehen (S. 67) |
| Blockierung der Bewegungskette beim Gehen durch ein Hüftstreckdefizit | Hüftstreckung (S. 77) |
| Stress von ISG und LWS durch ein Aufsetzten ohne Drehung über die Seitlage | Aus der Rückenlage zum Sitz (S. 72) |
| Überlastung der Fascia lata und des Hüftgelenks aufgrund einer mangelnden Gesäßmuskel-Dehnbarkeit | Gesäßmuskel-Dehnbarkeit (S. 108) |
| Dysfunktion des Hüftgelenks aufgrund einer mangelnden Dehnbarkeit der Hüftadduktoren | Oberschenkel-Innenseiten-Dehnbarkeit (S. 118) |

### Navi 17 – Ventraler Oberschenkel

| Mögliche funktionelle Beschwerde-Ursachen | Tests und Übungen |
|---|---|
| Mangelnde Dehnbarkeit der Oberschenkelvorderseite | Oberschenkel-Vorderseiten-Dehnbarkeit (S. 125) |
| Reizung im Bereich von Leistenband und Hüftgelenk durch eine Haltung mit nach vorne verschobenem Becken | Stehhaltung mit senkrechtem Oberkörper (S. 50) |
| Erhöhter Tonus der Kniestrecker als Ursache oder Folge einer asymmetrischen Gewichtsverteilung im Sitzen | Symmetrische Gewichtsverteilung im Sitzen (S. 44) |
| Erhöhte Spannung von M. rectus femoris und M. sartorius um einen nach hinten geneigten Oberkörper zu halten | Senkrechter Oberkörper im Sitzen (S. 39) |
| Mangelnde Dehnbarkeit der Hüftbeuger | Hüftstreck-Beweglichkeit (S. 121) |
| Blockierung der Bewegungskette beim Gehen durch ein Hüftstreckdefizit | Hüftstreckung (S. 77) |
| Erhöhte Spannung von M. rectus femoris und M. sartorius um das Becken trotz adduzierter Beinstellung aufrecht zu halten | Knie- und Fußabstand im Sitzen (S. 43) |
| Erhöhte Spannung von M. rectus femoris und M. sartorius um das Becken trotz zu niedriger Sitzhöhe aufrecht zu halten | Höhe der Sitzfläche (S. 42) |
| Reaktive Verspannung von M. rectus femoris und M. sartorius aufgrund einer ISG-Dysfunktion | Dreh-Beweglichkeit (S. 102) |
| Umwelteinflüsse, die eine neutrale dynamische Haltung mit Wechseln zwischen Be- und Entlastung erschweren | Haltungsgerechte Umwelt (S. 41) |
| Dysfunktion des M. quadriceps beim Gehen durch eine eingeschränkte Dorsalextension im oberen Sprunggelenk | Waden-Dehnbarkeit (S. 115) |
| Erhöhte Spannung des M. rectus femoris und M. sartorius durch eine ISG-Dysfunktion oder um das Becken im Sitzen trotz mangelnder Gesäßmuskel-Dehnbarkeit aufzurichten | Gesäßmuskel-Dehnbarkeit (S. 108) |
| Erhöhte Spannung von M. rectus femoris und M. sartorius durch eine ISG-Dysfunktion oder um im Sitzen eine mangelnde ischiocrurale Dehnbarkeit auszugleichen | Oberschenkel-Rückseiten-Dehnbarkeit (S. 113) |
| Überlastung des M. quadriceps femoris auf der habituellen Standbeinseite | Symmetrische Gewichtsverteilung im Stehen (S. 47) |
| Überlastung von Kniegelenk, Hüftgelenk und Oberschenkelmuskulatur durch fehlende Lagewechsel | Lagewechsel (S. 65) |
| Erhöhte Oberschenkelspannung durch eine ISG-Dysfunktion oder Sitzen mit unter den Sitz gestellten oder eingehängten Füßen | Symmetrische Fußstellung (S. 24) |
| Dysfunktion des ISG aufgrund einer mangelnden Dehnbarkeit der Hüftadduktoren | Oberschenkel-Innenseiten-Dehnbarkeit (S. 118) |
| Verspannungen der Hüftbeuger, des Beckenbodens oder der Bauchmuskeln, die sich durch eine Bauchatmung lösen | Bauchatmung (S. 61) |
| Einseitige Belastung von Kniegelenk, Hüftgelenk und Oberschenkelmuskulatur durch statische Steh- oder Sitzhaltung | Dynamisches Sitzen und Stehen (S. 67) |
| Einseitige Belastung von Kniegelenk, Hüftgelenk und Oberschenkelmuskulatur durch eine einseitige Sitzhaltung | Sitzwechsel (S. 64) |

## Navi 18 – Medialer Oberschenkel

| Mögliche funktionelle Beschwerde-Ursachen | Tests und Übungen |
|---|---|
| Mangelnde Dehnbarkeit der Hüftadduktoren | Oberschenkel-Innenseiten-Dehnbarkeit (S. 118) |
| Sitzen mit zu engem Knieabstand | Knie- und Fußabstand im Sitzen (S. 43) |
| Hypertonus oder Kontraktur der Hüftadduktoren unter Beteiligung des M. iliopsoas | Hüftstreck-Beweglichkeit (S. 121) |
| Verspannung der Hüftadduktoren aufgrund einer Dysfunktion des ISG | Oberschenkel-Vorderseiten-Dehnbarkeit (S. 125) |
| Verspannung der Hüftadduktoren durch eine asymmetrische Gewichtsverteilung im Sitzen | Symmetrische Gewichtsverteilung im Sitzen (S. 44) |
| ISG-Dysfunktion durch Stehen auf immer dem gleichen Standbein | Symmetrische Gewichtsverteilung im Stehen (S. 47) |
| Verspannung der Hüftadduktoren durch eine ISG-Dysfunktion oder eine zu weit abduzierte oder adduzierte Hüftstellung | Symmetrische Fußstellung (S. 24) |
| Blockierung der Bewegungskette beim Gehen durch eine Verspannung der Hüftflexoren und -adduktoren | Hüftstreckung (S. 77) |
| Gehen mit übermäßiger Außenrotation der Hüfte aufgrund einer mangelnden Wadendehnbarkeit | Waden-Dehnbarkeit (S. 115) |
| Reizung des N. obturatorius durch eine übermäßige LWS-Flexion zur Kompensation einer mangelnden ischiokruralen Dehnbarkeit | Oberschenkel-Rückseiten-Dehnbarkeit (S. 113) |
| Reizung des N. obturatorius durch eine übermäßige LWS-Flexion zur Kompensation einer mangelnden Gesäßmuskel-Dehnbarkeit | Gesäßmuskel-Dehnbarkeit (S. 108) |

### Navi 19 – Dorsaler Oberschenkel

| Mögliche funktionelle Beschwerde-Ursachen | Tests und Übungen |
|---|---|
| Eingeschränkte Neurodynamik des N. ischiadicus oder eine mangelnde Dehnbarkeit der Ischiokruralmuskulatur | Oberschenkel-Rückseiten-Dehnbarkeit (S. 113) |
| Eingeschränkte Neurodynamik von Dura oder N. ischiadicus | Bein-, Rücken- und Kopfnerven-Beweglichkeit (S. 110) |
| Dysfunktion von Muskeln und Nerven der Oberschenkel-Rückseite durch eine mangelnde Stabilisation der LWS-Lordose | Stabilisierte neutrale Wirbelsäulenschwingung (S. 37) |
| ISG oder LWS-Bandenscheibendysfunktion durch eine ungünstige Hebetechnik, mit der Folge einer Muskel- oder Nervenreizung der Oberschenkelrückseite | Hebetechnik (S. 105) |
| LWS-Instabilität oder mangelnde Dehnbarkeit der Oberschenkelrückseite durch Sitzen mit flektierter LWS | Neutrale Wirbelsäulenschwingung (S. 26) |
| LWS-Instabilität oder mangelnde Dehnbarkeit der ischiokruralen Muskulatur aufgrund einer Hüftflexions-Hypomobilität. | Hüftbeuge-Beweglichkeit (S. 107) |
| LWS-Instabilität oder ein Impingement des N. ischiadicus unter dem M. piriformis aufgrund einer mangelnden Gesäßmuskel-Dehnbarkeit | Gesäßmuskel-Dehnbarkeit (S. 108) |
| Hypertone hintere Muskelkette Bein – Hüfte – LWS | Waden-Dehnbarkeit (S. 115) |
| Blockierung der Bewegungskette beim Gehen durch ein Hüftstreckdefizit | Hüftstreckung (S. 77) |
| Dysfunktion von LWS, ISG, Hüfte oder Knie durch ein Hüftstreckdefizit | Hüftstreck-Beweglichkeit (S. 121) |
| Dysfunktion von LWS, ISG, Hüfte durch eine mangelnde Dehnbarkeit der Oberschenkelvorderseite | Oberschenkel-Vorderseiten-Dehnbarkeit (S. 125) |
| Reizung der Nervenwurzeln des N. ischiadicus im Bereich der lumbalen Bandscheiben durch ein Aufsetzten ohne Drehung über die Seitlage | Aus der Rückenlage zum Sitz (S. 72) |
| Einseitige Belastung von LWS, Hüfte und Knie durch fehlende Lagewechsel | Lagewechsel (S. 65) |
| Einseitige Belastung von LWS, Hüfte und Knie durch eine statische Sitzhaltung | Sitzwechsel (S. 64) |
| Einseitige Belastung von LWS, Hüfte und Knie durch eine statische Steh- oder Sitzhaltung | Dynamisches Sitzen und Stehen (S. 67) |
| Asymmetrische Belastung von ISG und ischiokruraler Muskulatur durch einen asymmetrischen Knie- oder Hüftflexionswinkel | Symmetrische Fußstellung (S. 24) |

## Navi 20 – Knie

| Mögliche funktionelle Beschwerde-Ursachen | Tests und Übungen |
|---|---|
| Patellofemorale Druckerhöhung oder Fehlstellung durch eine mangelnde Dehnbarkeit der Oberschenkelvorderseite | Oberschenkel-Vorderseiten-Dehnbarkeit (S. 125) |
| Patellofemorale Druckerhöhung oder Fehlstellung durch eine mangelnde Dehnbarkeit der Oberschenkelrückseite | Oberschenkel-Rückseiten-Dehnbarkeit (S. 113) |
| Lateralisierung der Patella durch eine mangelnde Dehnbarkeit der Fascia Lata oder ein Gehen mit zu viel Hüftaußenrotation | Dreh-Beweglichkeit (S. 102) |
| Dysfunktion des tibiofemoralen oder patellofemoralen Gelenks durch ein Gehen mit zu viel Hüftaußenrotation aufgrund einer mangelnden Wadendehnbarkeit | Waden-Dehnbarkeit (S. 115) |
| Erhöhter patellofemoraler Anpressdruck durch eine zu niedrige Sitzhöhe | Höhe der Sitzfläche (S. 42) |
| Knorpeldysfunktion der Knie durch fehlende Lagewechsel | Lagewechsel (S. 65) |
| Blockierung der physiologischen Kniebewegung am Ende der Standbeinphase durch ein Hüftstreckdefizit. | Hüftstreck-Beweglichkeit (S. 121) |
| Gang mit übermäßiger Hüftaußenrotation aufgrund einer mangelnden Gesäßmuskel-Dehnbarkeit | Gesäßmuskel-Dehnbarkeit (S. 108) |
| Mangelnde Kniekontrolle – wenn zum Beispiel das Knie in der Standbeinphase eine Valgus-Stellung einnimmt | Balance (S. 74) |
| Insuffiziente Kniekontrolle, wenn sich beim Heben Unterstützungsfläche und Balance durch das Abheben der Ferse verringern | Hebetechnik (S. 105) |
| Blockierung der physiologischen Kniebewegung am Ende der Standbeinphase durch ein Hüftstreckdefizit | Hüftstreckung (S. 77) |
| Lateralisierung der Patella durch einen zu engen Knieabstand | Knie- und Fußabstand im Sitzen (S. 43) |
| Überstreckung der Knie durch eine Haltung mit nach vorne verschobenem Becken | Stehhaltung mit senkrechtem Oberkörper (S. 50) |
| Varus-Stress des Knies durch ein Sitzen mit überschlagenem Bein | Symmetrische Fußstellung (S. 24) |
| Mangelnde Trophik von Knorpel, Menisci und Muskeln durch eine statische Steh- und Sitzhaltung | Dynamisches Sitzen und Stehen (S. 67) |
| Erhöhter patellofemoraler Anpressdruck durch eine Anspannung des M. rectus femoris, um einen nach hinten geneigten Oberkörper halten zu können | Senkrechter Oberkörper im Sitzen (S. 39) |
| Überlastung des Knies auf der habituellen Standbeinseite | Symmetrische Gewichtsverteilung im Stehen (S. 47) |
| Valgus-Stress der Knie und Pronationsstellung der Tibia durch eine zu weite Standbreite | Standbreite (S. 46) |
| Übermäßige Außenrotation des Femurs auf der Tibia in der Standbeinphase bei fehlendem Gegenschwung des ipsilateralen Armes | Armschwung (S. 76) |
| Umwelteinflüsse, die eine neutrale dynamische Haltung der Knie mit Wechseln zwischen Be- und Entlastung erschweren | Haltungsgerechte Umwelt (S. 41) |
| Mangelnde Dehnbarkeit der Oberschenkelrückseite, weil diese durch eine fehlende Hüftflexion beim Nach-vorne-Lehnen im Alltag nicht trainiert wird | Stabilisierte neutrale Wirbelsäulenschwingung (S. 37) |
| Verspannung der Hüftextensoren und Knieflexoren aufgrund einer eingeschränkten Neurodynamik des N. ischiadicus | Bein-, Rücken- und Kopfnerven-Beweglichkeit (S. 110) |
| Kontraktur der Oberschenkelrückseite durch eine Sitzhaltung mit flektierter LWS | Neutrale Wirbelsäulenschwingung (S. 26) |
| Asymmetrische Knie-Belastung als Folge einer asymmetrischen Gewichtsverteilung im Sitzen | Symmetrische Gewichtsverteilung im Sitzen (S. 44) |

### Navi 21 – Laterales Schienbein

| Mögliche funktionelle Beschwerde-Ursachen | Tests und Übungen |
|---|---|
| Mangelnde Dehnbarkeit der Zehen- und Fußheber (M. tibialis anterior, M. extensor digitorum, M. extensor hallucis longus, M. peroneaus tertius) | Oberschenkel-Vorderseiten-Dehnbarkeit (S. 125) |
| Überlastung der Zehen- und Fußheber auf der habituellen Standbeinseite oder wenn das Gewicht zu weit in Richtung Ferse verlagert wird | Symmetrische Gewichtsverteilung im Stehen (S. 47) |
| Übermäßige Pronation des unteren Sprunggelenks in der Standbeinphase oder in der Hocke zur Kompensation einer mangelnden Dorsalextension im oberen Sprunggelenk | Waden-Dehnbarkeit (S. 115) |
| Verspannung der Zehen- und Fußheber als Folge oder Ursache einer asymmetrischen Gewichtsverteilung im Sitzen | Symmetrische Gewichtsverteilung im Sitzen (S. 44) |
| Mangelnde Sprunggelenks-Dorsalextension, die in der Hocke durch eine übermäßige Anspannung der Dorsalextensoren kompensiert werden muss | Hebetechnik (S. 105) |
| Fehlende tibiale Außenrotation am Ende der Standbeinphase aufgrund eines Hüftstreckdefizits | Hüftstreckung (S. 77) |
| Fehlende tibiale Außenrotation am Ende der Standbeinphase aufgrund eines Hüftstreckdefizits | Hüftstreck-Beweglichkeit (S. 121) |
| Vermehrte Anspannung der Zehen- und Fußheber um das Drehmoment eines nach hinten gelehnten Oberkörpers auszugleichen | Senkrechter Oberkörper im Sitzen (S. 39) |
| Verspannung der Zehen- und Fußheber zur Kompensation einer fehlenden physiologischen Rotation beim Gehen | Armschwung (S. 76) |
| Verspannung des M. tibialis anterior bei zu weiten Pronationsbewegungen des unteren Sprunggelenks in der Standbeinphase aufgrund mangelnder Balance | Balance (S. 74) |
| Weiterlaufende Verspannung der Zehen- und Fußheber, wenn die Hüftflexoren anspannen müssen, um das Hüftextensionsmoment einer zu niedriger Sitzhöhe auszugleichen<br><br>Überanstrengung der Fuß- und Zehenheber, wenn in dieser Sitzhaltung ein Fußpedal bedient wird | Höhe der Sitzfläche (S. 42) |
| Weiterlaufende Verspannung der Zehen- und Fußheber, wenn die Hüftflexoren anspannen müssen, um das Hüftextensionsmoment einer Sitzhaltung mit überschlagenen Beinen auszugleichen | Symmetrische Fußstellung (S. 24) |
| Verspannung des M. tibialis anterior, um bei Gehen mit übermäßig außenrotierter Hüfte eine vermehrte Pronation im unteren Sprunggelenk zu verhindern | Gesäßmuskel-Dehnbarkeit (S. 108) |
| Mangelnde Durchblutung der Zehen- und Fußheber durch eine statische Anspannung | Dynamisches Sitzen und Stehen (S. 67) |
| Verspannung des M. tibialis anterior, um eine vermehrte Pronation aufgrund einer zu weiten Standbreite zu verhindern | Standbreite (S. 46) |

## Navi 22 – Wade

| Mögliche funktionelle Beschwerde-Ursachen | Tests und Übungen |
|---|---|
| Mangelnde Dehnbarkeit der Wadenmuskulatur | Waden-Dehnbarkeit (S. 115) |
| Verspannungen und Schmerzen im Wadenbereich aufgrund einer eingeschränkten Neurodynamik des N. ischiadicus | Bein-, Rücken- und Kopfnerven-Beweglichkeit (S. 110) |
| Verminderte Neurodynamik des Ischiasnervs durch eine lumbale Bandscheibendysfunktion oder Adhäsionen mit der ischiokruralen Muskulatur | Oberschenkel-Rückseiten-Dehnbarkeit (S. 113) |
| Einseitige Belastung der Wadenmuskulatur und -venen durch eine statische Steh- oder Sitzhaltung | Dynamisches Sitzen und Stehen (S. 67) |
| Blockierung des physiologischen Gangablaufes der Standbeinphase durch ein Hüftstreckdefizit | Hüftstreckung (S. 77) |
| Gang mit übermäßiger Hüftaußenrotation aufgrund einer mangelnden Gesäßmuskel-Dehnbarkeit | Gesäßmuskel-Dehnbarkeit (S. 108) |
| Verspannung und Schmerzen der Wadenmuskeln aufgrund einer Irritation des N. ischiadicus im Bereich der lumbalen Bandscheiben durch eine ungünstige Hebetechnik | Hebetechnik (S. 105) |
| Blockierung des physiologischen Gangablaufes der Standbeinphase durch ein Hüftstreckdefizit | Hüftstreck-Beweglichkeit (S. 121) |
| Asymmetrische Belastung der Wadenmuskulatur aufgrund einer asymmetrischen Gewichtsverteilung im Sitzen | Symmetrische Gewichtsverteilung im Sitzen (S. 44) |
| Unphysiologischer Gangablauf in der Standbeinphase durch einen fehlenden Armschwung | Armschwung (S. 76) |
| Überlastung der Wadenmuskulatur auf der habituellen Standbeinseite | Symmetrische Gewichtsverteilung im Stehen (S. 47) |
| Pronationsstellung des unteren Sprunggelenks durch eine zu weite Standbreite | Standbreite (S. 46) |
| Einseitige Belastung der Wadenmuskulatur und der Venen durch fehlende Lagewechsel | Lagewechsel (S. 65) |
| Reizung des N. ischiadicus im Bereich von LWS, Mm. piriformis oder ischiocruales durch eine zusammengesunkene Sitzhaltung | Neutrale Wirbelsäulenschwingung (S. 26) |
| Reizung des N. ischiadicus im Bereich von LWS, Mm. piriformis oder ischiocruales durch eine fehlende Stabilisation der LWS beim Nach-vorne-Lehnen | Stabilisierte neutrale Wirbelsäulenschwingung (S. 37) |
| Überlastung der Wadenmuskulatur durch einen zu weit nach vorne verlagerten Körperschwerpunkt | Stehhaltung mit senkrechtem Oberkörper (S. 50) |
| Behinderung des venösen Rückstroms aus der Wade bei zu hoher oder zu niedriger Sitzfläche | Höhe der Sitzfläche (S. 42) |

## Navi 23 – Füße

| Mögliche funktionelle Beschwerde-Ursachen | Tests und Übungen |
|---|---|
| Weiterlaufende Senk- und Spreizfußbelastung der Fußgewölbe durch eine mangelnde Dehnbarkeit der Wade | Waden-Dehnbarkeit (S. 115) |
| Einseitige Belastung der Fußgewölbe durch fehlende Lagewechsel | Lagewechsel (S. 65) |
| Irritation der Nervenwurzeln von L4 – S2 im Bereich der lumbalen Bandscheiben durch eine ungünstige Hebetechnik | Hebetechnik (S. 105) |
| Einseitige Belastung der Fußgewölbe durch eine statische Steh- oder Sitzhaltung | Dynamisches Sitzen und Stehen (S. 67) |
| Überlastung der Fußmuskulatur und Gelenke auf der habituellen Standbeinseite | Symmetrische Gewichtsverteilung im Stehen (S. 47) |
| Pronationsbelastung der Füße durch eine zu weite Standbreite | Standbreite (S. 46) |
| Fehlbelastung der Fußgewölbe und Fußmuskeln durch eine mangelnde Balancereaktion in der Standbeinphase | Balance (S. 74) |
| Vermehrte Hüftaußenrotation beim Gehen mit Fehlbelastung der Fußquergewölbe aufgrund einer mangelnden Gesäßmuskel-Dehnbarkeit | Gesäßmuskel-Dehnbarkeit (S. 108) |
| Blockierung des physiologischen Gangablaufes der Standbeinphase durch ein Hüftstreckdefizit | Hüftstreckung (S. 77) |
| Blockierung des physiologischen Gangablaufes der Standbeinphase durch ein Hüftstreckdefizit | Hüftstreck-Beweglichkeit (S. 121) |
| Mangelnde Dehnbarkeit der Zehen- und Fußheber (M. tibialis anterior, M. extensor digitorum, M. extensor hallucis longus, M. peronaeus tertius) | Oberschenkel-Vorderseiten-Dehnbarkeit (S. 125) |
| Unphysiologischer Gangablauf in der Standbeinphase durch einen fehlenden Armschwung | Armschwung (S. 76) |
| Asymmetrische Belastung der Fußmuskulatur durch eine asymmetrische Gewichtsverteilung im Sitzen | Symmetrische Gewichtsverteilung im Sitzen (S. 44) |
| Belastung der Füße durch eine nicht neutrale Fußstellung | Symmetrische Fußstellung (S. 24) |
| Überlastung der der Zehen- und Fußheber durch einen zu weit nach hinten verlagerten Körperschwerpunkt | Senkrechter Oberkörper im Stehen (S. 50) oder im Sitzen (S. 39) |
| Pronationsbelastung der Füße durch zu viel Dorsalextension der Sprunggelenke aufgrund einer zu niedrigen Sitzhöhe | Höhe der Sitzfläche (S. 42) |
| Umwelteinflüsse, die eine neutrale dynamische Haltung der Füße mit Wechseln zwischen Be- und Entlastung erschweren | Haltungsgerechte Umwelt (S. 41) |
| Verspannung und Schmerzen im Fußbereich aufgrund einer eingschränkten Neurodynamik des N. ischiadicus | Bein-, Rücken- und Kopfnerven-Beweglichkeit (S. 110) |

## Navi 24 – Halswirbelsäule (HWS) – ausstrahlend in Arm und Hand

| Mögliche funktionelle Beschwerde-Ursachen | Tests und Übungen |
|---|---|
| Sitzen mit anteriorer Kopfhaltung | Neutrale Wirbelsäulenschwingung (S. 26) |
| HWS-Hyperextension aufgrund eines BWS-Extensionsdefizites | Brustwirbelsäulen-Aufrichtung (S. 85) |
| Eingeschränkte HWS-Retraktionsbeweglichkeit | Halswirbelsäulen-Aufrichtung (S. 82) |
| Habituelle anteriore Kopfhaltung | |
| Hypertone Schulter- und Nackenmuskulatur durch eine kostosternale Atmung | Bauchatmung (S. 61) |
| Hypertone Schulterelevatoren | Entspannte Schultern (S. 59) |
| Asymmetrische Wirbelsäulenbelastung durch eine Haltung mit verdrehter Wirbelsäule | Unverdrehte Wirbelsäule (S. 35) |
| Anteriore Translation des Kopfes, um eine zu geringe Hüftflexion beim Nach-vorne-Lehnen zu kompensieren | Stabilisierte neutrale Wirbelsäulenschwingung (S. 37) |
| Hypertonus der Schulterelevatoren und -protraktoren aufgrund einer eingeschränkten Neurodynamik des Plexus brachialis | Armnerven-Beweglichkeit (S. 95) |
| Schulterprotraktion, Hypomobilität des Plexus brachialis oder ein BWS-Extensionsdefizit durch eine mangelnde Dehnbarkeit der Mm. pectoralis major und minor | Dreh-Beweglichkeit (S. 102) |
| Hypertone Muskelkette Handflexoren – Ellbogenflexoren – Schulterprotraktoren | Fingerbeuger-Dehnbarkeit (S. 93) |
| Umwelteinflüsse, die eine neutrale dynamische Haltung mit Wechseln zwischen Be- und Entlastung erschweren | Haltungsgerechte Umwelt (S. 41) |
| Eingeschränkte Augenbeweglichkeit, die durch eine HWS-Verspannung kompensiert wird | Augenmuskel-Koordination (S. 79) |
| Verspannung der Nackenmuskeln aufgrund einer Verspannung der Kiefermuskulatur | Entspannter Unterkiefer (S. 55) |
| Weiterlaufende Verspannung der Nackenmuskeln, wenn die Zunge so weit nach vorne oder zur Seite geschoben wird, dass sie die Zähne berührt | Entspannte Zunge (S. 53) |
| Weiterlaufende Verspannung der Nackenmuskeln aufgrund einer hochgeschobenen Unterlippe | Entspannte Unterlippe (S. 57) |
| Statische Haltungsgewohnheiten | Dynamisches Sitzen und Stehen (S. 67) |
| Eingeschränkte Neurodynamik der Dura mater | Bein-, Rücken- und Kopfnerven-Beweglichkeit (S. 110) |
| Fehlende Lagewechsel | Lagewechsel (S. 65) |
| Habituelle Schulterprotrusion aufgrund eines glenohumeralen Innenrotationsdefizits | Schulter-Beweglichkeit (S. 90) |
| Habituelle Schulterprotrusion aufgrund zu schwacher Skapula-Retraktoren | Schulterblatt- und Oberarmmuskel-Kraft (S. 132) |
| Mangelnde Wirbelstabilisation oder verdrehte Wirbel durch eine mangelnde oder aysmmetrische Rückenmuskel-Kraft | Rückenmuskel-Kraft (S. 130) |
| Muskelungleichgewicht verspannter Nackenextensoren und hypotoner HWS-Flexoren | Bauch- und vordere Halsmuskel-Kraft (S. 129) |
| Muskelungleichgewicht und nicht neutrale Haltung der HWS durch eine Haltung mit nach vorne verschobenem Becken | Stehhaltung mit senkrechtem Oberkörper (S. 50) |

*Fortsetzung nächste Seite*

### Navi 24 – Halswirbelsäule (HWS) – ausstrahlend in Arm und Hand *(Fortsetzung)*

| Mögliche funktionelle Beschwerde-Ursachen | Tests und Übungen |
|---|---|
| Fehlendes Gleichgewicht und eine unnötig starke Spannung der Rumpfmuskulatur durch einen zu weit nach hinten oder vorne geneigten Oberkörper im Sitzen | Senkrechter Oberkörper im Sitzen (S. 39) |
| Fehlende Rotation der Wirbelsäule beim Gehen | Armschwung (S. 76) |
| Übermäßige S-Krümmung der Wirbelsäule durch ein Hüftextensionsdefizit | Hüftstreck-Beweglichkeit (S. 121) |
| Zusammengesunkene Sitzhaltung aufgrund einer zu niedrigen Sitzhöhe | Höhe der Sitzfläche (S. 42) |
| Zusammengesunkene Sitzhaltung aufgrund eines zu engen Knie- und Fußabstandes | Knie- und Fußabstand im Sitzen (S. 43) |
| Asymmetrische Wirbelsäulenbelastung durch eine asymmetrische Gewichtsverteilung im Sitzen | Symmetrische Gewichtsverteilung im Sitzen (S. 44) |
| Fehlende Wechsel zwischen unterschiedlichen Sitzpositionen | Sitzwechsel (S. 64) |
| Zusammengesunkene Sitzhaltung aufgrund einer eingeschränkten Dehnbarkeit der Oberschenkel-Rückseite | Oberschenkel-Rückseiten-Dehnbarkeit (S. 113) |

## Navi 25 – Lendenwirbelsäule (LWS) – ausstrahlend in Bein und Fuß

| Mögliche funktionelle Beschwerde-Ursachen | Tests und Übungen |
|---|---|
| Sitzen mit flektierter LWS | Neutrale Wirbelsäulenschwingung (S. 26) |
| Heben mit flektierter LWS | Hebetechnik (S. 105) |
| Aufsetzten ohne Drehung über die Seitlage | Aus der Rückenlage zum Sitz (S. 72) |
| Flektierte LWS beim Sitzen und Heben als Folge einer mangelnden ischiokruralen Dehnbarkeit<br><br>Verminderte Neurodynamik des Ischiasnervs durch eine Adhäsionen mit der Ischiokruralmuskulatur | Oberschenkel-Rückseiten-Dehnbarkeit (S. 113) |
| Impingement und eingeschränkte Neurodynamik des N. ischiadicus durch einen kontrakten oder hypertonen M. piriformis<br><br>Flektierte LWS beim Sitzen aufgrund einer mangelnden Dehnbarkeit der Hüftextensoren | Gesäßmuskel-Dehnbarkeit (S. 108) |
| Eingeschränkte Neurodynamik der Dura oder des Plexus lumbosacralis | Bein-, Rücken- und Kopfnerven-Beweglichkeit (S. 110) |
| Hyperextension, Kompression und anteriore Scherbelastung der LWS bei gestreckter Hüfte (Stehen, Gehen und RL/BL mit gestreckter Hüfte) durch eine Beugekontraktur der Hüfte | Hüftstreck-Beweglichkeit (S. 121) |
| Hypertone hintere Muskelkette Bein – Hüfte – LWS<br><br>Außenrotierte Hüftstellung beim Gehen und Stehen durch eine muskulär eingeschränkte Dorsalextension im oberen Sprunggelenk | Waden-Dehnbarkeit (S. 115) |
| Uni- oder bilateraler Zug eines kontrakten oder hypertonen M. rectus femoris am Os ilium bei Haltungen mit gestreckter Hüfte | Oberschenkel-Vorderseiten-Dehnbarkeit (S. 125) |
| LWS-Hyperextension im Stehen aufgrund eines BWS-Extensionsdefizites<br><br>Hypertone Bauchmuskulatur | Brustwirbelsäulen-Aufrichtung (S. 85) |
| Fehlende Lagewechsel | Lagewechsel (S. 65) |
| Fehlende Wechsel zwischen unterschiedlichen Sitzpositionen | Sitzwechsel (S. 64) |
| Statische Haltungsgewohnheiten | Dynamisches Sitzen und Stehen (S. 67) |
| Umwelteinflüsse, die eine neutrale dynamische Haltung mit Wechseln zwischen Be- und Entlastung erschweren | Haltungsgerechte Umwelt (S. 41) |
| Mangelnde Wirbelstabilisation oder verdrehte Wirbel durch eine mangelnde oder aysmmetrische Rückenmuskel-Kraft | Rückenmuskel-Kraft (S. 130) |
| Mangelnde Wirbelstabilisation und LWS-Hyperextension durch eine mangelnde oder aysmmetrische Bauchmuskel-Kraft | Bauch- und vordere Halsmuskel-Kraft (S. 129) |
| Eine mangelnde Dehnbarkeit von Rückenmuskeln und -faszien | Rückenmuskel-Dehnbarkeit (S. 88) |
| Kontraktes oder hypertones Zwerchfell aufgrund einer kostosternalen Atmung | Bauchatmung (S. 61) |
| LWS-Hyperextension aufgrund einer Stehhaltung mit nach vorne verschobenem Becken | Stehhaltung mit senkrechtem Oberkörper (S. 50) |
| Kompensation einer Hüftflexionshypomobilität durch eine Hypermobilität des ISG und der posterioren lumbalen Bandscheiben | Stabilisierte neutrale Wirbelsäulenschwingung (S. 37) |
| Flektierte LWS beim Sitzen durch eine zu niedrige Sitzhöhe | Höhe der Sitzfläche (S. 42) |
| Flektierte LWS beim Sitzen durch einen zu engen Knie- und Fußabstand | Knie- und Fußabstand im Sitzen (S. 43) |
| Eingeschränkte Rotationsmobilität | Dreh-Beweglichkeit (S. 102) |

*Fortsetzung nächste Seite*

### Navi 25 – Lendenwirbelsäule (LWS) – ausstrahlend in Bein und Fuß *(Fortsetzung)*

| Mögliche funktionelle Beschwerde-Ursachen | Tests und Übungen |
|---|---|
| Flektierte LWS durch ein Hüftflexionsdefizit | Hüftbeuge-Beweglichkeit (S. 107) |
| Asymmetrische Wirbelsäulenbelastung durch eine asymmetrische Gewichtsverteilung im Sitzen | Symmetrische Gewichtsverteilung im Sitzen (S. 44) |
| Blockierung der physiologischen Bewegungskette beim Gehen durch ein Hüftstreckdefizit | Hüftstreckung (S. 77) |
| Asymmetrische Wirbelsäulenbelastung durch eine Haltung mit verdrehter Wirbelsäule | Unverdrehte Wirbelsäule (S. 35) |
| Fehlendes Gleichgewicht und unnötig starke Spannung der wirbelsäulenstabilisierenden Muskulatur aufgrund eines zu weit nach vorne oder hinten geneigten Oberkörpers | Senkrechter Oberkörper im Sitzen (S. 39) |
| Fehlende Gegenrotation der Wirbelsäule beim Gehen aufgrund eines mangelnden Armschwungs | Armschwung (S. 76) |
| Nervenhypomobilität der oberen Extremität, die weiterlaufend auch die Neurodynamik der LWS- und Beinnerven einschränkt | Armnerven-Beweglichkeit (S. 95) |

## Navi 26 – Verdrehte oder hypomobile WirbelNavi

### Verdehte oder hypomobile Wirbel C0 – C5

| Mögliche funktionelle Beschwerde-Ursachen | Tests und Übungen |
|---|---|
| Weiterlaufende Verspannung der Nackenmuskeln, wenn die Zunge so weit nach vorne oder zur Seite geschoben wird, dass sie die Zähne berührt | Entspannte Zunge (S. 53) |
| Verspannung der Nackenmuskeln aufgrund einer Verspannung der Kiefermuskulatur | Entspannter Unterkiefer (S. 55) |
| Hypertone Schulterelevatoren | Entspannte Schultern (S. 59) |
| Hypertone Schulter- und Nackenmuskulatur durch eine kostosternale Atmung | Bauchatmung (S. 61) |
| Hypertonus der Nackenextensoren und Spannung in der ligamentären Anheftung der Dura an den Wirbeln durch eine eingeschränkte Neurodynamik der Dura mater | Bein-, Rücken- und Kopfnerven-Beweglichkeit (S. 110) |
| Mangelnde muskläre Stabilisation der Wirbel bei zusammengesunkener Sitzhaltung | Neutrale Wirbelsäulenschwingung (S. 26) |
| Weiterlaufende Verspannung der Nackenmuskeln aufgrund einer hochgeschobenen Unterlippe | Entspannte Unterlippe (S. 57) |
| Verdrehte Wirbel durch eine verdrehte Haltung | Unverdrehte Wirbelsäule (S. 35) |
| Umwelteinflüsse, die eine neutrale dynamische Haltung mit Wechseln zwischen Be- und Entlastung erschweren | Haltungsgerechte Umwelt (S. 41) |

### Verdrehte oder hypomobile Wirbel C6-T3 (zervikothorakaler Übergang)

| Mögliche funktionelle Beschwerde-Ursachen | Tests und Übungen |
|---|---|
| Skapulaprotraktion aufgrund einer mangelnden Dehnfähigkeit der Mm. pectoralis minor und major | Dreh-Beweglichkeit (S. 102) |
| HWS-Hyperextension aufgrund eines BWS-Extensionsdefizites | Brustwirbelsäulen-Aufrichtung (S. 85) |
| Hypertonus der ipsilateralen HWS-Muskulatur und Zug hypomobiler Nerven über ihre Anheftung in den intervertebralen Foramina | Armnerven-Beweglichkeit (S. 95) |
| Hypertonus der Nackenextensoren und Spannung in der ligamentären Anheftung der Dura an den Wirbeln durch eine eingeschränkte Neurodynamik der Dura mater | Bein-, Rücken- und Kopfnerven-Beweglichkeit (S. 110) |
| Verdrehte Wirbel durch eine verdrehte Haltung | Unverdrehte Wirbelsäule (S. 35) |
| Sitzen mit nach anteriorer verschobener Kopfhaltung | Neutrale Wirbelsäulenschwingung (S. 26) |
| Umwelteinflüsse, die eine neutrale dynamische Haltung mit Wechseln zwischen Be- und Entlastung erschweren | Haltungsgerechte Umwelt (S. 41) |
| Hypertone Schulter- und Nackenmuskulatur durch eine kostosternale Atmung | Bauchatmung (S. 61) |
| Hypertone Schulterelevatoren | Entspannte Schultern (S. 59) |
| Verspannung der Nackenmuskeln aufgrund einer Verspannung der Kiefermuskulatur | Entspannter Unterkiefer (S. 55) |
| Weiterlaufende Verspannung der Nackenmuskeln, wenn die Zunge so weit nach vorne oder zur Seite geschoben wird, dass sie die Zähne berührt | Entspannte Zunge (S. 53) |
| Weiterlaufende Verspannung der Nackenmuskeln aufgrund einer hochgeschobenen Unterlippe | Entspannte Unterlippe (S. 57) |

**Verdrehte oder hypomobile Wirbel T6-T10 (BH und knapp darüber)**

| Mögliche funktionelle Beschwerde-Ursachen | Tests und Übungen |
|---|---|
| Verspannung des Zwerchfells bei kostosternaler oder paradoxer Atmung | Bauchatmung (S. 61) |
| Mangelnde muskläre Stabilisation der Wirbel bei zusammengesunkener Sitzhaltung | Neutrale Wirbelsäulenschwingung (S. 26) |
| Verdrehte Wirbel durch eine verdrehte Haltung | Unverdrehte Wirbelsäule (S. 35) |

**Verdehte oder hypomobile Wirbel LWS**

| Mögliche funktionelle Beschwerde-Ursachen | Tests und Übungen |
|---|---|
| Mangelnde muskläre Stabilisation der Wirbel bei zusammengesunkener Sitzhaltung | Neutrale Wirbelsäulenschwingung (S. 26) |
| Verdrehte Wirbel durch eine verdrehte Haltung | Unverdrehte Wirbelsäule (S. 35) |
| Umwelteinflüsse, die eine neutrale dynamische Haltung mit Wechseln zwischen Be- und Entlastung erschweren | Haltungsgerechte Umwelt (S. 41) |
| Mangelnde muskläre Stabilisation der Wirbel bei Bewegungen | Stabilisierte neutrale Wirbelsäulenschwingung (S. 37) |
| Verdrehte Wirbel in Folge einer ISG-Verdrehung | Oberschenkel-Vorderseiten-Dehnbarkeit (S. 125) |
| Verdrehte Wirbel durch eine ISG-Dysfunktion oder direkten Zug eines verspannten M. psoas an den Wirbeln L1 – L5 | Hüftstreck-Beweglichkeit (S. 121) |

# 13 Messen + planen + kommunizieren

## 13.1 Wie messe ich Fortschritte in Richtung Testziel?

▶ **Alltagstests** (**Haltung, Entspannung, Bewegung, Koordination**): Prozentsatz der Zeit, in welcher der Patient das Ziel im Alltag (Schlafen ausgenommen) nach subjektiver Einschätzung erreicht.

▶ **Bauch- und Rückenmuskelkraft:** Anzahl der Wiederholungen die langsam, schmerzfrei, kontrolliert, ohne Zittern und ohne große Anstrengung gelingen.

▶ **Schulterblatt- und Oberarmmuskel-Kraft:** Anzahl der Sekunden, die kontrolliert, schmerzfrei, ohne Zittern und ohne große Anstrengung gehalten werden können.

▶ **Ausdauer:** Durchschnittliche Minuten Ausdauertraining pro Woche, die mit einer Pulsfrequenz von circa 120 und einem subjektiv guten Gefühl möglich sind.

▶ **Beweglichkeit:** Abstand zum Testziel in Fingerbreiten (▶ Abb. 13.1 bis ▶ Abb. 13.3) oder Zentimetern (▶ Abb. 13.4 bis ▶ Abb. 13.12).

## 13.1.1 Messung in Fingerbreiten

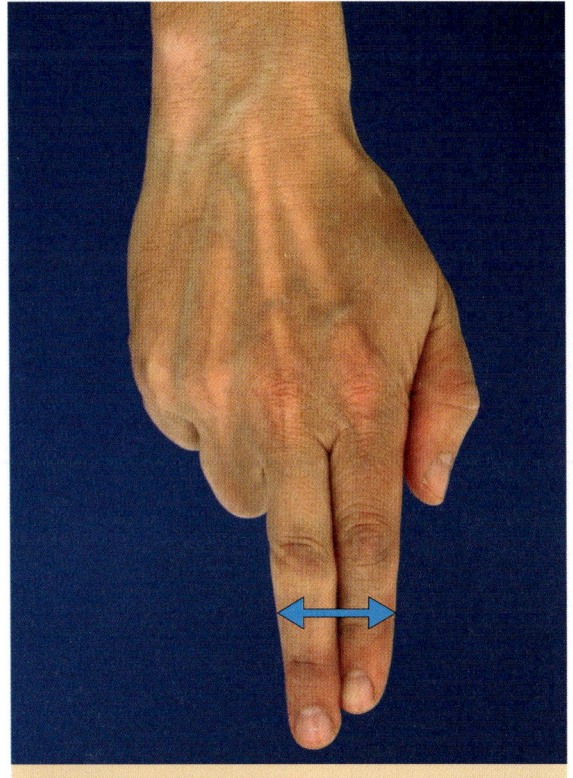

**Abb. 13.1** Zwei Finger breit.

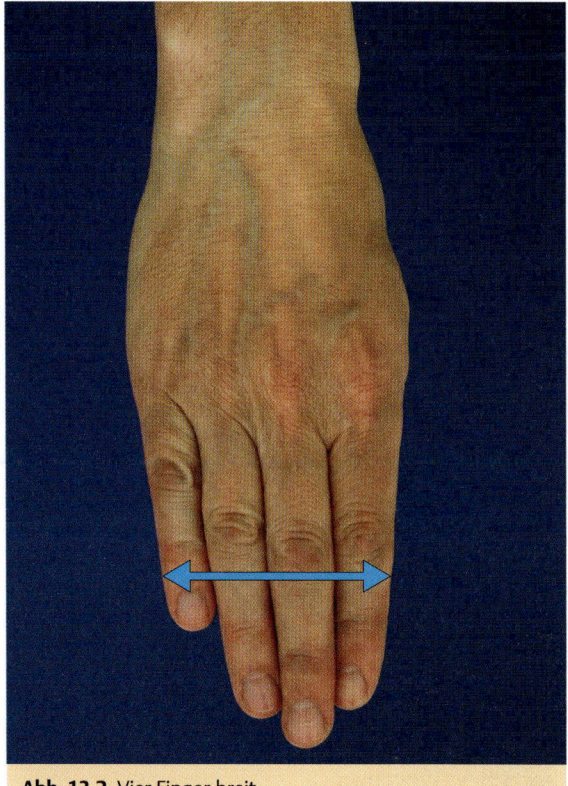

**Abb. 13.2** Vier Finger breit.

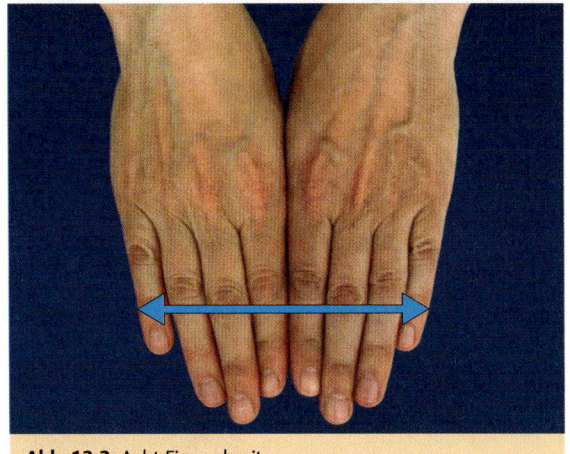

**Abb. 13.3** Acht Finger breit.

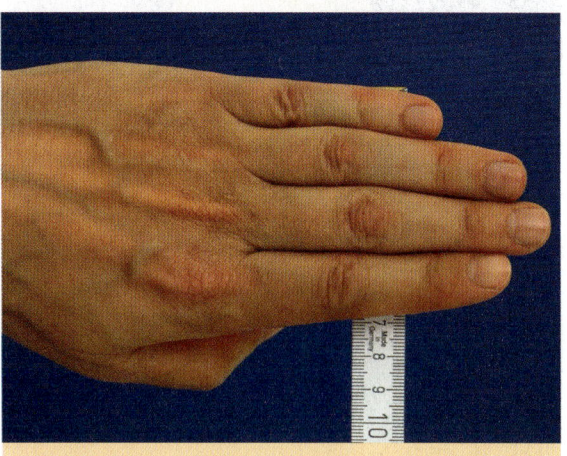

**Abb. 13.4** Messung der Fingerbreiten mit einem Lineal.

## 13.1.2 Messung in Zentimetern

Für die Messung in Zentimetern gibt es zwei Möglichkeiten:

▶ **Finger abmessen** Nach der Messung des Abstandes zum Testziel in Fingerbreiten liest der Therapeut die Breite der verwendeten Finger auf einem Lineal (▶ Abb. 13.4) oder einer Schieblehre (▶ Abb. 13.5) in Zentimetern ab.

▶ **Messen mit Meterstäben** Kleine Abstände können mit einem handelsüblichen Meterstab gemessen werden, der aus zehn zusammenklappbaren Stäbchen besteht. Dabei wird überprüft, wie viele Stäbchen breit der Abstand zum Testziel ist. Hat der Meterstab eine typische Breite von 3,5 cm, sind es 3,5 Millimeter pro Stäbchen. Am einfachsten ist es mit dem Ende des Meterstabes zu messen, an dem alle zehn Stäbchen gleich lang sind (▶ Abb. 13.6). An diesem Ende sind immer zwei Stäbchen fest miteinander verbunden, sodass sich bei einem 3,5 cm breiten Maßstab, fünf Doppelstäbchen je 7 Millimetern Breite ergeben. Wer sich das Kopfrechnen ersparen möchte, kann die fünf verschiedenen 7 Millimeter-Schritte auf dem Meterstab markieren (▶ Abb. 13.7).

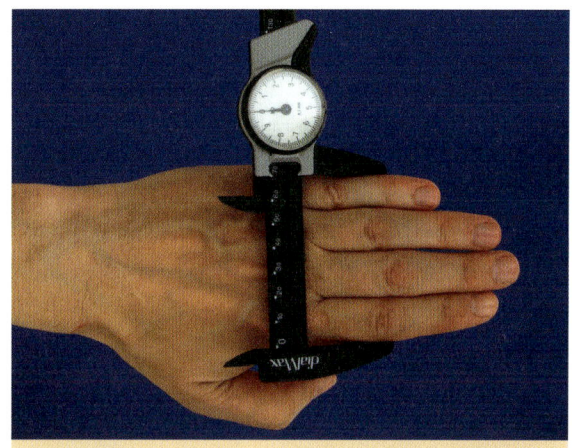

**Abb. 13.5** Messung der Fingerbreiten mit einer Schieblehre.

Bei der Messung, bewegt sich der Patient so weit in Richtung Testziel, bis er die erste Spannung spürt und verharrt in dieser Haltung. Hat er das Testziel in diesem Moment noch nicht erreicht, schätzt der Therapeut den Abstand zum Testziel ab, klappt einen entsprechend breiten Block um 180° um (▶ Abb. 13.8) und hält ihn zwischen das Testziel (wie zum Beispiel die Wand) und den Körperteil des Patienten der das Testziel berühren soll (▶ Abb. 13.9). Hat

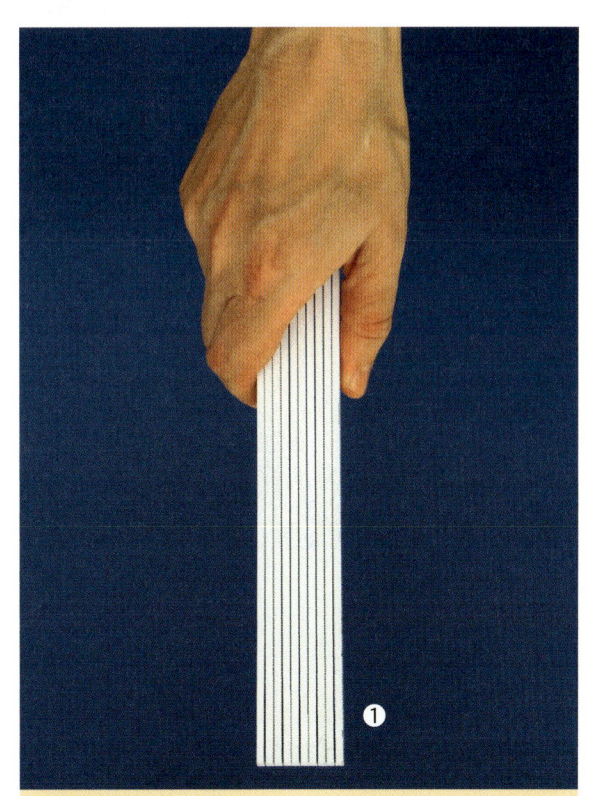

**Abb. 13.6** Handelsüblicher Meterstab, bei dem auf der einen Seite (1) alle 10 Stäbchen gleich lang sind.

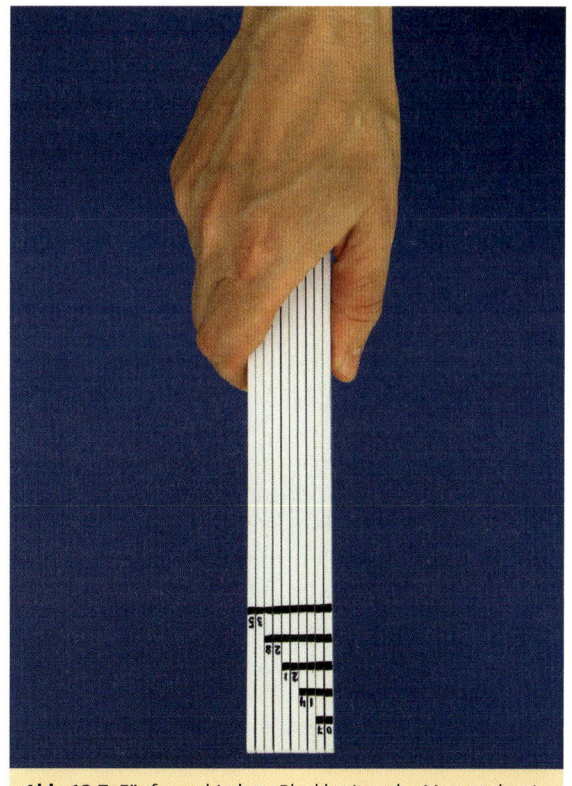

**Abb. 13.7** Fünf verschiedene Blockbreiten des Meterstabes in Millimetern.

Messen + planen + kommunizieren

sich der Therapeut verschätzt, nimmt er entsprechend viele Doppelstäbchen hinzu oder weg, bis die Breite des Blocks dem Abstand zwischen Körper und Testziel entspricht.

Abstände von über 3,5 cm werden mit zwei Meterstäben gemessen. Dabei wird ein Meterstab im rechten Winkel gegen das Testziel (zum Beispiel die Wand) gehalten (▶ Abb. 13.10). Der zweite Meterstab wird um 90° abgewinkelt und eng an den ersten Meterstab gelegt, sodass der abgewinkelte Teil parallel zum Testziel ist. (▶ Abb. 13.11). Besonders geeignet sind hierfür Meterstäbe die bei 90° einrasten.

Um den Abstand zum Testziel zu messen, lässt der Therapeut nun den geknickten Meterstab parallel am zweiten Meterstab entlang bis an den Körperteil des Patienten gleiten, der das Testziel berühren soll. Sobald der geknickte Meterstab den entsprechenden Körperteil berührt, kann sein Abstand auf dem anderen Meterstab abgelesen werden (▶ Abb. 13.12).

Handelsübliche Meterstäbe sind 3,5 cm breit und im auseinander geklappten Zustand 2 Meter lang. Bei Bedarf sind im Handel auch Sondergrößen von 3 oder 4 Metern Länge erhältlich, die dann auch entsprechend breiter sind.

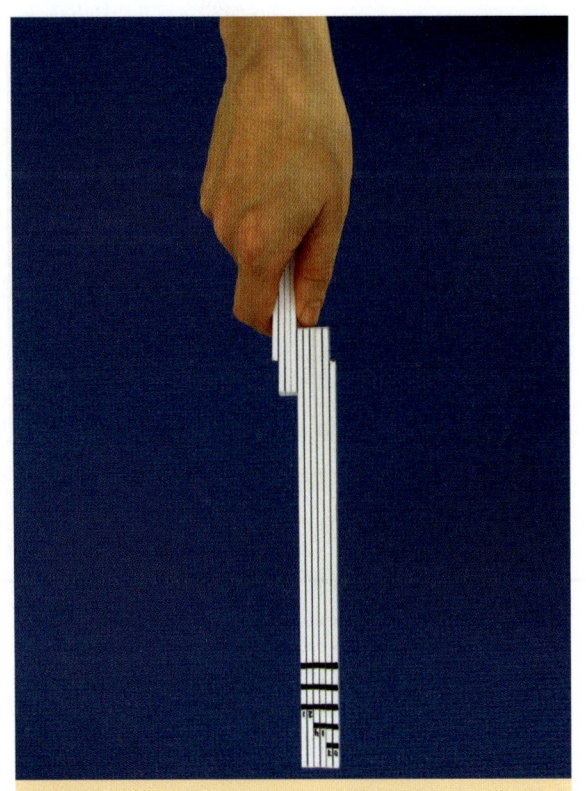

**Abb. 13.8** Ein umgeklappter 21 mm breiter Block ...

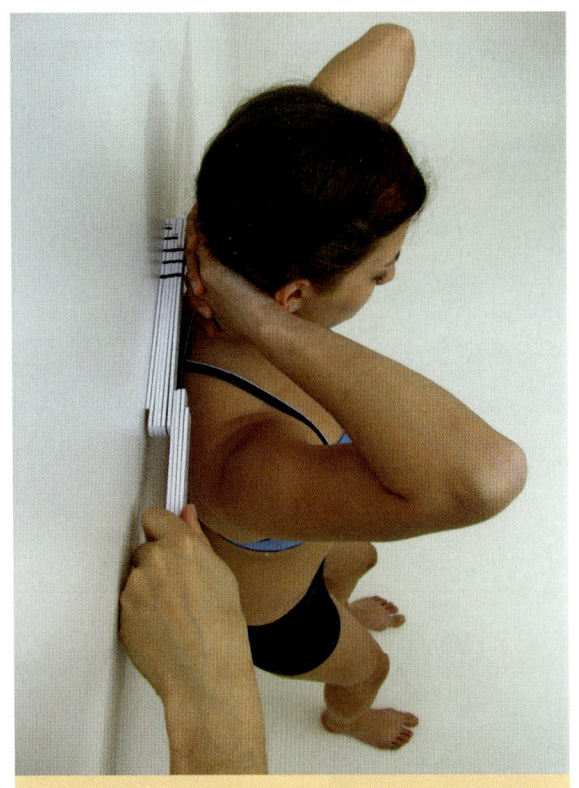

**Abb. 13.9** ... entspricht dem Abstand zwischen den Fingern und der Wand beim Test der Brustwirbelsäulen-Aufrichtung. Somit kann festgehalten werden, dass der Abstand zum Testziel in diesem Beispiel 21 mm beträgt.

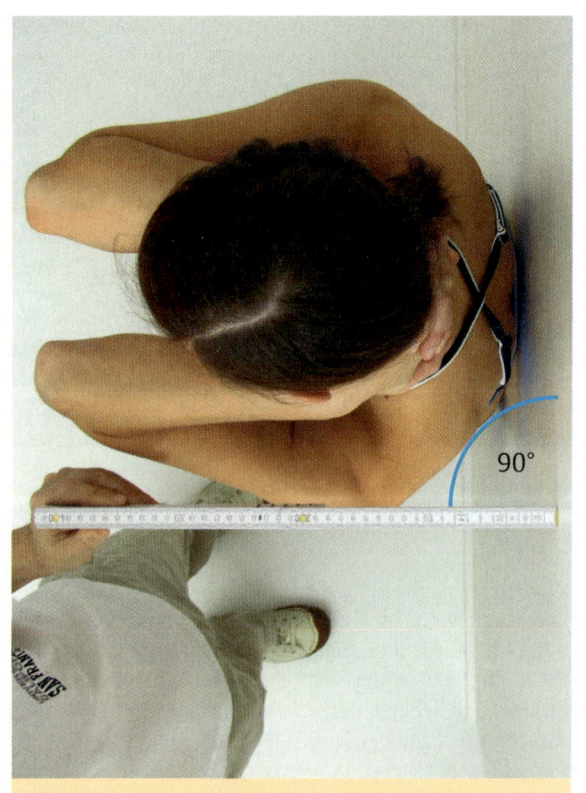

## Wie messe ich Fortschritte in Richtung Testziel?

**Abb. 13.10** Ein senkrecht gegen die Wand gehaltener weißer Meterstab.

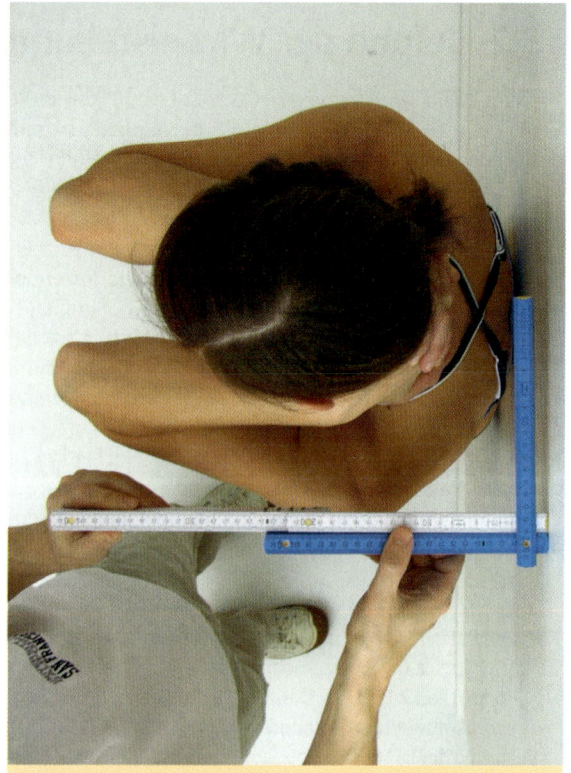

**Abb. 13.11** An diesen Meterstab wird ein zweiter 90° geknickter blauer Meterstab angelegt, sodass der rechtwinkelig abgeknickte Teil parallel zur Wand steht.

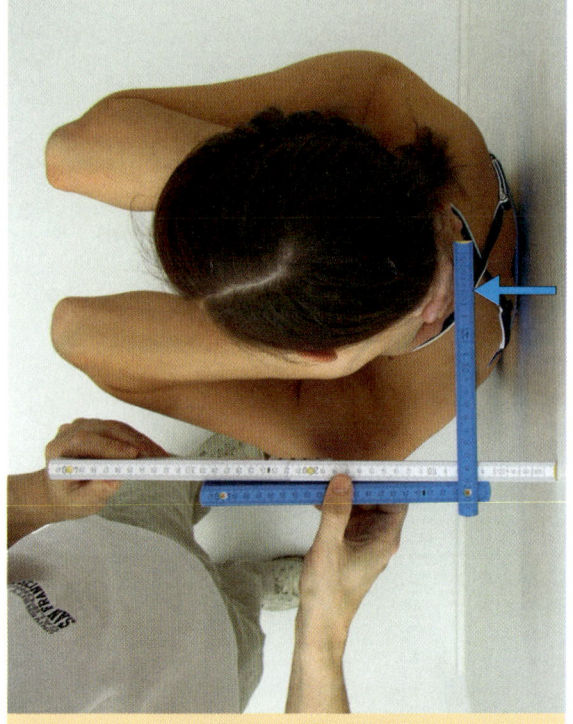

**Abb. 13.12** Der geknickte blaue Meterstab rutscht entlang dem geraden weißen Meterstab auf den Körperteil zu, der das Testziel berühren soll. Sobald der blaue Meterstab diesen Körperteil berührt, kann die Entfernung zum Testziel auf der Skala des weißen Meterstabes abgelesen werden. In diesem Fall sind es 8 cm.

193

Messen + planen + kommunizieren

## 13.2 Befund der Wirbelstellung

Um den Effekt der Übungen des Navi 26 (S. 187 f) auf die Wirbel beurteilen zu können, muss der Eingangsbefund nach jeder einzelnen Übung mit dem Wiederbefund der Wirbelstellung und Wirbelmobilität verglichen werden.

Eine einfache und schnelle Art zur Befundung der Wirbelstellung ist die Ertastung zweier aufeinander folgender Dornfortsätze im Pinzettengriff (▶ Abb. 13.13). Eine überall schnell umsetzbare Ausgangsstellung hierfür ist der Kutschersitz. Dabei ruht der Kopf des Patienten entspannt mit der Stirn auf seinen verschränkten Unterarmen, damit sich die Nackenmuskeln entspannen und eine Palpation der Dornfortsätze ermöglichen. Je nach Verfügbarkeit kann der Patient seine Unterarme dabei wahlweise auf einer Behandlungsbank (▶ Abb. 13.14) oder der Rückenlehne eines Stuhles ablegen, auf dem er rittlings sitzt (▶ Abb. 13.15).

Hat der Patient den Kutschersitz eingenommen, beginnt der Therapeut die Untersuchung mit der Palpation der Dornfortsätze C2 und C3. Danach folgen Segment für Segment in absteigender Reihenfolge C3 und C4, C4 und C5 usw., bis er bei L5 und S1 angekommen ist. Dabei markiert sich der Therapeut die Dornfortsätze die seitlich abweichen mit einem Pfeil (▶ Abb. 13.16 oder ▶ Abb. 13.18).

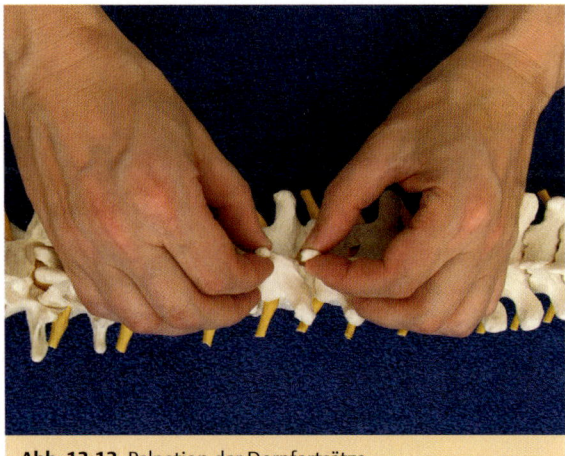

**Abb. 13.13** Palpation der Dornfortsätze.

Weil Dornfortsätze auch krumm sein können, bedeutet der nach rechts abweichende Dornfortsatz von C7 in ▶ Abb. 13.16 nicht zwingend, dass der Wirbelkörper von C7 nach links rotiert ist. Reponiert aber nach einer bestimmten Übung der C7-Dornfortsatz (▶ Abb. 13.17), während sich zeitgleich auch die Funktion und die Symptomatik im Bereich von C7 verbessern, ist die Wahrscheinlichkeit hoch, dass auch der Wirbelkörper verdreht war. Ein weiteres Indiz für eine Linksrotation des C7-Wirbel-

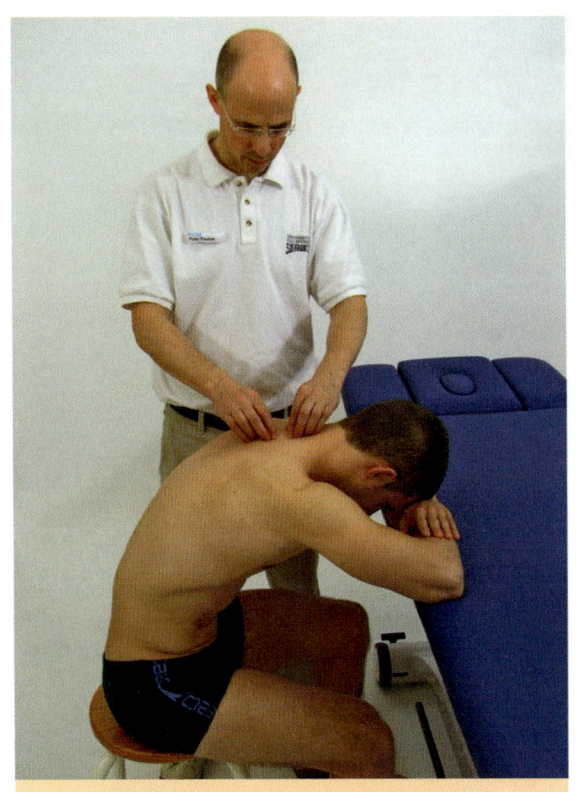

**Abb. 13.14** Kutschersitz an der Behandlungsbank.

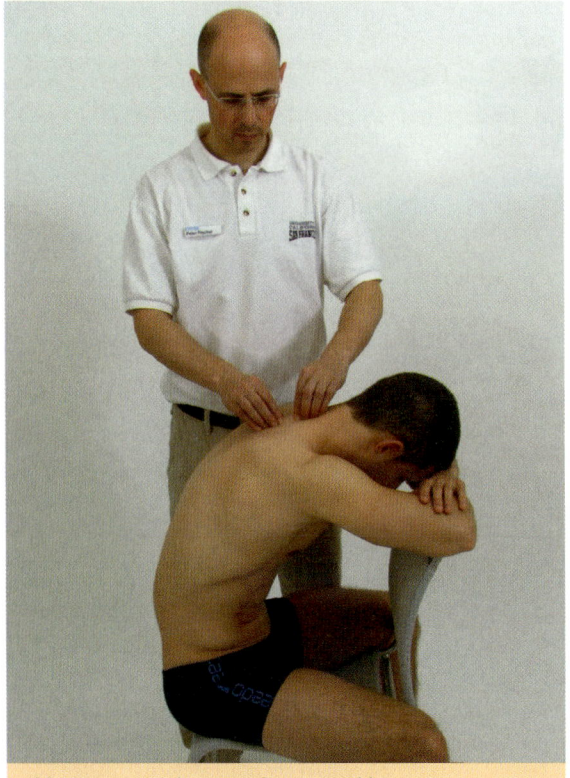

**Abb. 13.15** Kutschersitz auf einem Stuhl.

# Befund der Wirbelstellung

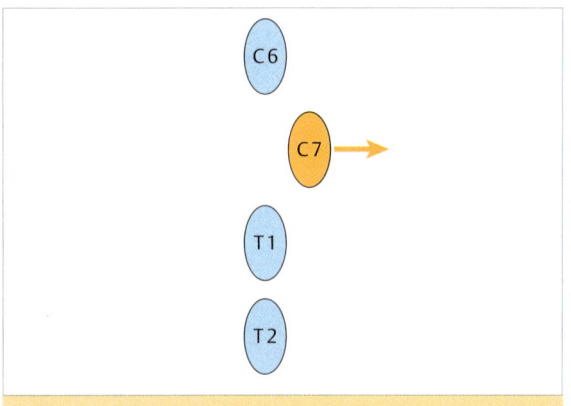

**Abb. 13.16** Sicht von dorsal: der Dornfortsatz von C7 weicht nach rechts ab.

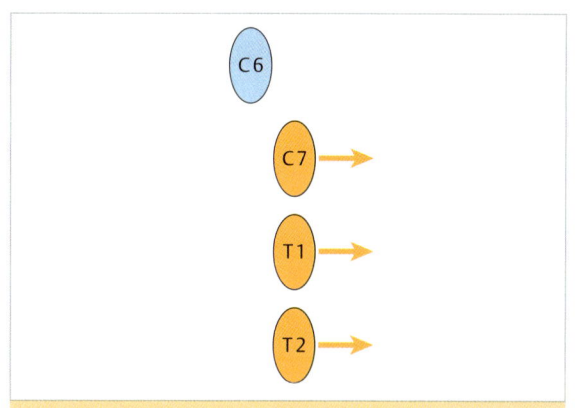

**Abb. 13.18** Der C7-Dornfortsatz weicht geschlossen mit allen darunter liegenden Dornfortsätzen nach rechts ab.

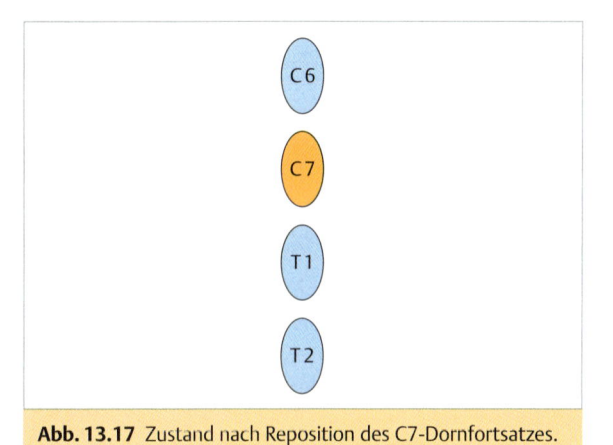

**Abb. 13.17** Zustand nach Reposition des C7-Dornfortsatzes.

körpers ist, wenn alle darunter liegenden Dornfortsätze ebenfalls nach rechts abweichen (▶ Abb. 13.18), weil es unwahrscheinlich ist, dass so viele aufeinander folgende Dornfortsätze gleichmäßig krumm sind.

## 13.3 Schmerzskala

Um die Schmerzintensität Ihres Patienten auf einer Skala von 0–10 dokumentieren zu können, ist die folgende Farbskala hilfreich (▶ Abb. 13.19). Sie wird auch als visuelle analoge Skala (VAS) bezeichnet und ist durch die gestrichelten senkrechten Linien in die Bereiche 0–10 unterteilt:

Fordern Sie ihren Patienten auf, seinen Finger auf die Stelle der Skala zu legen, die seinem Schmerz entspricht und notieren Sie sich die Nummer des entsprechenden Feldes. Damit Ihr Patient bei seiner Schmerzbewertung nicht durch die Nummern verwirrt oder beeinflusst wird, sollten Sie die Skala ohne Nummern auf der nächsten Seite benutzen.

Ein Bild der langfristigen Schmerzentwicklung erhalten Sie, wenn Sie beim Erstbefund den minimalen, maximalen und typischen Durchschnitts-Schmerzwert „der letzten Zeit" abfragen und bei den Folgeterminen mit den Werten „seit der letzten Behandlung" vergleichen.

Der unmittelbare Effekt einer Übung auf den Schmerz, zeigt sich durch den Vergleich der aktuellen Schmerzwerte direkt vor und nach der entsprechenden Übung.

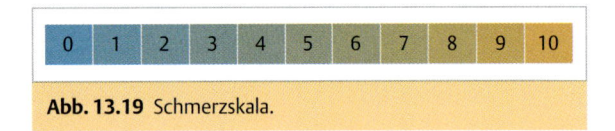

**Abb. 13.19** Schmerzskala.

▶ Wo liegt Ihr Schmerz?

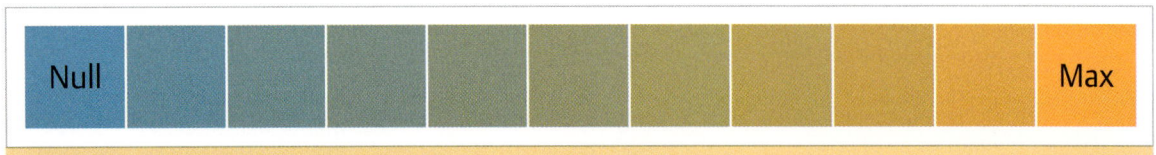

**Abb. 13.20** Null, ganz links im blauen Bereich bedeutet: überhaupt keine Schmerzen. Maximal, ganz rechts im orangenen Bereich bedeutet: schlimmste Schmerzen, die ich kenne.

## 13.4 Übungsplan für Patienten

Einen „Übungsplan für Patienten" können Sie unter www.wirbelsaeulen-fitness herunterladen.

Diesen und andere „Downloads" finden Sie dort unter dem Menüpunkt „Informatioen für Ärzte, Trainer und Therapeuten".

> **Beispiel**
>
> Wie dieser Plan aussieht und benutzt wird, zeigt das folgende Beispiel (▶ Abb. 13.21):
>
> Markieren Sie für Ihren Patienten einfach die Kästchen vor den Übungen, die er machen soll, mit einem „✓".
>
> Die Tests die er bestanden hat und deren Übung deshalb unnötig ist, umkreisen sie. Damit behalten Sie die Übersicht welche Tests bereits gemacht wurden.
>
> Bei Bedarf können Sie mit A, B oder C markieren, welche Übungen für Ihren Patienten höchste (A), mittlere (B) oder eine relativ geringe Priorität (C) haben.
>
> Wären mehr Ausgleichsübungen sinnvoll als für den Patient täglich machbar sind, können Sie außerdem ergänzen, welche Übungen täglich (tgl.) und welche zum Beispiel nur drei Mal pro Woche (3×/W) durchgeführt werden sollen. Alternativ zur Anzahl pro Woche, kann durch die Angabe bestimmter Tagen (Mo, Mi, Fr) auch eine genaue Wochen-Abfolge der Übungen erstellt werden.

## Messen + planen + kommunizieren

**Wirbelsäulen-Fitness-Check**  www.wirbelsaeulen-fitness.de

Patient:  Therapeut:  Datum:

Praxis:

☑ Test nicht bestanden = Üben  ◯ Test bestanden = nicht Üben

### Alltag

| | Haltung | Seite | |
|---|---|---|---|
| B | ☑ Symmetrische Fußstellung | 24 | |
| A | ☑ Neutrale Wirbelsäulenschwingung | 24 | |
| | ☐ Un... | 26 | |
| | ☐ Stabil... | 26 | |
| | ☐ Senkr... | 28 | |
| B | ☑ Haltungsgerechte Umwelt | 30 | |
| | ☐ Höhe der Sitzfläche | 31 | |
| | ☐ Knie- und Fußabstand | 31 | |
| | ☐ Gewichtsverteilung im Sitzen | 31 | |
| | ☐ Standbreite | 32 | |
| | ☐ Gewichtsverteilung im Stehen | 32 | |
| | ☐ Stehhaltung mit senkrechtem Oberkörper | 33 | |

> Eine Haltung mit neutraler Wirbelsäulenschwingung (A) ist für diesen Patient wichtiger als eine symmetrische Fußstellung (B).

| Entspannung | |
|---|---|
| ☐ Entspannte Zunge | 35 |
| ☐ Entspannter Unterkiefer | 35 |
| ☐ Entspannte Unterlippe | 36 |
| ☐ Entspannte Schultern | |
| ☐ Bauchatmung | |

| Bewegung | |
|---|---|
| ☐ Sitzwechsel | 39 |
| ☐ Lagewechsel | 40 |
| ☐ Dynamisches Sitzen und Stehen | 40 |

| Koordination | |
|---|---|
| ☐ Aus der Rückenlage zum Sitz | 42 |
| ☐ Balance | 43 |
| ☐ Armschwung | 44 |
| ☐ Hüftstreckung | 46 |
| ☐ Augenmuskel-Koordination | 47 |

### Ausgleichsübungen

| Beweglichkeit | Seite | |
|---|---|---|
| ☐ Halswirbelsäulen-Aufrichtung | 51 | |
| ☑ Brustwirbelsäulen-Aufrichtung | 54 | tgl |
| ☐ Rückenmuskel-Dehnbarkeit | 56 | |
| ☐ Schulter-Beweglichkeit | 57 | |
| ☐ Fingerbeuger-Dehnbarkeit | 58 | |
| ☑ Armnerven-Beweglichkeit | 59 | tgl |
| ☑ Dreh-Beweglichkeit | 60 | Mo+Fr |
| ☐ | 62 | |
| ☐ | 64 | |
| ☐ | 65 | |
| ☐ ...weglichkeit | 66 | |
| ☐ Oberschenkel-Rückseiten-Dehnbarkeit | 67 | |
| ☐ Waden-Dehnbarkeit | 69 | |
| ☐ Oberschenkel-Innenseiten-Dehnbarkeit | 70 | |
| ☐ Hüftstreck-Beweglichkeit | 71 | |
| ☐ Oberschenkel-Vorderseiten-Dehnbarkeit | 72 | |

> Die Armnerven-Beweglichkeit sollte täglich trainiert werden (tgl). Die Dreh-Beweglichkeit nur montags und freitags (Mo+Fr).

| Kraft | |
|---|---|
| ☐ Bauch- und vordere Halsmuskel-Kraft | 75 |
| ◯ Rückenmuskel-Kraft | 77 |
| ☐ Schulterblatt- und Oberarmmuskel-Kraft | 79 |

☐ Ausdauer  81

> Der Test der Rückenmuskel-Kraft wurde bestanden und wurde deshalb umkreist. Es ist unnötig die Rückenmuskel-Kraft zu trainieren.

> Auf Seite 43 des Übungsbuches für Patienten, finden sich der Balance-Test und die Balance-Übung.

Markieren Sie die nicht bestandenen Tests mit einem ☑ und machen Sie die entsprechende Übungen. Umkreisen Sie außerdem die Kästchen der Übungen, die unnötig sind, weil Sie den entsprechenden Test bestanden haben. So behalten Sie den Überblick darüber, welche Tests Sie noch nicht gemacht haben.

**Abb. 13.21** Übungsplan für Patienten.

## 13.5 Therapieplan

### Die Vorteile eines Therapieplans

> **Effektivität und Kommunikation**
>
> Nur mit einem Therapieplan ist es möglich, systematisch einzugrenzen was dem Patient hilft. Dies ist die Grundvoraussetzung für eine einfache effektive Lösung. Der Therapieplan ist zudem die Basis für eine professionelle Kommunikation mit Ihren Patienten und den überweisenden Ärzten.

Wird zum Beispiel der Abstand zum Testziel gemessen und im Therapieplan eingetragen, zeigt die Wiederholung der Messung beim nächsten Termin, wie effektiv der Patient geübt hat. Dies ermöglicht folgende spezifische Reaktionen des Therapeuten:

- Falls der Patient erfolgreich geübt hat, wird dies durch die Messung sichtbar. Der sichtbare Fortschritt und das Lob des Therapeuten motivieren den Patienten engagiert weiterzuüben.
- Hat der Patient nicht ausreichend geübt, zeigt die Messung, dass er seiner Verantwortung nicht nachgekommen ist. Therapeut und Patient können dann Möglichkeiten zur Verbesserung der Übungsdisziplin besprechen.
- Falls der Patient trotz intensiven Übens keine Fortschritte gemacht hat, muss überprüft werden, ob die Übung korrekt ausgeführt wurde oder ob sie noch – wie unter „was tun wenn's nicht klappt" – durch andere Techniken oder Übungen vorbereitet werden muss.

Der Therapieplan hat zwei Seiten. Auf den folgenden vier Seiten finden Sie erst ein Beispiel eines ausgefüllten Therapieplans (▶ Abb. 13.22 a, b) und dann einen leeren Therapieplan (▶ Abb. 13.22 c, d), den Sie als Kopiervorlage benützen dürfen. Für den Einsatz im Behandlungsalltag, können Sie die beiden Seiten des kopierten Therapieplans wahlweise aneinanderheften oder auf die Vorder- und Rückseite eines Blattes kopieren.

## Messen + planen + kommunizieren

**PATIENT:** Inge Mustermann    **THERAPEUT:** Hans Maier    Wirbelsäulen-Fitness-Check (www.wirbelsaeulen-fitness.de)

✓ = gemacht, P = Plan für nächste Behandlung, X = Technik stoppen, ↑ = vermehrt, ↓ = vermindert, → = gleich, // der Effekt war, L = links, R = rechts, + = positiv, – = negativ

| Ziele = die Verbesserung folgender Befunde | DATUM - 1. TERMIN 05.08.2012 | DATUM - 2. TERMIN 12.08.2012 | DATUM - 3. TERMIN 19.08.2012 | DATUM - 4. TERMIN | DATUM - 5. TERMIN | DATUM - 6. TERMIN | DATUM - 7. TERMIN | DATUM - 8. TERMIN |
|---|---|---|---|---|---|---|---|---|
| ① Bei HWS-LR: linker HWS-Schmerz 5-6/10 | 5 / 2 | 4 / 2 | 2 / 1 | / | / | / | / | / |
| ② HWS-Ruhe-Schmerz 0-4/10 | 2 / 0 | 2 / 0 | 0 / 0 | / | / | / | / | / |
| ③ mg überprüfen pro Tag | 600 / | 600 / | 200 / | / | / | / | / | / |
| ④ | / | / | / | / | / | / | / | / |
| ⑤ | / | / | / | / | / | / | / | / |
| ⑥ | / | / | / | / | / | / | / | / |
| Wirbelsäulen-Fitness-Check | | | | | | | | |
| **Haltung** | | | | | | | | |
| Symmetrische Fußstellung | | | | | | | | |
| Neutrale Wirbelsäulenschwingung | 0% ✓ // ↓ ② | 5% | 10% | P | | | | |
| Unverdrehte Wirbelsäule | | | | | | | | |
| Stabilisierte neutrale Wirbelsäulenschwingung | | | | | | | | |
| Senkrechter Oberkörper | | | | | | | | |
| Haltungsgerechte Umwelt | | | | P = Arbeitsplatz ansehen | | | | |
| Höhe der Sitzfläche | | | | | | | | |
| Knie- und Fußabstand | | | | | | | | |
| Gewichtsverteilung im Sitzen | | | | | | | | |
| Standbreite | | | | | | | | |
| Gewichtsverteilung im Stehen | | | | | | | | |
| Stehhaltung mit senkrechtem Oberkörper | | | | | | | | |
| **Entspannung** | | | | | | | | |
| Entspannte Zunge | | | | | | | | |
| Entspannter Unterkiefer | | | | | | | | |
| Entspannte Unterlippe | | | | | | | | |
| Entspannte Schultern | | | | | | | | |
| Bauchatmung | – | x | | | | | | |
| **Bewegung** | | | | | | | | |
| Sitzwechsel | | | | | | | | |
| Lagewechsel | | | | | | | | |
| Dynamisches Sitzen und Stehen | | | | | | | | |

*1 vor der Behandlung, *2 nach der Behandlung

Anmerkungen:
- Der Schmerz, der auf der 0–10 Schmerzskala zu Beginn der ersten Behandlung 5 gewesen war, lag am Ende der dritten Behandlung bei 1.
- „HWS-Ruhe-Schmerz 0–4/10" bedeutet, dass die Schwankungsbreite des Schmerzes auf der 0–10 Skala von völlig schmerzfrei (0) bis 4 reicht.
- Zu Beginn des zweiten Termins lag der Schmerz bei 2.
- Am Ende des zweiten Termins war der Schmerz 0.
- Der Patientin berichtet beim dritten Termin, dass sie im Alltag inzwischen 10% der Zeit aufrecht sitzt.
- Die Patientin sitzt im Alltag nie aufrecht (0%). Der Effekt (//) des Haltungstrainings während des Termins war, dass sich der Befund Nr. 2 (HWS-Ruhe-Schmerz) besserte (↓).
- Der Plan „P" für den 4ten Termin ist es, die Haltung wieder zu überprüfen.
- Der Plan „P" für den fünften Termin ist es, die Patientin an ihrem Arbeitsplatz zu besuchen, um Haltung, Arbeitsabläufe und den Arbeitsplatz selbst zu optimieren.
- Da der Patient den Test bestanden hat weil er bereits von Natur aus in seinen Bauch atmet, wurde hier ein „–" für „Test negativ" notiert. Dass die Bauchatmung daher auch nicht geübt werden muss, wurde per „x" für die folgenden Behandlungen vermerkt.

*Beispiel Trainingsplan*

**Abb. 13.22 a** Ausgefüllter Beispiel-Therapieplan – Seite 1.

# Therapieplan

## Beispiel Trainingsplan

| | DATUM - 1. TERMIN | DATUM - 2. TERMIN | DATUM - 3. TERMIN | DATUM - 4. TERMIN | DATUM - 5. TERMIN | DATUM - 6. TERMIN | DATUM - 7. TERMIN | DATUM - 8. TERMIN |
|---|---|---|---|---|---|---|---|---|
| | 05.08.2012 | 12.08.2012 | 19.08.2012 | | | | | |
| **Koordination** | | | | | | | | |
| Aus der Rückenlage zum Sitz | | | | | | | | |
| Balance | | | | | | | | |
| Armschwung | | | | | | | | |
| Hüftstreckung | | | | | | | | |
| Augenmuskel-Koordination | +√//→①+② | x | | | | | | |
| **Beweglichkeit** | | | | | | | | |
| Halswirbelsäulen-Aufrichtung | | | | | | | | |
| Brustwirbelsäulen-Aufrichtung | 4F√//↓①+② | 3F | 2F | P | | | | |
| Rückenmuskel-Dehnbarkeit | | | | | | | | |
| Schulter-Beweglichkeit | | | | | | | | |
| Fingerbeuger-Dehnbarkeit | | | | | | | | |
| Armnerven-Beweglichkeit | | | L4 R1 √//①→② ↓2auf1 | P | | | | |
| Dreh-Beweglichkeit | | | | | | | | |
| **Hebetechnik** | | | | | | | | |
| Hüftbeuge-Beweglichkeit | | | | | | | | |
| Gesäßmuskel-Dehnbarkeit | | | | | | | | |
| Bein-, Rücken- und Kopfnerven-Beweglichkeit | 5F √//↑①+② | x | | | | | | |
| Oberschenkel-Rückseiten-Dehnbarkeit | | | | | | | | |
| Waden-Dehnbarkeit | | | | | | | | |
| Oberschenkel-Innenseiten-Dehnbarkeit | | | | | | | | |
| Hüftstreck-Beweglichkeit | | | | | | | | |
| Oberschenkel-Vorderseiten-Dehnbarkeit | | | | | | | | |
| **Kraft** | | | | | | | | |
| Bauch- und vordere Halsmuskel-Kraft | | | | | | | | |
| Ruckenmuskel-Kraft | | | | | | | | |
| Schulterblatt- und Oberarmmuskel-Kraft | 20S √//→①+② | 20 Sek | 35 Sek | P | | | | |
| **Ausdauer** Minuten pro Woche: | | 30 | 30 | P = 45 | | | | |
| **Manuelle Therapie & Anderes** | A-P Mobilisation Linke 1ste Rippe in Rückenlage Kopfkissen zur Probe mitgegeben | √//↓①2-1 √ | P P = wie wars? | | | | | |

**Annotationen:**

- Bei der ersten Behandlung veränderte die Übung „Augenmuskel-Koordination" die Symptome Nr. 1 und 2 nicht. Aufgrund dieser Inerrektivität wurde per „x" vorgemerkt, die Übung beim nächsten Termin nicht zu wiederholen.
- Beim Test fehlten vier Fingerbreiten (4F) zum Testziel. Die Übung verringerte die Symptome Nr. 1 und 2.
- Beim dritten Termin fehlten nur noch 2 Fingerbreiten (2F) zum Testziel.
- Die Armnerven-Beweglichkeit wurde erst beim dritten Termin getestet. Zum Testziel fehlten auf der linken Seite 4 Finger und auf der rechten Seite 1 Finger. Die Übung der Armnerven-Beweglichkeit veränderte das Symptom 1 nicht, verringerte aber den Ruheschmerz (Symptom 2) von 2 auf 1 von 10. Weil der Platz nicht ausreichte, ragt der Aufschrieb bis in das nächste Feld.
- Weil diese Übung die Symptome Nr. 1 und 2 bei der ersten Behandlung verstärkte, wurde für das nächste Mal per „x" vermerkt, sie nicht zu wiederholen.
- Am Ende der dritten Behandlung, nahm sich der Therapeut vor, beim nächsten Mal die Dreh-Beweglichkeit zu überprüfen und markierte sich dies zu seiner Erinnerung mit einem „P" für „Plan".
- Beim dritten Termin konnte die Patientin die Übungsposition 35 Sekunden lang halten.
- Der Plan für den vierten Termin ist es, der Patientin zu empfehlen ihr Ausdauertraining auf 45 Minuten pro Woche zu steigern.
- Weil die Mobilisation der ersten Rippe beim dritten Termin effektiv war, ist der Plan für den 4ten Termin, sie zu wiederholen.
- Der Plan für den vierten Termin ist es, die Patientin zu fragen, wie ihr das beim dritten Termin ausgeliehene Kopfkissen bekam.
- Beim ersten Termin konnte die Übung von der Patientin nur 20 Sekunden lang gehalten werden und führte zu keiner Änderung der Symptome.

b Ausgefüllter Beispiel-Therapieplan – Seite 2.

## Messen + planen + kommunizieren

**PATIENT:**     **THERAPEUT:**     Wirbelsäulen-Fitness-Check (www.wirbelsaeulen-fitness.de)

✓ = gemacht, P = Plan für nächste Behandlung, X = Technik stoppen, ↑ = vermehrt, ↓ = vermindert, → = gleich, // der Effekt war, L = links, R = rechts, + = positiv, – = negativ

| Ziele = die Verbesserung folgender Befunde | DATUM - 1. TERMIN | DATUM - 2. TERMIN | DATUM - 3. TERMIN | DATUM - 4. TERMIN | DATUM - 5. TERMIN | DATUM - 6. TERMIN | DATUM - 7. TERMIN | DATUM - 8. TERMIN |
|---|---|---|---|---|---|---|---|---|
| ① | *1 / *2 | / | / | / | / | / | / | / |
| ② | / | / | / | / | / | / | / | / |
| ③ | / | / | / | / | / | / | / | / |
| ④ | / | / | / | / | / | / | / | / |
| ⑤ | / | / | / | / | / | / | / | / |
| ⑥ | / | / | / | / | / | / | / | / |

*1 vor der Behandlung, *2 nach der Behandlung

| Wirbelsäulen-Fitness-Check | | | | | | | | |
|---|---|---|---|---|---|---|---|---|
| **Haltung** | | | | | | | | |
| Symmetrische Fußstellung | | | | | | | | |
| Neutrale Wirbelsäulenschwingung | | | | | | | | |
| Unverdrehte Wirbelsäule | | | | | | | | |
| Stabilisierte neutrale Wirbelsäulenschwingung | | | | | | | | |
| Senkrechter Oberkörper | | | | | | | | |
| Haltungsgerechte Umwelt | | | | | | | | |
| Höhe der Sitzfläche | | | | | | | | |
| Knie- und Fußabstand | | | | | | | | |
| Gewichtsverteilung im Sitzen | | | | | | | | |
| Standbreite | | | | | | | | |
| Gewichtsverteilung im Stehen | | | | | | | | |
| Stehhaltung mit senkrechtem Oberkörper | | | | | | | | |
| **Entspannung** | | | | | | | | |
| Entspannte Zunge | | | | | | | | |
| Entspannter Unterkiefer | | | | | | | | |
| Entspannte Unterlippe | | | | | | | | |
| Entspannte Schultern | | | | | | | | |
| Bauchatmung | | | | | | | | |
| **Bewegung** | | | | | | | | |
| Sitzwechsel | | | | | | | | |
| Lagewechsel | | | | | | | | |
| Dynamisches Sitzen und Stehen | | | | | | | | |

c Blanko-Therapieplan – Seite 1.

# Therapieplan

| | DATUM - 1. TERMIN | DATUM - 2. TERMIN | DATUM - 3. TERMIN | DATUM - 4. TERMIN | DATUM - 5. TERMIN | DATUM - 6. TERMIN | DATUM - 7. TERMIN | DATUM - 8. TERMIN |
|---|---|---|---|---|---|---|---|---|
| Koordination | | | | | | | | |
| Aus der Rückenlage zum Sitz | | | | | | | | |
| Balance | | | | | | | | |
| Armschwung | | | | | | | | |
| Hüftstreckung | | | | | | | | |
| Augenmuskel-Koordination | | | | | | | | |
| Beweglichkeit | | | | | | | | |
| Halswirbelsäulen-Aufrichtung | | | | | | | | |
| Brustwirbelsäulen-Aufrichtung | | | | | | | | |
| Rückenmuskel-Dehnbarkeit | | | | | | | | |
| Schulter-Beweglichkeit | | | | | | | | |
| Fingerbeuger-Dehnbarkeit | | | | | | | | |
| Armnerven-Beweglichkeit | | | | | | | | |
| Dreh-Beweglichkeit | | | | | | | | |
| Hebetechnik | | | | | | | | |
| Hüftbeuge-Beweglichkeit | | | | | | | | |
| Gesäßmuskel-Dehnbarkeit | | | | | | | | |
| Bein-, Rücken- und Kopfnerven-Beweglichkeit | | | | | | | | |
| Oberschenkel-Rückseiten-Dehnbarkeit | | | | | | | | |
| Waden-Dehnbarkeit | | | | | | | | |
| Oberschenkel-Innenseiten-Dehnbarkeit | | | | | | | | |
| Hüftstreck-Beweglichkeit | | | | | | | | |
| Oberschenkel-Vorderseiten-Dehnbarkeit | | | | | | | | |
| Kraft | | | | | | | | |
| Bauch- und vordere Halsmuskel-Kraft | | | | | | | | |
| Ruckenmuskel-Kraft | | | | | | | | |
| Schulterblatt- und Oberarmmuskel-Kraft | | | | | | | | |
| Ausdauer   Minuten pro Woche: | | | | | | | | |

**Manuelle Therapie & Anderes**

d Blanko-Therapieplan – Seite 2.

## 13.6 Fitness-Kurven

Auf den folgenden Normkurven (▶ Abb. 13.23) können Sie Ihrem Patienten zeigen, wie fit er im Vergleich zu anderen Personen gleichen Alters und Geschlechts ist. Die Normkurven bestehen aus den Durchschnittsergebnissen von derzeit 744 Personen, die alle Tests des Buches gemacht haben.

Die X-Achse zeigt das Alter in 10-Jahres-Gruppen. Die Y-Achse der Kurven zeigt, wie viel Prozent der Tests einer Kategorie (z. B. Haltung) bestanden wurden.

Die Formel mit der Sie berechnen können, wie viel Prozent der Tests Ihr Patient bestanden hat, lautet: 100 × Anzahl der bestandenen Tests / Gesamtzahl der Tests. Die Gesamtzahl der Tests ist:
- Haltung: 12
- Entspannung: 5
- Bewegung: 3
- Koordination: 5
- Beweglichkeit: 16
- Kraft: 3
- Ausdauer: 90 Minuten/Woche

### Beispiele

Beispiel 1: Von den insgesamt 12 Haltungstests hat Ihr Patient 6 bestanden: 100 × 6/12 = 50 %. Dies entspricht in etwa dem Schnitt 40–49-jähriger Männer (siehe oberste Kurve „Haltung").

Beispiel 2: Von den insgesamt 16 Beweglichkeitstests haben Sie 6 bestanden: 100 × 6/16 = 37,5 %.

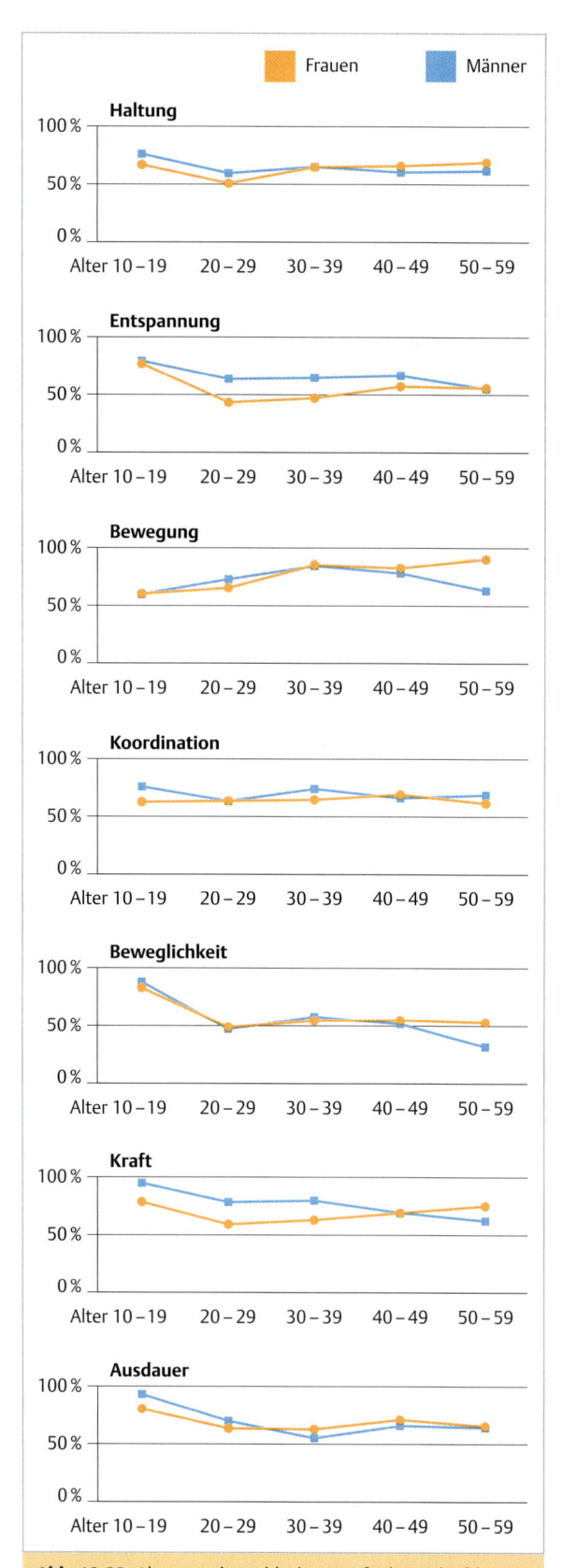

**Abb. 13.23** Alters- und geschlechtsspezifische Verlaufskurven der Fitness.

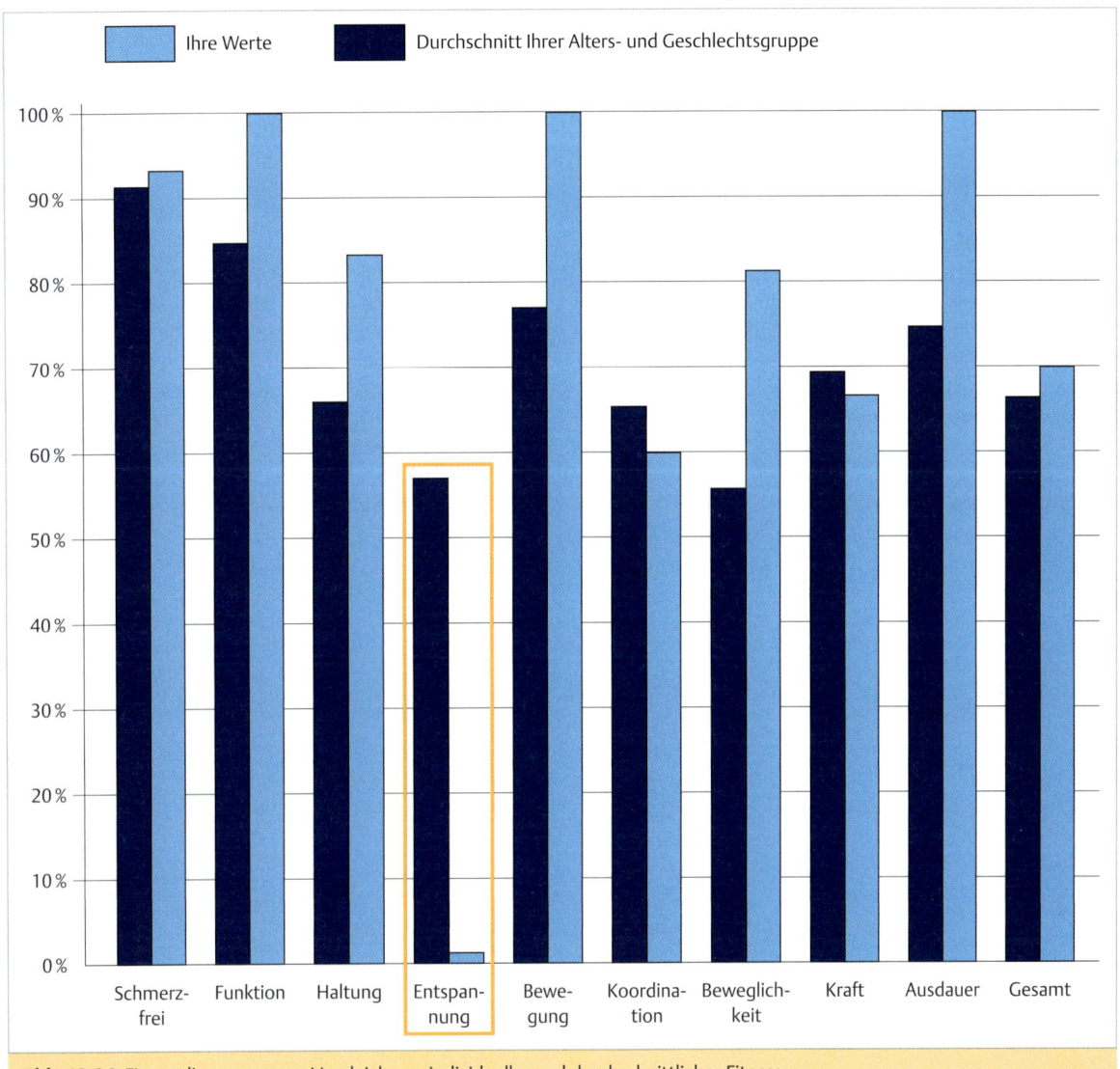

Abb. 13.24 Fitnessdiagramm zum Vergleich von individueller und durchschnittlicher Fitness.

## 13.7 Fitness-Diagramm

Alternativ zu den Fitness-Kurven können Sie auch in einem Balkendiagramm darstellen, wie fit Ihr Patient im Vergleich zu anderen ist (▶ Abb. 13.24). Die Durchschnittswerte des Balkendiagramms basieren auf derzeit 744 Personen, die alle 45 Tests des Buches gemacht haben. Das Balkendiagramm wird automatisch erstellt, wenn die Testergebnisse eines Patienten unter www.wirbelsaeulen-fitness.de im „online-check" eingegeben werden. Das Diagramm kann dann ausgedruckt, als PDF am Computer betrachtet oder an andere gemailt werden. Sie können das Diagramm als kostenlose Service-Leistung oder gegen Gebühr für Ihren Patienten erstellen. Sie können aber auch Ihren Patienten damit beauftragen, dies selbst Zuhause zu tun und den Ausdruck zur nächsten Behandlung mitzubringen. In der Kommunikation mit Arzt und Patient macht es das Diagramm einfach aufzuzeigen, wo die Stärken und Schwächen Ihres Patienten liegen. So wird das Beispiel-Diagramm (▶ Abb. 13.24) auch einem Arzt der keine Zeit hat lange Berichte zu lesen auf den ersten Blick verständlich machen, warum Ihr Patient ein Folgerezept zum Ausgleich des noch verbliebenen Entspannungsdefizits benötigt.

## 13.8 Diagnostische Effektivität

Von den 744 Personen, die alle 45 Tests des Buches gemacht haben, wurden nicht nur die Testergebnisse in eine Datenbank eingegeben, sondern auch ihre Angaben zu Schmerzen und Funktionseinschränkungen. Die Personen mit weniger Schmerzen und Funktionseinschränkungen hatten in allen 7 Fitnesskategorien (von Haltung bis Ausdauer) bessere Testergebnissen als Personen mit mehr Schmerzen und Funktionseinschränkungen. Der Unterschied war mit Ausnahme der Koordination statistisch signifikant. Das bedeutet, dass die Tests der restlichen Fitnesskategorien in der Lage sind, Schmerz- und Funktionsrelevante Defizite aufzeigen.

Aus klinischer Sicht hatte die Hälfte der 744 Personen mit den besseren Fitness-Werten durchschnittlich 25 % weniger Schmerzen und 6 % weniger Funktionseinschränkungen.

## 13.9 Therapeutische Effektivität

Bei der therapeutischen Effektivität geht es darum, wie effektiv festgestellte Defizite mit den Übungen aus dem Buch ausgeglichen werden können.

In einer Untersuchung mit 43 Probanden (Walz 2008) gaben diese an, an wie vielen Stellen sie momentan Schmerzen hatten und wie intensiv diese Schmerzen waren. Unmittelbar danach führten sie erstmalig alle Tests und Übungen dieses Buches durch (Ausnahme: Ausdauer wurde nur abgefragt aber nicht geübt). Am Ende nannten sie Schmerzorte und -intensität erneut. Es hatten sich durch das einmalige Üben nun folgende Veränderungen ergeben (▶ Abb. 13.25):
- 8 % der schmerzhaften Körperbereiche fühlten sich schlechter an.
- 16 % fühlten sich gleich an.
- 76 % der Körperbereiche fühlten sich besser an. In diesen Bereichen hatte sich der Schmerz um durchschnittlich 52 % verringert.

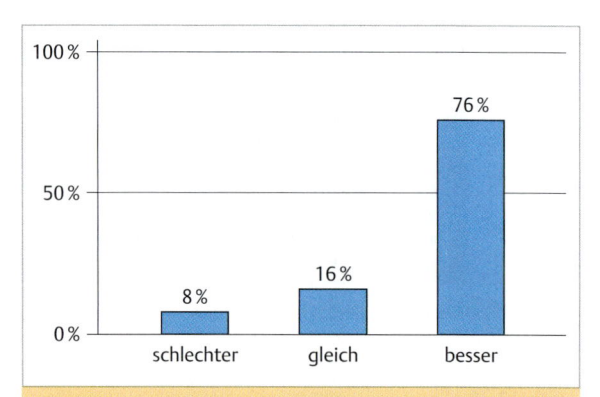

**Abb. 13.25** Prozent der schmerzhaften Körperbereiche, die nach der erstmaligen Durchführung der Tests und Übungen mehr, gleich oder weniger schmerzhaft waren.

# Literaturverzeichnis

**Adams** MA, Hutton WC. The effect of posture on the role of the apophyseal joints in resisting intervertebral compressive forces. JBJS-B. 1980; 3: 358–362.

**Betz** U, Grober J, Meurer A. Ist die Thoraxbeweglichkeit bei Patienten mit einem Impingement-Syndrom der Schulter verändert? – Vergleich mit gesunden Probanden. Manuelle Therapie 2005; 9: 2–10.

**Caro** CG, Dumoulin Cl, Graham JMR, Parker KH, Souza SP. Secondary flow in the human common carotid artery imaged by MR angiography. Journal of Biomedical Engineering. 1991; 114: 147–153.

**Dwyer** A, Aprill C, Bogduk N. Cervical zygoapophyseal joint pain patterns I: a study in normal volunteers. Spine. 1990; 15: 458.

**Farmer** JC, Wisneski RJ. Cervical spine nerve root compression. Spine. 1994; 19: 1850–1855.

**Fischer** P. Zusammengesunken oder aufrecht sitzen? Was ist gesünder und wie lässt sich eine gesündere Haltung trainieren? Manuelle Therapie. 2004; 8: 147–152.

**Fishman** LM, Konnoth C, Rozner B. Botulinum Neurotoxin Type B and Physical Therapy in the Treatment of Piriformis Syndrome. Am. J. Phys. Med. Rehabil. 2004; Vol. 83: 42–50.

**Hides** JA, Jull GA, Richardson CA. Long-term Effects of Specific Stabilization Exercises for First Episode Low Back Pain. Spine. 2001; 26: E243–E248.

**Jesse** S. Little and Partap S. Khalsa. Human Lumbar Spine Creep during Cyclic and Static Flexion: Creep Rate, Biomechanics, and Facet Joint Capsule Strain. Ann Biomed Eng. 2005 March; 33(3): 391–401.

**Jones** A, Dean E, Chow C. Comparison of the Oxygen Cost of Breathing Exercises and Spontaneous Breathing in Patients With Stable Obstructive Pulmonary Disease. Phys Ther. 2003; 83: 424–431.

**Kerr** HE, Grant JH, MacBain RN. Some observations on the anatomical short leg in a series of patients presenting themselves for treatment of low-back pain. JAOA. 1943; 42: 437–440.

**Kim** KH, Choi SH, Kim TK, Shin SW, Kim CH, Kim JI. Cervical Fact Injections in the Neck and Shoulder Pain. J Korean Med Sci. 2005; 20: 659–662.

**Link** CS, Nicholson GG, Shaddeau SA, Birch R, Gossman MR. Lumbar Curvature in Standing and Sitting in Two Types of Chairs: Relationship of Hamstrings and Hip Flexor Muscle Length. Physical Therapy. 1990; 70: 24–31.

**Marshall** M, Harrington AC, Steele. The effect of work station design on sitting posture in young children. Ergonomics. 1995; 38: 1932–1940.

**Mead** J, Loring SH. Analysis of volume displacement and length changes of the diaphragm during breathing. J Appl Physiol. 1982 Spp; 53(3): 750–5).

**Nachemson** AL. Disc pressure measurement. Spine. 1981; 6: 93–97.

**Petrone** MR, Guinn J, Reddin A, Sutlive TG, Flynn TW, Garber WP. The Accuracy of the Palpation Meter (PALM) for Measuring Pelvic Crest Height Difference and Leg Length Discrepancy. Journal of Orthopedic & Sports Physical Therapy. 2003; 33/6: 319–325.

**Piper** A. Literaturübersicht: Korrelation zwischen lumbalen Rückenschmerzen und dem M. glutaeus maximus. Manuelle Therapie. 2005; 9: 65–74.

**Reinecke** SM, Hazard RG, Coleman K. Continuous passive motion in seating: a new strategy against low back pain. Journal of spinal disorders. 1994; 1: 29–35.

**Rivett** DA, Sharples KJ, Milburn PD Effect of Premanipulative Tests on Vertebral Artery and Internal Carotid Artery Blood Flow: A Pilot Study.: J Manipulative Physiol Ther 1999 (Jul); 22 (6): 368–375.

**Schäfer** M. Erkrankung der Lendenwirbelsäule. Online-PDF-Doktorarbeit 2005.

**Schüldt** K, Ekholm J, Harms-Ringdahl K, Németh G, Arborelius UP. Effects of changes in sitting posture on static neck and shoulder muscle activity. Ergonomics. 1986; 12: 1525–1537.

**Snijders** CJ, Hermans PF, Kleinrensink GJ. Functional aspects of cross-legged sitting with special attention to piriformis muscles and sacroiliac joints. Clin Biomech (Bristol, Avon). 2006; 21(2): 116–121.

**Twomey** LT, Taylor JR. Physical therapy of the low back. 2nd ed. New York, NY: Churchill Livingstone; 1994: 415–426.

**Vickery** R. The effect of breathing pattern retraining on performance in competitive cyclists. Online-PDF-Master-Work. 2007.

**Waibel** C. Feedback zur Veränderung von individuellen habituellen Haltungspositionen – Können durch Feedbackmechanismen Veränderungen der Haltung und eine daraus resultierende Verbesserung von Rückenproblemen erzielt werden? Tübingen 2008. (www.haltungstrainer.de – „Studien")

**Walz** H. Der Wirbelsäulen-Fitness-Check: Seine Effektivität als Diagnose- und Therapieinstrument, altersabhängige Entwicklung von Wirbelsäulenfitness und geschlechtsabhängige Unterschiede. www.wirbelsaeulen-fitness.de. 2008.

**Wilke** HJ, Neef P, Claim M, Hoagland T, Claes LE. New in vivo measurements of pressures in the intervertebral disc in daily life. Spine. 1999; 8: 755–762.

**Yoo** W, Yi C, Kim H, Kim M, Myeong S, Choi H. Effects of Slump Sitting Posture on the Masticatory, Neck, Shoulder and Trunk Muscles Associated with Work-Related Musculoskeletal Disorders. PTK. 2006; 4: 39–46.